Dr. Dietrich Klinghardt, Amelie Schmeer

Mentalfeld-Techniken – ganz praktisch

Dr. Dietrich Klinghardt
Amelie Schmeer

Mentalfeld-Techniken – ganz praktisch

20 Methoden für Selbsthilfe und Heilung

VAK

VAK Verlags GmbH
Kirchzarten bei Freiburg

Bibliografische Information der Deutschen Nationalbibliothek

Die Deutsche Nationalbibliothek verzeichnet diese Publikation in der Deutschen Nationalbibliografie; detaillierte bibliografische Daten sind im Internet über http://dnb.d-nb.de abrufbar.

VAK Verlags GmbH
Eschbachstraße 5
79199 Kirchzarten
Deutschland
E-Mail: info@vakverlag.de
www.vakverlag.de

10. Auflage 2025

Abbildungen: Roland Mazur (Fotos), INK Freiburg (Grafiken) und Klienten der Autoren (Handzeichnungen)
Umschlagfotos: Fotolia/V. Yakobchuk (Kopf), D. Heinemann (Strand)
Umschlaggestaltung: Sylvia Berner, Karl-Heinz Mundinger
Lektorat: Norbert Gehlen
Druck: Friedrich Pustet GmbH & Co. KG, Regensburg
Printed in Germany
ISBN 978-3-86731-074-1 (Paperback)
ISBN 978-3-95484-156-1 (Kindle)
ISBN 978-3-95484-157-8 (PDF)

Inhalt

Vorwort (von Amelie Schmeer) 9

Einführung (von Dr. Dietrich Klinghardt) 11

Teil I: Grundlagen der Mentalfeld-Techniken 15

Wie die fünf Ebenen des Seins auf uns wirken 16

Störende und heilende Einflüsse auf die Gesundheit 22

Das Eisbergprinzip oder: Was sich hinter Symptomen verbirgt 24

Notwendige Ergänzung zur psychologischen Klärung: biologisches Entgiften 26

Die persönliche Biografie und ihre Spuren in Körper und Seele 30

Die Familienbiografie und ihr Einfluss auf das Leben des Einzelnen 35

Die karmische Biografie und ihre potenziellen Auswirkungen 37

Wie Sie die eigene Vorgeschichte umfassend erheben 40

Teil II: Grundsätzliches zur Vorgehensweise und die zentrale Rolle der Klopfakupressur 43

Die 20 Mentalfeld-Techniken als Methoden der Selbsthilfe 45

Die Vorbereitung 46

Die innere Haltung 48

Das Vorgehen in sechs Schritten 49

Die grundlegende Arbeitstechnik: Klopfakupressur 54

Klopfakupressur mit Familienangehörigen 65

Was bei Klopfakupressur im Gehirn passiert 68

Der Ablauf einer Selbsthilfesitzung 70

Ursachen für Rückschläge 79
Blockaden im Gehirn: das Switching 82

Teil III: Die praktische Anwendung der 20 Mentalfeld-Techniken 89

1. Die Wirkung von *Farben* nutzen 90
2. Geführte *Augenbewegungen* einsetzen 94
3. Mit der *Kopfhaltetechnik* vergeben und loslassen 96
4. Die *20-Minuten-Schreibtechnik* anwenden 103
5. Alte *Glaubensmuster* auflösen 106
6. Mit Ihrem *inneren Kind* Kontakt aufnehmen 115
7. Mit *heilenden Sätzen* familiäre Verstrickungen lösen 121
8. Mit selbst gezeichneten *Bildern* arbeiten 129
9. Mit *Gefühlsmandalas* kraftvolle Gefühle fördern 139
10. Unangenehme Empfindungen *direkt* umwandeln 148
11. Mit *Symbolen* innere Zustände verändern 151
12. Sich mit *Atemtechniken* zentrieren 156
13. Mit *Ordnungsyoga* die innere Ordnung wiederherstellen 159
14. Sich in der *Dankbarkeitsmeditation* üben 161
15. Den *inneren Dialog* mit gestörten Organen aufnehmen 165
16. Bei Ihrem *inneren Heiler* Unterstützung suchen 168
17. *Helfende Kräfte* oder sichere Orte visualisieren 171
18. Mit der eigenen *Seele* ins Gespräch kommen 174
19. Die Verbindung zu höheren Kräften und das *Gebet* einbeziehen 178
20. Mit *Quantenwellen* energetisch und geistig heilen 182

Vorsorge für schwierige Situationen bei Selbsthilfe und Beratung 191

Teil IV: Anwendungsbeispiele für ausgewählte Themenbereiche 193
Körper - Gesundheit - Süchte 196
Krankheit - Schmerz - Operation 200
Beziehungen - Sexualität - Schwangerschaft 206
Kinder - Erziehung - Schule 212
Stress und seine Bewältigung 215
Ablösung von den Eltern und Versöhnung 218
Ängste - Depressionen - Schlafstörungen 221
Sinnkrisen - Spiritualität - Tod 227
Abwehr störender fremder Energien 231
Selbstbewusstsein - Erwartungen - innerer Friede 241
Ausblick 246
Quellen und Anmerkungen 247
Über die Autoren 251

Heilung bedeutet, daß der Mensch erfährt, was ihn trägt,
wenn alles andere aufhört, ihn zu tragen.

WOLFRAM VON ESCHENBACH

Vorwort

Liebe Leserin, lieber Leser,

wenn Sie dieses Selbsthilfe- und Therapiebuch in den Händen halten, dann haben Sie vermutlich entweder das Anliegen, andere zu unterstützen, oder persönliche Beweggründe und den Wunsch, sich selbst etwas Gutes zu tun. Sofern Sie sich selbst helfen wollen, zeugt das von einem gesunden Verantwortungsgefühl für das eigene Leben; vielleicht suchen Sie hier ergänzende Möglichkeiten zu einer Beratung oder einem therapeutischen Prozess; vielleicht möchten Sie sich in der aktuellen Situation ungern einer anderen Person anvertrauen. Selbsthilfe ist eine tragende Säule in jedem Heilungsprozess; die Hilfe eines Mitmenschen, Partners oder Therapeuten anzunehmen ist ebenfalls wichtig.

Lassen Sie sich inspirieren und prüfen Sie, welche der hier vorgestellten Methoden Sie besonders anspricht. Probieren Sie verschiedenes aus und verbinden Sie die Techniken je nach Situation miteinander. Nehmen Sie sich genug Zeit, ein Thema zu vertiefen, damit möglichst viele Aspekte eines verletzenden Erlebnisses, einer Stresssituation, alter oder zukunftsbezogener Ängste verstanden und aufgelöst werden können.

In diesem Taschenbuch beschreiben wir 20 Mentalfeld-Techniken (abgekürzt: MFT), die sich über viele Jahre als besonders wirksam erwiesen haben: das „Beklopfen" ausgewählter Akupunkturlinien, heilende Sätze, Atemtechniken, die Hinwendung zum inneren Kind, Zeichnen, Schreiben und vieles mehr. Praxisorientiert beschreiben wir jeden Aspekt der Anwendung und bleiben in der Sprache einfach und allgemein verständlich. Alle Anwender, auch solche ohne Vorkenntnisse, werden Schritt für Schritt dazu angeleitet, sich selbst und andere mit der Klopfakupressur und den zusätzlichen Techniken zu unterstützen. Zusätzlich geben wir viele Tipps und Anregungen für die Selbsthilfe und auch für die Beratung anderer zu unterschiedlichen Lebensthemen.

In unserem grundlegenden Werk, dem *Handbuch der Mentalfeld-Techniken* (Kirchzarten: VAK, 2009), sind Dietrich Klinghardt und ich *ausführlicher* auf Theorie und Praxis der Mentalfeld-Techniken eingegangen. Beispiele mit gemalten Klientenbildern zeigen dort die Verknüpfung innerer Bilder mit einschränkenden Glaubensmustern. Bei vertieftem Interesse für diesen speziellen Themenbereich empfehlen wir, das *Handbuch* hinzuzunehmen. Da wir uns beim vorliegenden Taschenbuch sowohl im Umfang als auch mit Farben beschränken mussten, gehen wir hier nur in begrenztem Rahmen auf die Bildtechnik ein und verzichten auf wissenschaftliche und neurobiologische Details. So ist ein übersichtliches, kompaktes, anwenderfreundliches Buch entstanden, mit dem man schnell Fortschritte erreichen kann. Im Sinne unseres Anliegens, möglichst viele praktische Anwendungsmöglichkeiten aufzuzeigen, haben wir auch neueste Erkenntnisse, vereinfachte Vorgehensweisen sowie neue, authentische Fallbeispiele eingearbeitet.

Aufgrund jahrelanger Erfahrung mit den Mentalfeld-Techniken kann ich sagen: Für ein gutes Gelingen der vorgestellten Methoden sind letztlich vor allem vier innere Einstellungen und Schritte zu gewährleisten (und gegebenenfalls zu „beklopfen“):

1. Die Bereitschaft, sich zu verändern

Jede Veränderung ist mit Ängsten vor dem Neuen, Unbekannten verbunden. Erst wenn diese blockierenden Gefühle bearbeitet werden, kann eine Beziehung, eine berufliche oder gesundheitliche Situation sich ändern.

2. Das Vertrauen und die innere Erlaubnis, dass es gut weitergehen darf

Diese Erlaubnis ist wie ein Tor, das den Weg zu neuen Möglichkeiten freigibt. Vorher ist es manchmal nötig, sich selbst die eigenen „Fehler“ zu verzeihen. Um eine liebevolle Haltung gegenüber sich selbst sollten Sie sich immer wieder neu bemühen.

3. Die Verbindung von Verstand und Gefühlen

Um als „ganzer Mensch“ handlungsfähig zu sein, braucht man einen guten Austausch von Kopf, Herz und Bauchgefühlen. Auf dem Weg zur Einheit von Denken, Fühlen und Handeln ist es notwendig, auch unliebsame, lange weggedrängte Gefühle anzuschauen, zu spüren und zu integrieren.

4. Sich wert fühlen, die Gnade von Heilung anzunehmen

Selbstheilungskräfte sind nicht allein vom Willen gesteuert, sondern werden oft gerade dann aktiviert, wenn eine vertrauensvolle Verbindung zu höheren geistigen Ebenen entstanden ist. Indem Sie sich für diese Gnade und Hilfe öffnen, können Sie ohne große Anstrengung heilsame Veränderungen in Ihrem Leben erreichen.

Ich wünsche Ihnen allen, liebe Leserinnen und Leser, viel Erfolg beim Erlernen und Umsetzen dieser kraftvollen Techniken.

Amelie Schmeer

Einführung

Als Arzt beschäftige ich mich seit mehr als 35 Jahren mit Therapieformen, die auf unterschiedliche Weise unbewusste Anteile unserer Psyche bewusst machen. Fast alle Krankheitsbilder, die sich in der Praxis zeigen, wurden ausgelöst oder stehen im Zusammenhang mit unerlösten seelischen Konflikten. Sie werden erst dann wirklich behandelbar, wenn die seelischen Ursachen erkannt und gelöst werden. Die Ursachen können in der eigenen Biografie oder Lebenslinie zu finden sein, sehr oft aber auch in der Familienbiografie („systemische Verstrickung") oder in der „karmischen Biografie" (frühere Leben).

In den letzten Jahren versuchte ich, einige therapeutische Methoden so zu kombinieren, dass unbewusste psychische Inhalte aufgedeckt und gleichzeitig emotionaler Stress und dessen destruktive Einflüsse auf den Körper aufgefangen und bleibend gelindert werden können. Die *Klopfakupressur* erwies sich dabei als besonders effektiv und vielseitig, insbesondere wenn sie mit ausgewählten Affirmationen, mit Imaginationen oder gemalten Bildern und anderen Mentalfeld-Techniken kombiniert wurde.

Diese „Klopfmethode" beruht auf der einfachen Erkenntnis, dass seelische Spannungszustände und Schmerzen oft dann entstehen, wenn sich ein Teil des Mentalfeldes als Folge einer physischen oder seelischen Verletzung verschiebt oder vom Körper entfernt. Dieser Prozess läuft für die meisten Betroffenen völlig unbewusst ab. Die Behandlung besteht darin, den „abgespaltenen", oft nicht verarbeiteten Inhalt aufzudecken, zu benennen und gleichzeitig durch „Beklopfen" bestimmter Akupunkturpunkte im Meridiansystem wieder „heranzuziehen" und zu zentrieren.

Klopfakupressur wird bereits vielfach erfolgreich eingesetzt, nicht nur bei Ängsten, Phobien, Süchten und Zwangsverhalten, bei Hyperaktivität und depressiven Verstimmungen, bei Stress, psychosomatischen Problemen und chronischer Müdigkeit, sondern auch bei allen körperlichen Erkrankungen. Schmerzen können innerhalb weniger Minuten gemindert werden, ebenso die Angst vor einer Injektion, vor dem Zahnarzt oder vor einer Operation. Muskeln entspannen sich, Medikamente werden besser vertragen. Sie ist eine ideale Selbstbehandlungsmethode. Das Aufdecken einschränkender Glaubensmuster, der Einsatz von Farbbrillen und Augenbewegungen zur Stressreduktion, heilende Sätze für familiensystemische Arbeit, das Auseinandersetzen mit Bildern, um an tiefe, unbewusste Anteile heranzukommen, die Techniken des Seelenkontakts und des inneren Dialogs, die meditative Kopfhaltetechnik und die Arbeit mit dem verletzten inneren Kind ergänzen einander sinnvoll oder vertiefen einander in ihrer Wirkung.

In Langzeitstudien von Grossarth-Maticek mit 30 000 Teilnehmern, in denen die Wirkung von Autonomieübungen getestet wurde, hat man festgestellt, dass nach 20 Jahren die Gruppe der Teilnehmer, die sich mit ihren eigenen Wünschen und Bedürfnissen durchsetzen konnten, wesentlich gesünder war, deutlich seltener an Krebs erkrankte und die Anforderungen des Lebens selbstverantwortlich anging. Ein Motiv für die Entstehung dieses Buches ist, dass wir Sie, die Leser, darin unterstützen möchten, Verantwortung für Ihr Leben und für Ihre Symptome zu übernehmen, und Ihnen Techniken an die Hand geben möchten, mit denen Sie viele Probleme und Beschwerden selbst, also eigenständig bearbeiten und lindern können. Damit werden Ärzte und Therapeuten nicht überflüssig, bei ernsthaften Erkrankungen sollten sie auf alle Fälle konsultiert werden, aber sie können deutlich effektiver arbeiten, wenn die Patienten großes eigenes Engagement für ihre Gesundung mitbringen.

In meiner ärztlichen Tätigkeit habe ich bestätigt gefunden, dass körperliche und seelische Gesundheit einhergehen mit authentischem Verhalten und Leben eines Menschen. Damit *authentisches Leben* möglich wird, sind folgende Aspekte zu beachten:

- Perfektionismus
  Dies ist ein Selbstschutz vor Kritik, Beschämung und Erniedrigung. Der Perfekte *erschöpft* sich in seinem Bestreben, keine Fehler zu machen, und *verliert* sich darin. Dieses Verhalten geht oft zurück auf die frühe Kindheit, wenn die Eltern uns erniedrigt, beschämt und kritisiert haben. Es gibt keinen Weg zum authentischen Selbst, ohne dass wir diese Konflikte aus der Kindheit anschauen, bearbeiten und überwinden. Dazu verwenden wir die in diesem Buch vorgestellte Arbeit an Glaubensmustern.
- Verwundbarkeit
  Jeder Mensch ist verletzbar. Wenn man bereit ist, sich von anderen verletzen zu lassen, zeigt man seine verwundbaren Seiten genauso wie seine Stärken und Begabungen. Die inneren Einstellungen, durch die Sie sich in Ihrer Ganzheit als Mensch selbst beschränken, können mit MFT herausgefunden und verändert werden.
- Konfliktbereitschaft
  Man braucht Mut und Konfliktbereitschaft, um die eigene Wahrheit im Kontakt mit anderen darzustellen. Das ist die Voraussetzung dafür, dass man sich im sozialen Verbund behaupten kann.
- Grenzen
  Man braucht die Bereitschaft, Grenzen zu setzen, das heißt, dem anderen zu sagen, wo die eigenen Grenzen sind, die nicht überschritten werden dürfen. Viele Menschen haben Ängste, ihren Mitmenschen Grenzen zu setzen, sie fürchten, in diesem Fall die Zuwendung der anderen zu verlieren. Auch diese Ängste lassen sich durch die Anwendung von MFT abbauen, sodass ein wirklich authentisches, erfüllendes Leben möglich wird.

In diesem Sinne wünsche ich allen Lesern neue Einsichten und praktischen Gewinn aus der Lektüre dieses Buches.

Dietrich Klinghardt

Teil I

Grundlagen der Mentalfeld-Techniken

Jeder, der sich ernsthaft mit Wissenschaft befasst, kommt zu der Überzeugung, dass sich in den Gesetzen des Universums ein Geist manifestiert – ein Geist, der dem Menschen weit überlegen ist.

Albert Einstein

Wie die fünf Ebenen des Seins auf uns wirken

Die von mir (Dietrich Klinghardt) begründete Mentalfeld-Therapie (ebenfalls abgekürzt mit: MFT) hat sich auf der Grundlage der Fünf-Körper-Theorie entwickelt. Nach diesem theoretischen Modell hat der Mensch nicht nur einen physischen Körper, sondern noch weitere, nicht sichtbare Körper oder Energiefelder, die genauso zu unserem Dasein gehören und sich gegenseitig ergänzen und beeinflussen.

Erkrankungen entstehen, wenn eine Verletzung oder ein krank machender Einfluss über einen dieser Körper in unser System eintreten, über verschiedene Mechanismen ihren Weg in den physischen Körper finden und sich dort als Krankheitszustand ausdrücken. Jeder dieser Körper braucht unterschiedliche Formen der Behandlung. Um chronische Erkrankungen erfolgreich behandeln zu können, wurde es für mich auf meinem Weg als Arzt zwingend notwendig, in die für uns nicht sichtbare Welt des energetischen Körpers, des Mentalkörpers und des intuitiven Körpers „einzudringen".

Das Modell der fünf Ebenen des Seins

Auch nach neuesten Erkenntnissen aus Physik und Mathematik existieren wir Menschen in verschiedenen Dimensionen gleichzeitig. Der physische Körper existiert innerhalb einer Sphäre von weiteren, unsichtbaren Körpern, die ihn umgeben und durchdringen.

Erste Ebene: Der physische Körper

Die dichteste Ebene unseres Daseins ist der *physische* Körper. Er bildet die stoffliche Grundlage, auf der alles andere ruht. Alle Wahrnehmungen – also was wir fühlen, hören, sehen, riechen und schmecken – werden über die Sinnesorgane erfahren. Auf dieser Ebene haben wir *Empfindungen* wie diese: Es ist kalt, es ist spitz, es ist hart, ich kann es anschauen und ertasten …

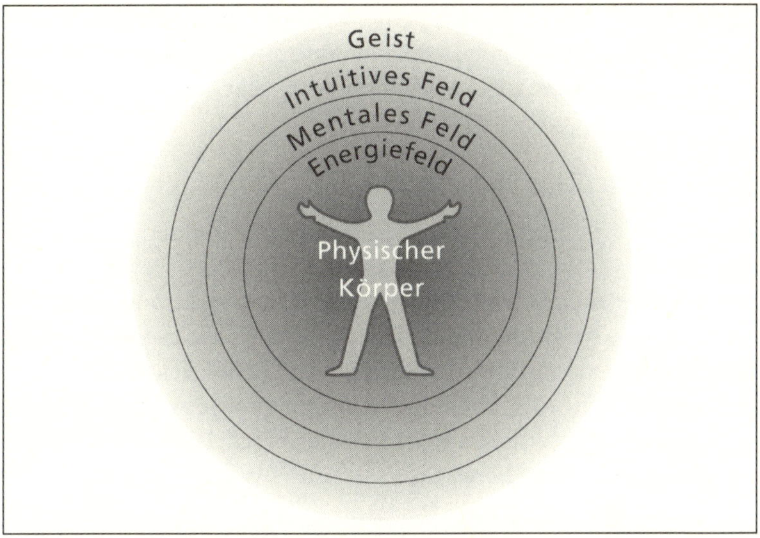

Das Sphärenmodell zeigt, wie der physische Körper vom Energiefeld, vom Mentalfeld, vom intuitiven Feld und vom Geist umgeben ist. Diese Felder durchdringen einander und wirken auf den physischen Körper ein.

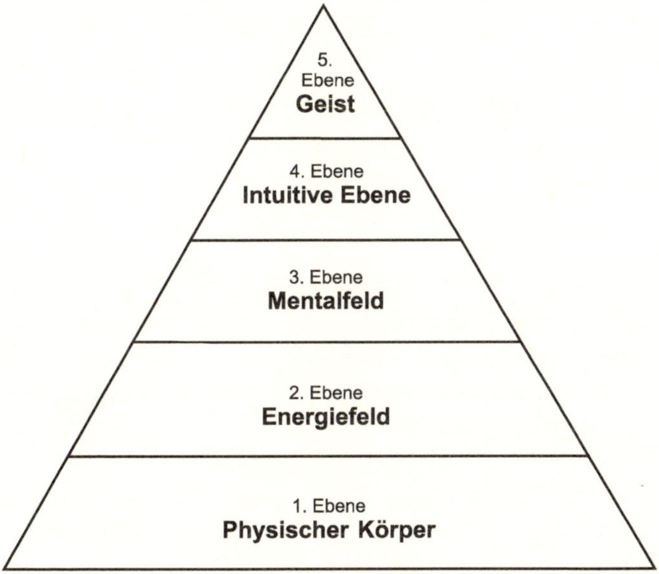

In der MFT kommt den körperlichen Empfindungen eine besondere Bedeutung zu: Körperwahrnehmungen und deren Veränderungen geben Hinweise auf Behandlungserfolge.

Zweite Ebene: Das Energiefeld

Der Körper ist umgeben und durchdrungen vom Energiefeld, einer energetisch verdichteten Schicht, die sich um jeden lebendigen Körper wie eine äußere Hülle bildet. Hier wirken elektromagnetische, physikalische Kräfte. In diesem Bereich finden viele elektrisch messbare Phänomene statt, weshalb manchmal vom „elektrischen Körper" gesprochen wird. Phänomene im Energiefeld werden in traditionellen und fernöstlichen Heilmethoden beschrieben mit Begriffen wie Akupunkturmeridiane, Chakras, Aura usw.

Eigene Erfahrungen auf der energetischen Ebene sind die Gefühle und „energetischen" Wahrnehmungen. Gefühle entwickeln sich aus Sinneswahrnehmungen und gehen dann über Nervenleitbahnen als elektrische Ströme zum Gehirn (zweite Ebene), wodurch die Ausschüttung von Hormonen und Botenstoffen ausgelöst wird. Gefühle führen zu Wahrnehmungen (Gedanken) und zu Interpretationen (dritte Ebene).

Energetische Wahrnehmungen werden häufig als eine „Als-ob-Empfindung" beschrieben: „Mir ist so, als ob mir etwas den Hals zuschnürte."

Dritte Ebene: Das Mentalfeld

Die dritte Ebene hat mit unserem Verstand zu tun und ist ähnlich aufgebaut wie ein Computer bzw. das Internet. Das Mentalfeld oder der Mentalkörper ist unser Informationsträger. Er ermöglicht uns, Erinnerungen abzurufen, neue Sinneseindrücke zu verarbeiten und zu speichern, Wahrnehmungen zu interpretieren. Unsere Gedanken sind sozusagen die Bits unseres Verstandes. Der Mentalkörper entsteht durch die geordnete Struktur und die physikalischen Eigenschaften des Biophotonenfeldes:

In der Physik kann man theoretisch Lichtwellen in immer kleinere Energiepakete „zerhacken"; das kleinste davon ist das Photon. Dieses ist nicht weiter teilbar und damit das „Quantum". Wir gehen davon aus, dass im Mentalfeld alle Erinnerungen als Lichtinformationen im Quantenbereich abgelegt werden – als Bilder. Erst bei Abrufen aus dem Langzeitgedächtnis wird das Bild im Gehirn in Worte umgesetzt. Deshalb empfehlen wir das Zeichnen von Bildern, um an die ursprünglichen Informationen heranzukommen.

Das Gehirn entspricht einem einzelnen Computer, das Mentalfeld eher dem Internet, das durch komplexe Vernetzung mit anderen Computern entsteht. Das Mentalfeld ist in der Lage, *unendlich* viele Informationen zu speichern, nicht *endlich* viele wie unser Verstand.

Informationen aus dem Mentalfeld werden also, vereinfacht gesagt, über das Tubulin in den Zellen empfangen und an Strukturen des Nervensystems weitergeleitet, die das Gehirn anregen und Bilder entstehen lassen, die mit dem Bewusstsein wahrgenommen werden können. Durch die Arbeiten von Popp, Li und anderen Physikern[1] ist heute bekannt, wie die gespeicherten Inhalte im Mentalfeld über die Biophotonen die Funktionen der Zelle steuern.[2] (Näheres dazu in unserem *Handbuch der Mentalfeld-Techniken*)

Das persönliche Mentalfeld und die Beeinflussung durch fremde Felder

Das persönliche Mentalfeld tauscht sich mit den Feldern anderer Menschen aus. Familienmitglieder sind durch ein gemeinsames unbewusstes, emotionelles Feld besonders fest verbunden.[3] Leider finden auch negative Inhalte ihren Weg in uns hinein, etwa durch Fernsehen, Radio und Internet. Insbesondere Massenphänomene lassen sich mithilfe der Mentalfelder erklären. Zum Beispiel kommt es bei Fußballspielen gelegentlich zu dem Phänomen, dass sich Individuen nicht mehr entsprechend ihrer eigenen inneren Führung verhalten. Mit MFT kann man sich von Gruppenzwängen und fremden Feldern entkoppeln und wieder zur eigenen Steuerung zurückkehren.

Die Ebenen des Seins	Eigene Erfahrung auf dieser Ebene	Anatomie	Dazugehörige Wissenschaften	Diagnostik	Behandlungs-methoden
5. Geistige Ebene	Glückseligkeit, Einheit mit Gott, Erleuchtung	Geist, höheres Bewusstsein	Spiritualität	Wissende Klarheit und bewusste göttliche Führung	Selbstheilung, Gebet, echte Meditation, sich fügen
4. Intuitive Ebene	Intuition, Trance, Träume, Kreativität, objektive Kunst, meditative Zustände, Fremdenergien, Ahnungen, außerkörperliche und Nahtoderfahrungen, Archetypen und Engel	Vierte Dimension, das kollektive Unbewusste, Turiya, Bewusstsein, „No-mind"	Mathematik, Integrative Biophysik, Mystik, Schamanismus	Beobachtung (Phänomenologie), systemische MFT und PK, Familienaufstellung, Radiästhesie, Traumdeutung, Resonanzen in der Kunsttherapie	Systemische Familienaufstellung, kreative Kunst (Zeichnen, Singen, Tanzen, Trommeln, Spielen), Schamanismus, Hypnotherapie, Jungsche Psychotherapie, Rituale und Symbolarbeit
3. Mentale Ebene	Denken, Glauben, Glaubenssätze, Grundannahmen, Einstellungen, Erinnerung, Fernheilung	Mentalfeld, Verstand, Gedächtnis, morphisches Feld, Informationsfeld, der Wille	Psychologie, Homöopathie, Theologie, Quantenphysik	Therapeutisches Gespräch, Fragebogenteste (MMPI, FPI usw.), Psycho-Kinesiologie und MFT, homöopatisches Repertorisieren	Psychotherapie, Homöopathie, Farblichttherapie, MFT und andere „energetische", psychotherapeutische Maßnahmen, Tarotkarten, Radionik
2. Energetische Ebene	Gefühle, energetische Wahrnehmungen, Stärke und Schwäche, Kraft	Elektromagnetische Wellen, Schwerkraft, Aktionspotenziale, Hirnwellen, Aura, Nadis, Chakras, Meridiane, Akupunkturpunkte	Physik und Physiologie, Elektronik, Elektromedizin	Thermogramm, EEG, EKG, EMG, Regulationsdiagnostik, Kinesiologie, chinesische Pulsmessung, Kirlian-Fotografie, CAT- und PET-Scan, Röntgenaufnahmen, Ultraschall, RAC, EAV	Neuraltherapie, Berührung, Akupunktur, Atemtherapie, Qi-Gong, Tai-Chi, Ultraschall, SAD-Lichttherapie
1. Physische Ebene	Sinnenswahrnehmungen: Geruch, Geschmack, Sehen, Hören, Fühlen; körperliche Bewegung, Handeln	Anatomische Struktur, Biochemie, Moleküle, Atome, subatomare Teilchen	Mechanik, Chemie, klassische Biologie, Anatomie, Genforschung, Ernährungswissenschaften, Toxikologie	Körperliche Untersuchung, Labormedizin	Ernährung, Chirurgie, Zahnmedizin, Osteopathie, Medikamente, Kräuter, orthomolekulare Substanzen, Krankengymnastik, Sport, Körperarbeit

Die fünf Ebenen des Seins und ihre Entsprechungen

Vierte Ebene: Das intuitive Feld

Es gibt eine Realität jenseits unseres Verstehens, jenseits von Sprache und jenseits unseres Wissens. Wir können diese Ebene intuitiv erahnen, aber nicht mit dem Verstand erfassen. Auf dieser Ebene wirken Schamanen, wirken Rituale und vieles, was wir von den ursprünglichen, nicht zivilisierten, früher „primitiv" genannten Völkern kennen. Auf dieser vierten Ebene sind die „erleuchteten Meister" anzusiedeln (Buddha, Jesus, Franz von Assisi, Yogananda und andere).

Hier wirken Einflüsse aus früheren Leben, von transpersonalen Erfahrungen, Archetypen (Urbildern) oder Engeln (mehr dazu weiter unten), von traumatischen Ereignissen oder Lernerfahrungen in der Familiengeschichte, von Traumreisen oder meditativen Zuständen, von Fluch und Segen. Andere Erfahrungen auf der vierten Ebene wie Besessenheit, Kontakt mit Wesenheiten, Geistern, außerirdische Einflüsse, Implantate und Machtmissbrauch in Sekten scheinen an Macht zu verlieren, wenn sich die Familie in einem Stadium von gegenseitigem Respekt und Liebe befindet. Verstorbene Familienmitglieder, die in der Familie geachtet und gewürdigt sind, scheinen einen schützenden Einfluss auf das persönliche Feld des Betroffenen zu haben. Wir arbeiten auf der intuitiven Ebene mit heilenden Sätzen (nach Bert Hellinger).

Fünfte Ebene: Die geistige Dimension

Die fünfte Ebene umfasst die *geistigen* Aspekte eines Individuums. Das ist jener Teil von uns, mit dem Gott (oder das Göttliche, die Schöpfung oder wie auch immer Sie es nennen möchten) in uns zum Ausdruck kommt und mit dem wir in Verbindung stehen zur universellen Kraft. Um Erfahrungen auf der fünften Ebene machen zu können, müssen wir uns genug Zeit und Raum geben – für das Alleinsein, die Meditation oder das Gebet. Schicksalhafte individuelle Begrenzungen können sich auf der geistigen Ebene auflösen in ein Gefühl der Einheit mit allem, was ist. Die Abrundung einer Behandlung auf der fünften Ebene könnte darin bestehen, mit der neu gewonnenen, dankbaren Haltung, Hoffnung und Vitalität etwas „Gutes“ zu tun.

Das Modell der fünf Ebenen

… erklärt, dass der Mensch in mehreren Daseinsebenen oder Dimensionen existiert, in denen er Erfahrungen sammelt und die sich auf das Wohlbefinden auswirken. Der physische Körper (1.) mit allen Sinneswahrnehmungen ist umgeben vom Energiefeld (2.), über das Gefühle, Stärke oder Schwäche empfunden werden. Das Mentalfeld (3.), der Bereich des Denkens, der inneren Einstellungen, Erinnerungen und Glaubensmuster, ist ein strukturiertes Feld aus Photonen, das über den Austausch von Lichtinformationen Vorgänge im Körper und im Gehirn steuert. In der vierten Dimension (4.) ist man verbunden mit dem kollektiven Bewusstsein. Von hier kommen Träume, Intuitionen, Kreativität, Ahnungen, erfahrbar in tranceähnlichen Zuständen, durch die Heilungen unterstützt werden. Die geistige Dimension (5.) ist die Verbindung zum höheren Bewusstsein, erfahrbar in spirituellen Erlebnissen.

Störende und heilende Einflüsse auf die Gesundheit

Über jede Ebene können krank machende oder heilende Einflüsse aufgenommen werden. Belastende Faktoren im *physischen* Körper sind Schwermetalle und Umweltgifte, Biotoxine, genetisch bedingte Einschränkungen, körperliche Traumen, strukturelle Störungen, Ernährungsfehler. *Energetische* Störfaktoren sind Elektrosmog, Erdstrahlungen, Narbenstörfelder, unterdrückte Emotionen. Als *mentale* Stressoren wirken „vergiftete“ Gedanken und einschränkende Glaubensmuster. Auf der vierten Ebene können unerlöste Konflikte oder Traumen im Familiensystem, Besetzungen und Themen aus früheren Leben belastend wirken, aber auch unverarbeitete Nahtoderfahrungen oder ein Sichsperren gegen das In-Dienst-genommen-Werden von höheren Kräften.

Auf jeder Ebene gibt es auch heilende Einflüsse, etwa gesunde Ernährung, geregelte Lebensrhythmen, Freude an Musik, Tanzen, Lachen, das Vertrauen in die eigenen Fähigkeiten, ein guter Platz im Familiensystem und der Glaube an einen tieferen Sinn des Lebens.

Beispiel: Schamgefühl

Schamgefühl stammt häufig aus der Kindheit, wenn man bloßgestellt wurde, sich ausgelacht oder völlig ungeschützt gefühlt hat. Scham ist ein Mittel, sich selbst in seinen Leistungen oder im „Versagen" (im Vergleich zu anderen) richtig einzuschätzen. Zu viel Scham kann die seelische und soziale Entwicklung hemmen, da das Gefühl als äußerst unangenehm empfunden und deshalb gerne vermieden wird. Für das eigene Wachstum ist es wichtig, gelegentlich auftretendes Schamgefühl auszuhalten und zu überwinden (am besten mithilfe von MFT).

Frau T. leidet unter häufig wiederkehrendem Schamgefühl und „klopft" zu folgendem Satz (Näheres siehe Teil II, Seite 54ff.):

Erster Klopfdurchgang: „Auch wenn ich mich wegen jedes kleinen Fehlers schäme und Angst habe, Fehler zu machen, achte ich mich und nehme mich so an, wie ich bin."

Zweiter Klopfdurchgang: „Auch wenn ich mich anstrenge, alles perfekt zu machen, und mich jetzt schäme, weil ich mich in der Buchführung für meinen Chef verrechnet habe, achte ich mich und nehme mich so an, wie ich bin."

Frau T. erinnert sich an eine Situation in der Kindheit. Als sie etwa 8 Jahre alt war, hatte sie aus dem Geldbeutel ihrer Mutter 5 Mark entnommen und sich davon ein kleines Stofftier gekauft, das sie unbedingt haben wollte. Der „Diebstahl" wurde entdeckt und es gab großen Ärger. Frau T. weiß noch genau, wie beschämt und schuldig sie sich damals fühlte, und beklopft folgenden Satz:

Dritter Klopfdurchgang: „Obwohl meine Mutter sehr mit mir geschimpft hat, als ich Geld geklaut habe, und ich mich danach beschämt und schuldig gefühlt habe, achte ich mich und nehme mich so an, wie ich bin."

Sie erinnert sich daran, dass sie damals beschlossen hat, mit Geld und anderen Dingen immer korrekt umzugehen, damit sie solche Fehler und die damit verbundenen Gefühle nie wieder ausgehalten müsse. Sie formuliert einen neuen Satz:

Vierter Klopfdurchgang: „Obwohl ich als Kind aus Schamgefühl beschlossen habe, alles superkorrekt zu machen, und mich dadurch oft unter Druck gesetzt habe, achte ich mich und entscheide mich, ab sofort gelassener zu sein, und ich erlaube mir, kleine Fehler zu machen."

Frau T. fühlt sich danach locker, eine Last ist von ihr abgefallen. Durch das Vermeiden von Scham und aus der Angst heraus, Fehler zu machen, war sie perfektionistisch geworden und hatte viele eigene Wünsche zurückgestellt.

Das Eisbergprinzip oder: Was sich hinter Symptomen verbirgt

Wir wissen, dass sich hinter vielen Symptomen, mit denen Menschen zum Arzt gehen, unsichtbare Konflikte oder Belastungen verbergen. In der Wissenschaft ist heute bekannt, dass fast jede chronische Erkrankung mit chronischen Infektionen und Giftstoffen in Verbindung gebracht werden kann. Die Regulationsdiagnostische Testung[4] ermöglicht die Diagnose von Keimen in Gehirn oder anderen Organen ohne Operation. Entsprechende Hilfe kann rechtzeitig angeboten werden. Beim Brustkrebs erweist sich beispielsweise nach einer Vergiftung mit Parabenen (Konservierungsmittel aus Kosmetika oder Nahrungsmitteln), Umweltgiften und Stress durch elektromagnetische Felder meist eine Epstein-Barr-Virusbelastung.

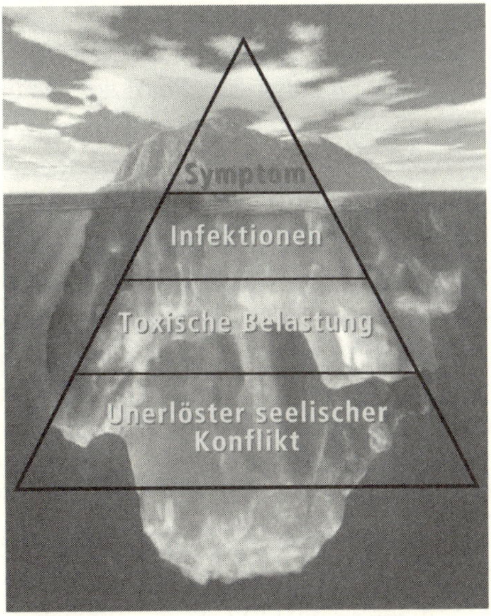

Diese Belastungen treten vor allem in Körperarealen auf, die aufgrund unerlöster Konflikte dauerhaft unter Stress stehen.[5] Chronische Angstkonflikte zeigen sich beispielsweise an der Niere, die ungenügend ausscheidet. Dort häufen sich oftmals Schwermetalle und andere Gifte an, die nicht mehr gefiltert werden können.

Wenn Sie sich selbst oder anderen helfen wollen, liegt die Bedeutung des Eisbergprinzips darin, dass es zunächst darum geht, eine Abschwächung des Symptoms zu erreichen, um die Dauer und Intensität eines Leidens zu mindern. Dann suchen wir mithilfe von MFT nach den seelischen Hintergründen des Symptoms. Begleitend zu einer psychologisch orientierten Behandlung empfehlen wir ein einfaches biologisches Entgiftungsprogramm und einfache biologische Behandlung der vorhandenen Bakterien, Viren und Pilze.

Wenn wir *nur* seelisch arbeiten, zum Beispiel nur MFT anwenden, arbeiten wir an dem emotionalen Teil eines Symptoms und es kann sein, dass es dem Betroffenen plötzlich schlecht geht – weil das Immunsystem aufwacht, die Präsenz der Giftstoffe im Körper erkennt und versucht, etwas dagegen zu tun. Es entstehen Zeichen wie Fieber, Schmerzen, Hautsymptome. Psychotherapeuten könnten denken, es handle sich dabei um eine unvermeidbare „Heilungskrise“. Meiner Erfahrung nach sind es aber akute Anzeichen zum Beispiel für eine Schwermetallvergiftung, eine Infektion mit Viren, Pilzen oder Borrelien, die sich jetzt zeigen.

Für den MFT-Anwender bedeutet dies Folgendes: Sobald ein Konflikt wirklich gelöst wird, sobald also eine psychotherapeutische Methode angewandt wird, die in der Tiefe wirkt, werden oft plötzlich und massiv Giftstoffe frei, die vorher versteckt im Gewebe gebunden waren. Um diesem Problem vorzubeugen und die Freisetzung von Giftstoffen nach einer guten Behandlung oder Konfliktlösung zu verhindern, verordnen wir vorbeugend häufig vier sorgfältig ausgewählte Nahrungssubstanzen: Chlorella, Fischöl, Cilantro (Koriander) und Knoblauch (oder Bärlauch). Wird der Betroffene so vorbereitet, geht die Arbeit viel rascher voran, ohne große Zwischenfälle und Krisen.

Das Eisbergprinzip

… beschreibt anschaulich, dass unter den sichtbaren oder spürbaren Symptomen ein „Berg“ von Einflüssen verborgen ist, die auf den Körper schädlich wirken. Dazu gehören unerlöste seelische Konflikte, chronische Infektionen und Gifte. Um wirkliche Heilung zu erreichen, müssen auch diese Aspekte in die Behandlung mit einbezogen werden. Deshalb sei den Therapeuten unter unseren Lesern empfohlen, ihre Klienten begleitend zu tiefgehenden Behandlungen mit ausgewählten *Nahrungsergänzungen* zu unterstützen.

Notwendige Ergänzung zur psychologischen Klärung: biologisches Entgiften

Es gibt heute unzählige Methoden, die als Ausleitungsverfahren oder Entgiftungsmethoden auf körperlicher Ebene vermarktet werden. Wir beschränken uns in unserer prophylaktischen Behandlung auf vier rein biologische Substanzen, die sich sowohl im Rahmen wissenschaftlicher Studien als auch gemäß tradierter praktischer Lebenserfahrung bewährt haben:

1. Die Süßwasseralge Chlorella

Wir sind ständig Schwermetallen und Umweltgiften ausgesetzt und lagern diese im Fett- oder Bindegewebe, in den Knochen, in den Organen, besonders aber im Gehirn ein. Fast alle Krebserkrankungen und neurologischen Erkrankungen beruhen zu einem großen Teil auf unserer Schadstoffbelastung. Bisher wurde in der gesamten Literatur kein Stoff bekannt, der eine bessere Entgiftungsleistung bringt als Chlorella. *Viel* Chlorella ist besser als wenig. Zur Selbstdosierung empfehlen wir: Die Chlorella-Einnahme allmählich steigern, bis die maximale für Sie verträgliche Dosis erreicht ist, die noch keine Nebenwirkungen verursacht.

Es gibt die Süßwasseralge *Chlorella pyrenoidosa* (stärkere Entgiftungswirkung, kann leicht abführende Wirkung haben) und die Alge *Chlorella vulgaris* (leichter verdaulich wegen einer dünneren Zellwand). Chlorella eignet sich darüber hinaus hervorragend als Nahrungsergänzung: durch seinen hohen Nährstoffgehalt an B-Vitaminen (Nervennahrung), an fettlöslichen Vitaminen (EDKA), bioverfügbarem Magnesium und Eisen, vielen Spurenelementen und essenziellen Aminosäuren. Es kann auch Cholesterin senken.

Dosierung von Chlorella: Dreimal täglich 10 – 20 Tabletten – am besten circa 20 Minuten *vor* den Mahlzeiten einnehmen (*mit* dem Essen geht auch, ist aber nicht ganz so effektiv), denn: Gifte werden mit der Galle in den Darm ausgeschieden. Die Galle wird aktiv, sobald das Essen die Zunge berührt (vor allem, wenn es schmeckt). Zu diesem Zeitpunkt sollte Chlorella bereits im Dünndarm sein, um hier die mit der Galle ankommenden Gifte sofort zu binden – deswegen die an das Essen gekoppelte Einnahme.

2. Fischöl

Naturbelassenes, reines, nicht belastetes Fischöl unterstützt viele Funktionen im Körper. Es macht die Zellmembranen elastischer und verbessert die Gehirnleistung. Es fördert neben der Entgiftung die Entspannung und sollte daher vor allem abends eingenommen werden. (Empfehlung: 3 – 6 Kapseln, wenn pro Kapsel etwa 370 mg

Omega-3-Fettsäuren enthalten sind) Unser Organismus entgiftet vor allem nachts.

3. Gefriergetrockneter Knoblauch

Die Kapseln werden in Wasser oder Öl aufgelöst, sodass das Alliin in Alizin umgewandelt wird. Allizin ist unser Universal-Antibiotikum ohne Nebenwirkungen (außer einer deutlichen Verlängerung der Lebenserwartung und Lebensqualität!). Die anderen Stoffe im Knoblauch unterstützen die Ausleitung aller Schadstoffe, senken den Blutfettspiegel und das schlechte Cholesterin, erhöhen das gute HDL und senken den Blutdruck. Knoblauch nehmen wir direkt vor dem Essen ein, wir lösen 1 – 2 Kapseln in Wasser oder Öl auf – das dauert etwa 2 Minuten – und trinken das Gemisch dann. Das darauffolgende Essen nimmt den Knoblauchgeschmack mit „hinunter" und es gibt kaum Mundgeruch. Auch Mundspülen mit Koriander- oder Ingwertee entfernt den Mundgeruch. Statt Knoblauch kann auch Bärlauch eingenommen werden. Bärlauch wirkt ähnlich wie Knoblauch und ist etwas leichter verdaulich. Wir empfehlen 3 × 20 Tropfen oder 3 × 1 – 2 Kapseln.

4. Koriander

Dieser konnte in einer Studie mit Tieren als einziges Mittel innerhalb weniger Wochen 50 Prozent der Schwermetallbelastung der langen Knochen ohne Nebenwirkungen ausleiten. Koriander hat eine große Bindungsfähigkeit zu Schadstoffen. (Petersilie hat einen guten, aber schwächeren Effekt, der in die gleiche Richtung geht.) Koriander hat außer der ausleitenden Wirkung auch eine starke Wirkung auf Keime im Darm, vor allem auf Salmonellen.

Dosierung: Koriander sollte zwei- oder dreimal täglich eingenommen werden. Am Anfang einer Behandlung, insbesondere wenn bereits längere Zeit stärkere Symptome vorhanden waren, sollten Sie Koriander erst „einschleichen" (also mit dem Einreiben nur *eines* Tropfens beginnen). Später können bis zu 15 Tropfen eingenommen werden, und zwar in heißem Wasser, am besten 15 Minuten vor den Mahlzeiten, da er ebenfalls die Galletätigkeit anregt. Koriander wirkt auch gut, wenn er auf der Haut eingerieben wird (etwa über der Schilddrüse zur Behandlung der Unterfunktion; in Leistenbeuge und Achsel, um die Lymphe zu entgiften, insbesondere bei Brustproblemen).

Schwangeren und stillenden Frauen empfehlen wir dreimal täglich 20 – 30 Chlorella-Presslinge. Dadurch stehen dem Kind viele Nährstoffe zur Verfügung und es wird gleichzeitig vor Schwermetallen und anderen Giften geschützt. Auch hohe Dosen *Fischöl* werden für das letzte Drittel der Schwangerschaft und für die Stillzeit empfohlen (zweimal täglich 3 oder 4 Kapseln).

Klar sollte bei alledem sein: Es gibt keine wirksame Behandlung ohne Berücksichtigung von Ernährung, Bewegung, Schlafplatz und gesunden Lebensrhythmen. (Weitere Informationen und wissenschaftliche Belege zu den empfohlenen Nahrungsergänzungen: siehe *Handbuch der Mentalfeld-Techniken.* Hinweise auf Bezugsquellen: am Schluss des vorliegenden Buches)

Beispiel: Entgiftung mit Chlorella

Eine Klientin kommt wegen Konzentrationsstörungen und Konflikten in der Partnerschaft in die Beratung. Im Gespräch und unter Anwendung verschiedener Mentalfeld-Techniken zeigt sich ein unbewältigtes Thema mit dem Vater und über Jahre der unerfüllte Wunsch nach Nähe, der sich in der Partnerschaft wiederholt. Nach dieser Sitzung mit tiefgreifenden Erkenntnissen und Gefühlen geht es der Klientin zunächst sehr gut. Nach zwei Tagen ruft sie jedoch an und klagt über Sehstörungen, Schwindel und leichtes Zittern der Hände. Offensichtlich ist durch die Behandlung ein *Entgiftungsschub* ausgelöst worden. Das Nervensystem reagiert auf die plötzlich gelösten Schwermetalle und Biotoxine (beispielsweise Pilzgifte), die nun im Blut zirkulieren, mit Ausfallerscheinungen.

Nach Gabe von 30 Tabletten Chlorella lassen die Symptome bereits innerhalb 1 Stunde deutlich nach. Wenige Wochen später, nachdem regelmäßig 3 × 20 Tabletten eingenommen wurden, sind auch die Konzentrationsstörungen dauerhaft verschwunden.

Die persönliche Biografie und ihre Spuren in Körper und Seele

Verletzungen auf der körperlichen, der emotional-energetischen oder der psychischen Ebene bezeichnet man als Traumen (oder mit dem Fachausdruck: Traumata). Ungeheilte Verletzungen führen zu Blockaden der Informationsverarbeitung im Gehirn. Traumen können auch den Zugriff auf Erinnerungen, Gefühle und Intuitionen einschränken. Ursache kann die verletzende Einwirkung von Gewalt auf den Körper (wie ein Unfall) oder auch ein Schock, ein Verlust oder plötzlicher Schreck sein; manche Erlebnisse hinterlassen nachhaltige Wirkungen auf den gesamten Organismus (Schlafstörungen, Ängste …). Es folgt hier eine Auflistung möglicher Traumen, die durch Mentalfeld-Techniken oft mit gutem Erfolg behandelt werden können:

- gefühlsmäßige und körperliche Ereignisse während der Schwangerschaft (Beziehungsprobleme der Eltern, Gedanken an Abtreibung, verstorbener Zwilling, Mangelernährung)
- der Geburtsvorgang selbst
- die Geburt von Geschwistern
- Kinderkrankheiten
- Verlust eines Haustiers
- Trennung der Eltern
- schwere Krankheit oder Tod eines Elternteils
- verletzende Erlebnisse in Kindergarten oder Schule

- Umzug in ein fremdes Umfeld
- Schwierigkeiten bei Prüfungen
- Bedrohung durch andere Jugendliche oder Erwachsene
- rituelle oder schwarzmagische Erlebnisse
- Unfälle und schwere Erkrankungen
- Gerichtsverfahren
- große finanzielle Verluste
- Geschwisterrivalität
- Patchwork-Familie: Schwierigkeiten mit Stiefmutter, Stiefvater oder Halbgeschwistern
- Probleme mit Schwiegereltern, Nachbarn, Lehrern, Vorgesetzten, Arbeitskollegen (Mobbing)
- ungelöste Konflikte mit Eltern, Ehepartnern oder Kindern

Schwere Verletzungen können zu bleibenden anatomischen Veränderungen im Gehirn führen, wie zum Beispiel Schrumpfen des Hippocampus (= das Gehirnareal, das für Emotionen und Erinnerungen wichtig ist), Veränderungen des Hormonhaushalts oder Veränderungen in der Steuerung der Gene.

Die gleichen Veränderungen können durch *unsichtbare Stressoren* entstehen, etwa Umweltgifte, Elektrosmog (schnurloses Telefon (DECT), WLAN, Babyfunk, Handy-Sendefunk) oder Energieverlust durch Phänomene, die von fremden Energien ausgelöst werden.

Die Nachwirkungen schwerer Traumen früherer Familienmitglieder (wie Kriegserlebnisse, Vergewaltigung oder gewaltsamer Tod) findet man oft noch drei oder vier Generationen später. Auch das Anschauen gewaltvoller Ereignisse im Fernsehen oder das Anhören tragischer Geschichten kann jemanden langfristig traumatisieren.

Die Wirkung verletzender Erlebnisse auf den Körper

Medizinisch gesehen kann Folgendes auftreten:

- Bluthochdruck
- Asthma- und Hauterkrankungen
- neurodegenerative Erkrankungen (Parkinson, Alzheimer)
- Herzrhythmusstörungen
- Darmprobleme
- Burn-out
- vorzeitiges Altern
- sexuelle Probleme
- Depressionen, Borderline-Störungen
- Krebserkrankungen
- „funktionelle" Störungen
- erhöhte Noradrenalin- und Cortisolspiegel, die zu entsprechenden Folgeerkrankungen führen können

Die Wirkung auf die Psyche

Seelische Verletzungen belasten das Mentalfeld und führen zu Denkblockaden sowie einschränkenden Glaubenssätzen und Verhaltensmustern. Das Mentalfeld hat einen organisierenden und strukturieren den Einfluss auf den energetischen und den physischen Körper. Chronische Schmerzen, Denkstörungen, Ängste und Zwangsverhalten sind häufige Spätfolgen.

Wenn ein Schock plötzlich, massiv und unerwartet eintritt und in diesem Moment kein verständnisvolles, tröstendes Umfeld zur Verfügung steht, kann ein Erlebnis besonders tiefe Verwundungen bewirken. In diesem Fall können die Erinnerungen an ein Schockerlebnis und die damit verbundenen Informationen nicht verarbeitet und integriert werden. Wir wissen, dass die Folgen eines Schocks nur dann heilbar sind, wenn man wieder in den gleichen tranceähnlichen Zustand geht, in dem man war, als die Verletzung passierte (engl.: *state dependant learning*).

Die MFT-Arbeit ist ideal dazu geeignet, einerseits das bewusste Erleben der Gefühle, die die schlimmen Erlebnisse begleiteten, in abgeschwächter Form und in einem geschützten Raum noch einmal zu ermöglichen, andererseits aber mit geeigneten Maßnahmen auch eine schnelle Entlastung von Schmerz zu bewirken.

Es gibt kein objektives Maß dafür, wie schwer eine Verletzung gewesen sein „muss", um eine bleibende Störung zu verursachen. Eine Situation kann subjektiv auch dann als dramatisch erlebt werden, wenn bei seelischen Verletzungen oder Kränkungen *ohne* begleitende körperliche Gewalt trotzdem Lebensgefahr empfunden wird. Unangenehme Erfahrungen hinterlassen bei jedem Menschen andere Spuren. Nur durch Vertiefen in die Gefühle der zurückliegenden Zeit kann das Ausmaß einer Verletzung erahnt werden. So kann selbst schon der Verlust der Lieblingspuppe in der Zukunft Auslöser für unerklärliche Gefühle sein. Folgende Fragen sind dazu geeignet, uns zu zeigen, welche Erlebnisse nicht verarbeitet sind:

- Hat das Erlebnis etwas in mir verändert?
- Hat es mich in meiner inneren Freiheit eingeschränkt?
- Verhalte ich mich in meinem Leben anders, weil mir das passiert ist?
- Gibt es wiederkehrende, unangenehme innere Bilder oder Träume, die sich darauf beziehen?
- Gibt es Ängste oder Vermeidungsverhalten?
- Gibt es spezifische Stresssymptome?
- Gab es ähnliche Wiederholungen dieses Erlebnisses?
- Wie haben sich meine Beziehungen, Hoffnungen, Sehnsüchte verändert?
- Wie hoch war mein Niveau an Lebensfreude und Lebensmut vorher, wie ist es jetzt?

- Wie haben sich meine Einstellungen und Grundannahmen zum Leben und zu meinem Umfeld seitdem verändert?
- Wie hat sich mein Urvertrauen verändert?
- Welche körperlichen Symptome haben sich seitdem eingestellt?

Nachdem Sie mit diesen Fragen für sich selbst geklärt haben, welche Ereignisse folgenschwer waren, sollten Sie diesen Situationen in der Selbstreflexion besondere Aufmerksamkeit widmen. Beispielsweise können Sie zunächst ein *Bild* malen, um unbewussten Zusammenhängen zwischen dem Erlebnis und aktuellen Einschränkungen auf die Spur zu kommen.

- *Schritt 1:* Auf die Gefühle achten, die beim Betrachten des Bildes hochkommen
- *Schritt 2:* Einen „Klopfdurchgang“ machen – mit besonderer Aufmerksamkeit für die Gefühle
- *Schritt 3:* Einschränkende Glaubenssätze, die mit dem Thema in Verbindung stehen, herausfinden und verändern

Der Körper und die Seele werden durch jede Verletzung geformt und bekommen dadurch die Möglichkeit, zu wachsen. Mentalfeld-Techniken können eine enorme Unterstützung sein bei dem Bemühen, Leiden in Wachstum zu verwandeln. Natürlich sollten in jeder Biografie aber auch die schönen Zeiten gewürdigt werden, da diese immer wieder eine Quelle der Kraft sein können.

Traumatische Erlebnisse

... können im Körper und in der Seele Spuren hinterlassen, je nachdem, ob in der betreffenden Zeit ein verständnisvolles, tröstendes Umfeld zur Verfügung stand (oder steht) oder ob die Verletzungen alleine verarbeitet werden mussten (oder müssen). Traumen, die in einem Familiensystem auftreten, können noch nach mehreren Generationen Auswirkungen auf die Nachfahren haben, die sich bei Enkeln und Urenkeln als Ängste, Traurigkeit oder in Form psychosomatischer Störungen zeigen können. Mit den Mentalfeld-

Techniken gehen wir zum biografischen Ursprung zurück und empfinden die jeweilige Situation in abgeschwächter Form noch einmal nach, während wir gleichzeitig heilsame körperliche, energetische und gedankliche Impulse setzen.

Die Familienbiografie und ihr Einfluss auf das Leben des Einzelnen

Die Familienbiografie besteht aus der Summe aller Erlebnisse und Erfahrungen der väterlichen und mütterlichen Vorfahren. Je nachdem, wie eine Familie in der Lage war, Konflikte zu ihrer Zeit zu lösen, kann das einen großen Einfluss auf die körperliche und seelische Gesundheit der nachkommenden Generationen haben. Jede Familie hat ihre eigenen Gesetze und Regeln, ihre besondere Atmosphäre, ihre Umgangsformen und Erwartungen an die einzelnen Mitglieder. In der Familie findet auch die Prägung der Kinder für spätere Verhaltensweisen und Einstellungen zum Leben statt. Alle aktuellen Erfahrungen können mit Erlebnissen in der Familie in Verbindung gebracht und auf diese Weise besser verstanden werden. Der *systemische* Umgang mit MFT, also das Einbeziehen familiensystemischer Hintergründe in die aktuelle Situation (Erläuterung folgt), kann Sie dabei unterstützen, sich in Ihrem familiären *Kontext* zu sehen, Ihre Herkunft zu *akzeptieren* und alte Wunden zu heilen.

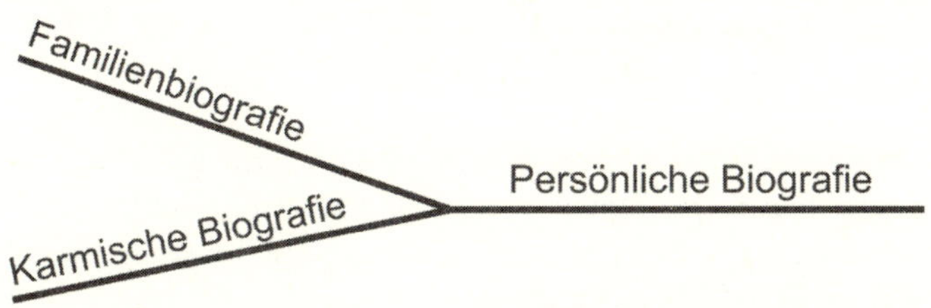

Aus der Sicht der *systemischen Familientherapie* genügt es nicht, die Wurzeln eines Traumas nur in aktuellen Erlebnissen zu suchen. Beobachtungen und Erfahrungen aus unserer langjährigen Praxis haben gezeigt, dass unterbrochene Verbindungen zu Familienmitgliedern geheilt werden können, wenn man versucht, den anderen mit seinem Erfahrungshintergrund zu verstehen, und wenn man imaginär, also mithilfe der Vorstellungskraft, eine neue Form der Verbindung aufnimmt. Solche Erfahrungen brachten Familientherapeuten auf die Idee, in einer Art Rollenspiel Begegnungen ihrer Klienten mit deren Vorfahren zu arrangieren. Hier haben die Studien von Bert Hellinger und seine Aufstellungsarbeit einen großen Beitrag geleistet. Er zeigt in zahlreichen Veröffentlichungen auf, wie der Einsatz „heilender Sätze" uns dabei helfen kann, die Verbindung auch zu bisher abgelehnten Familienmitgliedern wieder zu heilen. Das kann folgendermaßen aussehen:

Beispiel: Mutter und Tochter

Die Tochter hat sich von ihrer überängstlichen Mutter abgewandt. Jetzt versucht sie, die Mutter zu verstehen, und erkennt, dass die Ängste der Mutter mit dem Tod ihres Bruders bei einem Verkehrsunfall zusammenhängen könnten. Sie stellt sich vor, dass sie der Mutter in die Augen schaut, und sagt:

„Liebe Mama, ich sehe den Schmerz um deinen Bruder und die Angst, auch mich zu verlieren. Diese Angst lasse ich in Achtung bei dir, aber die Liebe nehme ich gerne von dir."

Durch diese Worte und die damit verbundenen Gefühle können sich die Vorwürfe an die Mutter auflösen und die Tochter kann tiefe Liebe zu ihrer Mutter spüren.

Ziel der Selbsthilfe oder einer Beratung sollte eine gesunde Verbindung *aller* Familienmitglieder untereinander sein. *Jeder* möchte ja letztlich dazugehören, in seiner Eigenart geachtet werden und einen guten Platz in der Familie haben.

Die Familienbiografie, in diesem Beispiel veranschaulicht am frühen Tod des Bruders der Mutter, kann durch vielfache Schicksalsschläge und individuelle Umstände Einfluss auf die Gegenwart haben. Kriegserlebnisse, Vertreibung, Bankrott, Verlust geliebter Menschen, Krankheiten, Feindschaften und Gewalterfahrungen von Familienmitgliedern haben auch auf die Nachfahren belastenden Einfluss. Die Last verteilt sich dann oft auf die einzelnen Mitglieder des Familiensystems; jeder trägt etwas mit, damit die Familie als Ganzes in schweren Zeiten „überleben" kann.

Die Familienbiografie

… ist die Summe aller Erfahrungen, die in der mütterlichen und der väterlichen Familie gemacht wurden. Unbewältigte Erlebnisse von eventuell schon verstorbenen Familienmitgliedern haben starken Einfluss auf die Biografie der Nachkommen. Konflikte in der Gegenwart können sich verändern, wenn die Ursprungsfamilie mit Liebe oder zumindest mit Achtung gewürdigt wird. Durch Verständnis der schicksalhaften Zusammenhänge und durch „heilende Sätze" kann die Verbindung zu bisher abgelehnten Familienmitgliedern wiederhergestellt werden. Solche Prozesse können eine heilsame Wirkung auf gegenwärtige Beziehungen und auf das gesundheitliche Wohlbefinden haben.

Die karmische Biografie und ihre potenziellen Auswirkungen

Die *persönliche Biografie* beginnt mit der Zeugung und enthält alle bewussten und unbewussten Lernerfahrungen. In der *Familienbiografie* finden wir eine Zeitachse, die über viele Generationen in die Vergangenheit zurückreicht. Jeder unerlöste Konflikt und jede unerlöste Lernaufgabe erzeugen und bedingen Kräfte im Feld der Familie, die auf jedes lebende und tote Familienmitglied weiter einwirken.

Die dritte wichtige Zeitlinie ist die *karmische Biografie*. Mit diesem Begriff beziehen wir uns auf die eigene Beobachtung der Autoren, aber auch auf die Lehre aus verschiedenen Traditionen und Religionen, die es für uns wahrscheinlich macht, dass es „Vorleben" (also frühere Leben) wirklich gibt und dass der Geist unsterblich und in einen tiefen Wachstumsprozess eingegliedert ist, der sich zurückzuverfolgen lässt bis zum Beginn aller Zeit. Wir gehen davon aus, dass sich der Geist in einem Werdegang *entwickelt* und einem ständigen Prozess der Reifung unterworfen ist und dass zum Zeitpunkt der Empfängnis oder kurz danach der Geist mit seiner eigenen Geschichte den physischen Körper des Fötus beseelt.

Der Körper hat seine eigene Geschichte, die identisch ist, mit der Geschichte der Gene, also zu 50 Prozent mit den Erbinformationen der Mutter und zu 50 Prozent mit den Erbinformationen des Vaters, die den Werdegang der menschlichen Entwicklung widerspiegeln. Der Geist, der den Körper beseelt, hat ebenfalls eine eigene Entwicklungsgeschichte hinter sich, die völlig unabhängig von diesem Körper stattgefunden hat. Die Gesamterfahrung der Entwicklung des Geistes bezeichnen wir als *karmische Biografie*.

Lernerfahrungen aus früheren Leben (Vorleben), traumatische Erfahrungen, vielleicht auch aus unbekannten Seinsebenen, können sich heute noch auswirken. Karma wird auch als das Prinzip von Ursache und Wirkung beschrieben. Die Wirkung einer schuldhaften Handlung in einem früheren Leben kann sich beispielsweise in Form von Erkrankungen, psychischem Leid, Schmerzen, unerklärlichen Sehnsüchte oder auffälligen Verhaltensweisen im gegenwärtigen Leben zeigen.

Beispiel: Brennender Ausschlag

Eine Klientin mit „brennenden" Hautausschlägen findet mit konventionellen Mitteln keine nachhaltige Hilfe. Bei einer Klopfakupressur-Sitzung (in unserer Praxis) tauchen innere Bilder auf von einem weit zurückliegenden eigenen Erlebnis: wie sie auf einem Scheiterhaufen als Hexe verbrannt wurde …

Durch innere Hinwendung und tiefes Verzeihen kommt es zur völligen Ausheilung der Beschwerden.

Die therapeutische Lösung von karmischen Konflikten oder karmischer Schuld führt oft zu überraschenden Heilerfolgen bei körperlichen und seelischen Erkrankungen. Manchmal sind Elemente der karmischen Biografie mit der Familienbiografie identisch. Das könnte auf eine Reinkarnation in der gleichen Familie hinweisen. Beispiel: Eine dünne, magersüchtige Frau wirkt wie verhungert. Bei Nachforschungen in der Familienbiografie zeigt sich, dass eine Urgroßmutter Halbjüdin war und in einem Konzentrationslager umgekommen ist …

In der Arbeit mit Klienten, die sich tiefgehend mit sich selbst auseinandersetzten und in ihrem Wachstumsprozess auch karmische Zusammenhänge sehen und lösen konnten, zeigte sich, dass viele Erkrankungen oder Zustände wie Depressionen oder Suizidgedanken, aber auch Lebensumstände wie wiederholte Trennungen von Partnern oder wiederholte Schicksalsschläge manchmal ihren Ursprung in früheren Leben haben. Große unerlöste Konflikte, plötzlicher Tod durch Gewalt, Ungerechtigkeiten, aber auch eigene Schuld und eigenes Vergehen, das nicht gesühnt werden konnte, zeigen sich im gegenwärtigen Leben oft in Gestalt der Erkrankung von Organen, in scheinbar unangemessenen Schuldgefühlen, in Lebensentscheidungen, die selbstbeschränkend oder lebensverneinend sind, in scheinbar unerklärbaren, wiederholten Schicksalsschlägen … Die Aufdeckung dieser karmischen Zusammenhänge ist manchmal über innere oder selbst gemalte Bilder möglich, es erfordert genaues und vorsichtiges Hinschauen, eine innere Offenheit und auch Verwundbarkeit und eine Bereitschaft, über die vertrauten und bekannten Grenzen hinauszugehen. Frühere Leben werden oft in Träumen wahrgenommen oder in wiederkehrenden Gedanken über Situationen, die nichts mit dem gegenwärtigen Leben zu tun haben. Auch beim Klopfen im Rahmen der Klopfakupressur können spontan zunächst unerklärliche Bilder hochkommen.

Es zeigt sich immer wieder, dass eigene „Seelenanteile“ in einem früheren Leben hängen geblieben sind und erst dann zu dem Betroffenen zurückkehren, wenn das unbewältigte Thema gelöst wurde.

Wenn es um *eigenes schuldhaftes* Verhalten in einem früheren Leben geht, ist es therapeutisch oft notwendig, sich bei den Opfern zu entschuldigen und sich selbst zu verzeihen. Wenn man in einem früheren Leben das *Opfer* von Gewalt oder Ähnlichem wurde, kann versucht werden, mithilfe der *Kopfhaltetechnik* (siehe weiter hinten in diesem Buch) den Tätern zu verzeihen und alte Vorwürfe loszulassen. Auf diese Weise kann sich die unbewusste, schädliche Verbindung zwischen Täter und Opfer lösen, beide werden frei und das gegenwärtige Leben kann oft mit mehr Kraft und Fülle gelebt werden.

Für die Bearbeitung karmischer Zusammenhänge empfehlen wir das Hinzuziehen eines erfahrenen Therapeuten. Bevor die *karmische* Biografie bearbeitet wird, sollte man sich ausgiebig mit der *persönlichen* und der *Familienbiografie* auseinandersetzen.

Wie Sie die eigene Vorgeschichte umfassend erheben

Biografische Einflüsse spiegeln sich oft in der Krankengeschichte wider. Um einen Überblick über aktuelle Symptome und mögliche Ursachen aus der Vergangenheit herauszufinden, werden Belastungsfaktoren auf jeder Ebene abgefragt und systematisch zusammengestellt. Eine Auflistung hilft Ihnen bei der Vorbereitung Ihrer Selbsthilfemaßnahmen ebenso wie bei der Unterstützung anderer, indem viele mögliche Störfaktoren systematisch ins Bewusstsein gebracht werden.

Erste Ebene: Was gab es an körperlichen oder seelischen Erkrankungen, Unfällen, Operationen, zahnmedizinischen Behandlungen?

Beispiel: Nach Absterben eines Zahns und der darauf folgenden Wurzelbehandlung hatte eine Klientin massive Knieprobleme. Der Zahn starb wenige Wochen nach einem „Ehekrach" ab …

Zweite Ebene: Was gibt es an wiederkehrenden Gefühlszuständen und energetischen Wahrnehmungen? Wird im Zu-Ende-Gehen von Beziehungen ein wiederkehrendes Muster sichtbar? Was für ein Klima gibt es (immer wieder) am Arbeitsplatz? Was tun Sie, um Energie aufzutanken? Nehmen Sie Energie von anderen oder *geben* Sie mehr, als Sie *nehmen*?

Beispiel: Jedes Mal nach dem Besuch der Mutter fühlt sich eine Klientin wie „ausgesaugt". Schon in der Kindheit hat sie der Mutter viel gegeben und es fällt ihr schwer, selbst Unterstützung anzunehmen.

Dritte Ebene: Wie interpretieren Sie Ihr eigenes bisheriges Leben, Ihre derzeitigen Aufgaben und Ihre momentane Beschäftigung? Wovon träumen Sie? Welche Ziele haben Sie? Welche Filme und Bücher, welche Musikstücke mögen Sie? Was denken Sie über die gegenwärtige Entwicklung der Weltpolitik und wie sehen Sie Ihre Rolle in diesem Ganzen?

Beispiel: Ein Klient hat als Kind die Erfahrung gemacht, dass die Mutter andere Männer hatte, und denkt, dass alle Frauen untreu seien. Tatsächlich bestätigen sich seine Erwartungen in den Beziehungen, die er wählt.

Vierte Ebene: Wie ist die Beziehung zum Vater? Zur Mutter? Zu den Vorfahren? Wie sind Sie verbunden mit anderen Menschen, mit der Erde, mit sich selbst? Gibt es einen Therapeuten oder Guru, an dem Sie sehr hängen? Albträume? Drogenerfahrungen?

Beispiel: Den frühen Tod ihrer Mutter hat eine Klientin emotional nicht verarbeitet. Sie wendet sich innerlich vom Leben ab und möchte der Mutter in den Tod folgen.

Fünfte Ebene: Haben Sie eine religiöse Orientierung? Wie beschreiben Sie die eigene Beziehung zum Göttlichen? Machen Sie für Schwierigkeiten im Leben „Gott" verantwortlich?

Beispiel: Eine Klientin hatte als Kind einen kleinen Hund, der angefahren und schwer verletzt wurde. Im Gebet versprach sie Gott, ihm jeden Tag zu danken, wenn der Hund nur überleben würde. Als der Hund dennoch starb, wandte sie sich von Gott ab.

Die „Fünf-Ebenen-Anamnese"

... erfasst mit wenigen Fragen die wichtigsten Informationen aus allen Lebensdimensionen:

1. Welche körperlichen Erkrankungen, Unfälle, Operationen gab es?
2. Welche Gefühle oder Muster treten immer wieder auf?
3. Wie werden Lebenssituationen beurteilt oder bewertet?
4. Wie ist die Beziehung zu den Eltern, zur Familie?
5. Woran glauben Sie?

Teil II

Grundsätzliches zur Vorgehensweise und die zentrale Rolle der Klopfakupressur

Du bist, was du denkst.
Du bist, was du denkst, was du bist,
und die Welt ist so, wie du denkst, dass sie ist …
Leitsatz der hawaiianischen Huna-Lehre

Die Wirkungsweise der Mentalfeld-Techniken

Grundlage der Mentalfeld-Therapie ist die Erkenntnis, dass nicht richtig verarbeitete Erfahrungen bleibende Blockaden verursachen und dadurch Krankheiten, psychische Einbrüche und Krisen auslösen können. Durch schmerzvolle Erlebnisse oder übermäßigen Stress können die Funktionen, die für einen optimalen Energiefluss notwendig sind, so sehr gestört werden, dass Alltagsbelastungen nicht mehr bewältigt werden können. Die Anwendung von Mentalfeld-Techniken führt dazu, dass sich der Bereich des Denkens und Fühlens neu ordnen kann und dadurch auch Ordnung in die Bereiche des Körpers kommt, die für Gesundheit und Wohlbefinden von großer Bedeutung sind: Immunsystem, Nervensystem, hormonelles System usw. Es entsteht eine durchgängige Verbindung zwischen dem physischen, dem energetischen und dem mentalen Körper, ohne Blockaden und Störfaktoren. Dadurch wird der „Anwender" der MFT offen und sozusagen durchlässig für Impulse aus den höheren Ebenen und es verbessern sich nicht nur Lebensumstände, körperliche und seelische Beschwerden sowie die Klarheit des Denkens und Entscheidens, sondern es gibt auch oft einen *spirituellen* Wachstumsschub. Mit allen Mentalfeld-Techniken können Sie sich selbst näher und mit Ihren innersten Wünschen in Kontakt kommen. Die ist eine unabdingbare Voraussetzung zum Erreichen Ihrer Lebensziele.

Anwendungsgebiete der Mentalfeld-Techniken

Die in diesem Buch beschriebenen Methoden haben sich während langjähriger Praxiserfahrung in jeder Lebenslage bewährt: bei Beziehungsstress, Überforderung durch die Arbeit, bei Ängsten, Sorgen und Unsicherheiten, bei Krankheiten und Allergien; bei dem Bemühen, von Süchten loszukommen, bei Stress, Schmerzen und nach traumatischen Erfahrungen. Prüfungsängste, Denk- und Gefühlsblockaden oder schlechte Gewohnheiten können abgebaut, Fremdenergien (von Mutter, Vater, Toten) abgelöst werden. Dafür werden die Zusammenhänge mit dem Familiensystem und Einsichten ins

Bewusstsein gebracht, durch die sich einerseits die Liebe verstärken kann, andererseits die Freiheit wächst.

Die 20 Mentalfeld-Techniken als Methoden der Selbsthilfe

Unsere Basismethode ist die Klopfakupressur, auf die wir hier besonders ausführlich eingehen werden. In Kombination damit wenden wir eine oder mehrere der weiter unten beschriebenen 20 Techniken zur „Korrektur“ an, wenn Gefühle und belastende Erinnerungen hochkommen oder wenn der Zugang zum Fühlen und Denken behindert wird, vielleicht aus Angst vor dem Wiedererleben schmerzlicher Erfahrungen. Wenn Sie einschränkende Gedanken und Gefühle ändern oder körperliche Beschwerden lindern möchten, wird es Ihnen teilweise nicht erspart bleiben, sich wenigstens für die Zeit der Bearbeitung dieser Themen auch mit leidvollen Erinnerungen auseinanderzusetzen. Mithilfe der vielen effektiven Techniken kann aufkommender Stress angeschaut, gewürdigt und wieder losgelassen werden.

Sie entscheiden zunächst, *welche* der Methoden aus der „Schatzkiste“ der Mentalfeld-Techniken (siehe unten) Sie anwenden möchten, also wie Sie sich dem Thema nähern wollen: beispielsweise mit einem gezeichneten Bild, mit Sätzen, die in der Klopfakupressur verwendet werden, oder mit der Suche nach einschränkenden Glaubensmustern. Im weiteren Verlauf können Sie alle Techniken kombinieren und sowohl für eine andere Person, für Freunde oder Kinder als auch für sich selbst anwenden.

Die im Folgenden aufgelisteten Methoden (hier stichwortartig abgekürzt) werden alle einzeln beschrieben; ihre unterschiedlichen Herangehensweisen verstärken und ergänzen einander:

- Atemtechniken
- Augenbewegungen
- Bilder malen

- Direkte Methode
- Farben wirken lassen
- Gebete
- Gefühlsmandalas
- Glaubensmuster auflösen
- Heilende Sätze
- Innerer Dialog
- Innerer Heiler
- Inneres Kind
- Klopfakupressur
- Kopfhaltetechnik
- Meditation
- Ordnungsyoga
- Quantenwellen
- Schreibtechnik
- Seelenkontakt
- Symbolarbeit
- Visualisieren von Helfern und sicheren Orten

Die Vorbereitung

Jeder kann sich selbst ein guter Therapeut oder eine gute Therapeutin sein, wenn er/sie in der Lage ist, einen kleinen inneren Abstand zum Problem herzustellen. Das gelingt, indem man sich vorstellt, wie eine andere, nicht verwickelte Person dieses Problem sehen würde. Als wichtige Voraussetzung für gute Ergebnisse bei der Selbstreflexion gilt eine positive Grundhaltung, aus der heraus die eigenen Schwächen liebevoll angenommen werden. Wie später gezeigt wird, kann man als Vorbereitung einen unterstützenden Satz sagen und dazu ausgewählte Akupunkturpunkte „beklopfen“: „Ich nehme mich und meine Schwächen/Probleme/Symptome liebevoll an und vertraue auf meine Selbstheilungskräfte.“ Oder: „Ich bin mir selbst ein guter Berater/eine gute Beraterin.“

Mit einer neuen Methode (wie hier angeboten) fühlt sich anfangs sicherlich jeder erst einmal unsicher und traut sich noch nicht so viel zu. Um dies aufzufangen, können Sie um die Unterstützung „geistiger Helfer“ bitten (auch dazu später mehr), damit Sie bei den einzelnen Arbeitsschritten gut geführt werden. Lassen Sie Ihre Erwartungen an bestimmte Ergebnisse los und seien Sie einfach neugierig, was sich zeigt!

Eine günstige Voraussetzung für eine solche „Sitzung“ ist eine neutrale und offene innere Haltung, dank derer die anstehenden Themen mit einer möglichst weiten Perspektive und *ohne Bewertung* der beteiligten Personen betrachten werden können.

Wenn Sie für sich oder andere Mentalfeld-Techniken anwenden, gibt es eine Reihe von äußeren Faktoren, die sich unterstützend auf den Erfolg einer Sitzung auswirken. Da im Kopf, im Körper und im Bereich der Gefühle eine gewisse heilsame Ordnung angestrebt wird, sollte auch der Außenbereich in Ordnung sein. Ein aufgeräumter, angenehmer, heller Raum unterstützt die Ordnungskräfte im Körper. Das Telefon sollte abgeschaltet sein und andere Störungen sollten für die nächsten 30 Minuten ausgeschlossen werden. Jede Unterbrechung stört den Selbstheilungsprozess und die manchmal auch meditative Hinwendung zu sich selbst. Damit Sie nicht genau dann durch laute Geräusche aufgeschreckt werden, wenn Sie gerade Verbindungen zu tiefen Gefühlen hergestellt haben, sollten Sie also gut vorsorgen.

Trinken Sie vor und während der Arbeit auch mal ein Glas Wasser, damit alle „Körpersäfte“ gut ins Fließen kommen und damit auch die heilende Energie besser fließt.

Die innere Haltung

Damit seelische Verletzungen heilen können, ist es günstig, wenn Sie in einen Entspannungszustand kommen. Dabei verlangsamen sich die Gehirnwellen. Wir sprechen dann auch von tranceähnlichen Bewusstseinszuständen, in denen sich die Aufmerksamkeit und die Wahrnehmung verändern; das findet sowohl therapeutisch als auch in Meditationstechniken Anwendung. Wir benutzen dazu eine einfache Methode, den immer wachen Verstand zu überlisten: die sogenannte *Drei-Punkt-Aufmerksamkeit.* Im Buddhismus wurde eine einfache Möglichkeit entwickelt, auf die intuitive Ebene zu gelangen. Das dahinterstehende Prinzip lautet: Unser Verstand kann *zwei* Dinge gleichzeitig tun, beispielsweise beim Klavierspielen die linke Hand anders bewegen als die rechte. Beim Autofahren kann mancher Fahrer steuern und gleichzeitig telefonieren (– auch wenn das nicht zu empfehlen ist!). Wenn nun ein Drittes hinzukommt, wie zum Beispiel ein Streit mit der Ehefrau, passiert oft ein Unfall.

Die Drei-Punkt-Aufmerksamkeit ist ein Kunstgriff, mit dem wir das Hirn beeinflussen: Wir geben ihm erst *eine* Aufgabe – die schafft es mühelos. Wir geben ihm eine *zweite* Aufgabe – die schafft es auch noch, aber es fängt schon an, sich Sorgen zu machen. Wir stellen die *dritte* Aufgabe und das Hirn beginnt zu „flattern". Nun lässt es entweder nichts mehr zu oder es gibt auf – und wir kommen in eine Art Trancezustand.

Wenn in einer Sitzung dieser besondere Bewusstseinszustand erreicht wird, können oft sogar die psychischen und körperlichen Auswirkungen sehr belastender Erfahrungen geheilt werden. Das liegt daran, dass wir auch bei Schmerz- oder Schockerlebnissen automatisch die Gehirnwellen verlangsamen, damit das Schlimme überhaupt ausgehalten werden kann. Schock und Heilung finden beim gleichen Zustand des Gehirns statt.

In unserer konkreten Arbeit versuchen wir, drei Aufgaben zu lösen, die scheinbar unmöglich *gleichzeitig* durchzuführen sind:

- Sich innerlich Bilder von dem Problem machen, sich etwa auf die Schmerzen oder auf ein Symptom konzentrieren; eine Verletzung oder einen Konflikt visualisieren.
- Die unten beschriebene Klopfakupressur sorgfältig durchführen. (Diese beiden Aufgaben sind bereits eine Herausforderung für das Gehirn.)
- Themenbezogene Sätze (die Sie darin unterstützen, sich selbst trotz aller Probleme und Beschwerden zu akzeptieren) formulieren, ablesen oder genau nachsprechen.

Das Vorgehen in sechs Schritten

Unabhängig von der von Ihnen jeweils ausgewählten Mentalfeld-Technik gibt es eine Vorgehensweise, die sich in Beratungssituationen bewährt hat und die auch für die Selbsthilfe geeignet ist: In sinnvollen Arbeitsschritten nähert man sich dem Thema und den damit verbundenen Gefühlen an und bekommt dadurch Informationen, die für die Anwendung der jeweiligen Technik notwendig sind.

Schritt 1

In einer Beratungssituation führt man immer ein Vorgespräch, um das Thema zu erfassen. Bei der Selbsthilfe beginnen Sie damit, dass Sie an das zu behandelnde Problem denken und spüren, welche Gefühle und Körperwahrnehmungen auftauchen. Dann schreiben Sie sich Stichworte dazu auf. Sie können sich auch vertiefende Fragen zur aktuellen Situation stellen:

Wie lautet das Thema?

Wie wirkt sich das auf den Körper aus?

Was hindert mich daran, dieses Problem zu lösen?

Was würde passieren, wenn diese Hindernisse kurz verschwänden?

Was würden Vater und Mutter zu meinem Problem sagen?

Welche Gefühle, Ängste, Umstände hindern mich daran, das zu tun, was ich wirklich möchte?

Wie wünsche ich mir die Situation?

Wo fühle ich mich von anderen eingeschränkt?

In welcher Weise begrenze ich mich selbst?

Schritt 2

Durch gezielte Fragen und gedankliche Hinwendung werden die vorgestellte Situation und die damit zusammenhängenden Erinnerungen und Körpersymptome verstärkt. Dann folgt eine Maßnahme, die den Betroffenen in einem Zustand der Ausgeglichenheit hält: Obwohl Sie an eine belastende Situation denken, werden Sie *nicht* wie sonst immer (oder nur *kurz*) von dem mit dem Thema verbundenen Stresszustand ergriffen. Alle unten beschriebenen Techniken wirken auf unterschiedliche Weise ausgleichend, harmonisierend und klärend. Um der Thematik näherzukommen, stellen Sie sich selbst (oder: stellt der Berater) Fragen zum inneren Zustand, zum Beispiel:

Welche körperlichen Empfindungen sind vorhanden?

Welche Gefühle sind da?

Gibt es Gedanken/Bilder/Erinnerungen/Bewertungen/Glaubenssätze/Einstellungen?

Gibt es einen Vorwurf, den Sie sich machen oder den andere Ihnen in der aktuellen Situation machen?

Wann haben Sie sich zum ersten Mal in Ihrem Leben so gefühlt?

Welche Art von Hilfe oder Unterstützung hätte Ihnen damals gut getan?

Was hätten Sie damals gerne von jemandem gesagt bekommen?

Wissen Sie, wie es sich anfühlt, völlig schmerzfrei/symptomfrei/glücklich … zu sein?

Wann haben Sie sich zum letzten Mal so gefühlt (schmerzfrei/symptomfrei/glücklich ...)?

Sehen Sie eine Möglichkeit, die Situation zu ändern?

Schritt 3

Sie schreiben sich „Schlüsselwörter" zu diesen Fragen auf, also Stichwörter, die später vielleicht nötig sind, um mehr Klarheit in eine problematische Situation zu bringen.

Schritt 4

Als nächster Schritt wird erfragt, wie groß der *Stress* in Bezug auf das mit Ihrem Thema verbundene Gefühl oder den Schmerzzustand ist. Dazu verwenden wir eine fiktive, gedanklich vorgestellte Skala von 0 bis 10, auf der der innere Zustand eingestuft werden kann, die sogenannte Gefühlsintensitätsskala: Sie spüren (beziehungsweise die Person in der Beratung spürt), welche Gefühle sich zeigen, und versuchen, auf einer gedachten Skala von 0 bis 10 anzugeben, wie intensiv die Gefühle im Moment wahrgenommen werden (0 = keine Wahrnehmung von Stress, 10 = stärkste Wahrnehmung, größter Stress). Die Gefühle oder Wahrnehmungen sollten so genau wie möglich benannt werden. Die beschreibenden Worte werden für die weitere Arbeit genutzt, eventuell notiert. Wenn der Wert auf der Skala anfangs noch sehr niedrig ist, sollte der Zugang zum Thema

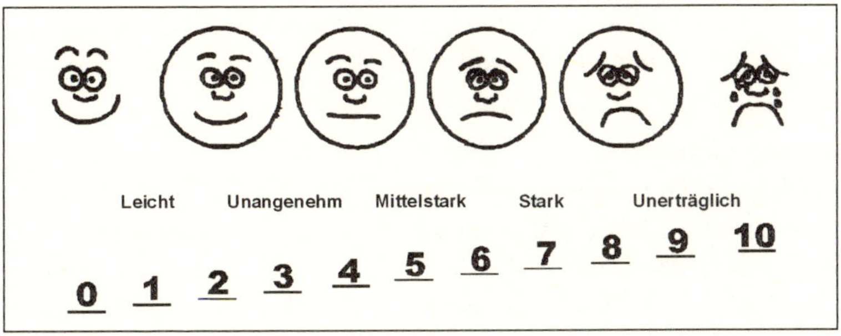

durch Fragen, Einfühlen, bewusstes Atmen oder Gesprächsführung *vertieft* werden.

Schritt 5

Dann kann mit Klopfakupressur oder einer anderen Technik begonnen werden. Wählen Sie unter den Techniken bzw. Methoden dieses Buches diejenigen aus, (auf) die Sie ansprechen, und wenden Sie sie an, bis Sie sich besser fühlen.

Schritt 6

Stellen Sie sich die Fragen, auf die Sie emotional reagiert haben, noch einmal oder spüren Sie, ob die Schlüsselworte noch weitere Gefühle auslösen. Wenn der Stresslevel auf der Skala von 1 bis 10 höher als 3 ist, sollten Sie das Thema noch einmal vertiefen.

Gefühle in Fluss bringen

Jedes Gefühl hat eine Berechtigung und jedes Gefühl hat einen Grund, warum es gerade jetzt auftaucht. Wir wehren uns oft gegen Gefühle und sagen: „Ich *will* mich aber nicht traurig, schuldig, machtlos, schwach fühlen." Damit geben wir den unerwünschten Gefühlen Energie und Macht über uns, fühlen uns als Opfer der Umstände. Schon aus der Kindheit gibt es ein „Depot" an verdrängten Gefühlen, die im limbischen System des Gehirns abgespeichert sind und von dort aus Fühlen, Denken und Körperfunktionen blockieren. In einer unerwarteten Situation werden wir dann von unseren eigenen (manchmal kindlichen) Gefühlen und Handlungsweisen überrascht und können sie nicht zuordnen.

Meistens sind Gefühle flüchtig, sie kommen und gehen wie eine Welle. Nur alter, unbewältigter Schmerz kann manchmal etwas länger verweilen. Dann sollten Sie mit einer inneren Haltung von Neugier und Interesse hinspüren und sinngemäß sagen: „Ja, ich sehe dich, meine liebe Angst, du warst mir manchmal ganz schön lästig, aber jetzt möchte ich dich näher kennenlernen, ich interessiere mich dafür, wo du herkommst und welchen Nutzen du in der Vergangenheit für mich hattest …“ Mit dieser offenen Haltung können Sie wertvolle Informationen über sich und Ihre Gefühle erhalten.

In unserer Praxis haben wir die Erfahrung gemacht, dass aufgestaute Gefühle sich durch angemessenen Körperausdruck lösen können. Einige Beispiele:

Trauer, Traurigkeit: lösen durch langsames, aber tieferes Atmen, durch Weinen; die Hände auf das eigene Herz legen; sich vorstellen, von einem lieben Menschen gehalten zu werden

Angst, innere Spannung: lösen durch Reden, Zittern oder Schütteln, manchmal auch durch Lachen oder Gähnen, auch durch „Tönen“ (Summen oder Brummen eines Tons mit offenem Mund), durch Singen eines Kinderliedes, durch Beklopfen des Brustbeins

Wut: lösen durch wütende Laute (am besten: Schreien in ein Kissen), wütendes Sprechen oder wütende körperliche Aktivitäten (Handtuch wringen, auf Kissen oder alte Telefonbücher schlagen, usw.). Manchmal hilft es zu fragen: „Könnte es sein, dass hinter der Wut noch ein anderes Gefühl ist?“ Wut ist oft der Deckmantel für tiefen Schmerz.

Einsamkeit: Tränen fließen lassen. In der Arbeit mit und für sich selbst versuchen Sie, Ihr inneres Kind, das sich einsam fühlt, in den Arm zu nehmen, stellen sich die tröstende Energie der Mutter/Oma/Tante aus der Kindheit vor. Vielleicht überlegen Sie, welchen Freund oder welche Freundin Sie um eine solche Unterstützung bitten könnten.

Anzeichen von Abwehr?

Möglicherweise gibt es während der Vertiefung eines Themas Anzeichen von Abwehr und den Wunsch, schnell wieder aufzuhören: So fällt Ihnen vielleicht ein, Sie könnten noch dieses oder jenes machen, Sie werden schläfrig, Ihr Tonfall wird genervt, überkreuzte Beine, unruhiges Rutschen auf dem Stuhl … Abwehr ist eine seit der

Kindheit angewendete, meist unbewusste Strategie, unangenehme Gefühle nicht an sich heranzulassen. Damals hatte diese Abwehr durchaus einen Sinn, nämlich: Frustrationen und Enttäuschungen zu vermeiden. Als Erwachsene sind wir besser in der Lage, Enttäuschungen zu verkraften oder mit unserer ausgewählten Technik zu „beklopfen". Es lohnt sich, das eigene Abwehrverhalten zu verstehen und jedenfalls teilweise zu überwinden, um an den Ursprung Ihrer Gefühle heranzukommen. Zweifel und begrenzende Einstellungen, denen Sie erlauben, Ihre Ziele zu blockieren, sind sehr wirksame Abwehrmechanismen.

Die grundlegende Arbeitstechnik: Klopfakupressur

Die Klopfakupressur ist unsere grundlegende Arbeitstechnik. Im Zusammenhang mit den unten beschriebenen „Sätzen" bezeichnen wir sie als eine Mentalfeld-Technik, Therapeuten nennen sie auch Mentalfeld-Therapie (Abkürzung für beide Varianten: MFT). Die Grundlagen dieser Methode stammen von dem amerikanischen Psychologen Dr. Roger Callahan, der sie im Rahmen seiner *Thought Field Therapy* (TFT) beschrieben hat.[6]

Die Bedeutung der „Klopftechnik" liegt darin, dass durch das Beklopfen ausgewählter Akupunkturpunkte das Nervensystem beruhigt wird. Gleichzeitig wird das zu bearbeitende Thema angesprochen. Alle Körperwahrnehmungen, Gefühle und Gedanken dazu können benannt oder aufmerksam gespürt werden. Diese werden nicht „weggeklopft" (wenngleich sie hinterher tatsächlich oft weg sind oder sich verändert haben), sondern der themengebundene Stress wird reduziert, mit der Folge, dass auch in Zukunft Gedanken an dieses Thema ohne Stress und entsprechende Körpersymptome möglich werden. Oft reicht es schon aus, zu klopfen, während man in sich hineinfühlt und an das Thema denkt, um deutliche Veränderungen in sich und in der Bewertung der Umstände wahrzunehmen.

Die zehn Gesichts- und Körperlinien

Als „Körperlinien“ oder „Klopflinien“ bezeichnen wir zehn am Körper verlaufende Reihen von energetisch sensiblen Stellen, die wir in langjähriger Erfahrung ermittelt haben. Es handelt sich um Körperbereiche, die sehr dicht von Nerven durchzogen sind. Die dichteste Nervenausstattung liegt an der Knochenhaut. Deshalb werden immer die Knochen „beklopft“, nicht die danebenliegenden Weichteile.

Jede der zehn Linien wurde aufgrund des alten Wissens über Akupunktur und der Kenntnisse über das Organ- und Nervensystem ausgewählt. Durch das Beklopfen mit den Fingerspitzen werden nicht nur die Punkte auf den Linien beklopft, sondern auch die Anfangs- und Endpunkte der Meridiane, die sich in den Fingerspitzen befinden.

Die nachfolgenden Fotos zeigen die Lage der hier ausgewählten Klopfpunkte.

„Krone"

Die erste Linie entspricht dem Mittelscheitel, es ist die oberste Linie am Kopf. Die Fingerkuppen werden so gestellt, dass sie hintereinander diese Mittellinie berühren. Der wichtigste Punkt ist der Punkt mit der Bezeichnung „Gouverneur 20“, der höchste Punkt am Kopf.

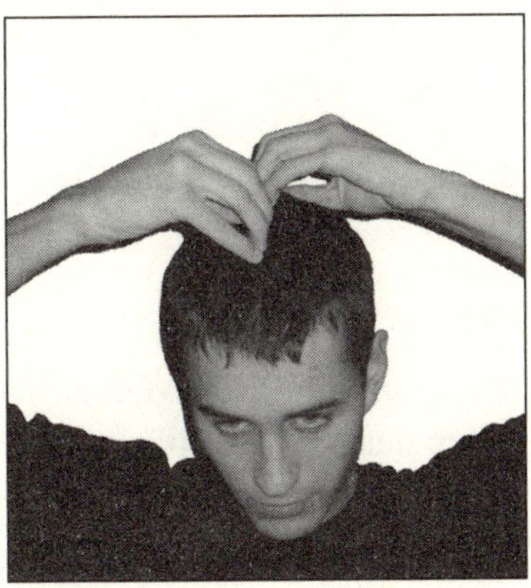

Die Finger werden ein bisschen gespreizt, sodass ein größerer Abschnitt der Linie erreicht wird. Durch das Beklopfen der „Krone“ können belastende Erlebnissen besser integriert werden, das heißt, es werden innere Verbindungen zu diesen Erlebnissen hergestellt, damit diese verarbeitet und als Teil des eigenen Lebens angenommen werden können.

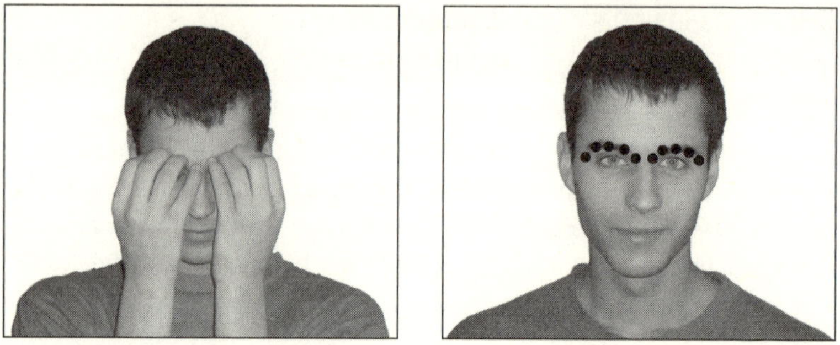

„Augenbraue"

Diese Linie ist der halbkreisförmige, knöcherne obere Augenhöhlenrand, unterhalb der Augenbraue. (Punkte Blase 1, 2 und Extrapunkte)

Das Beklopfen *dieser* Linie stellt die Verbindung zu tiefen seelischen Verletzungen und Erinnerungen her.

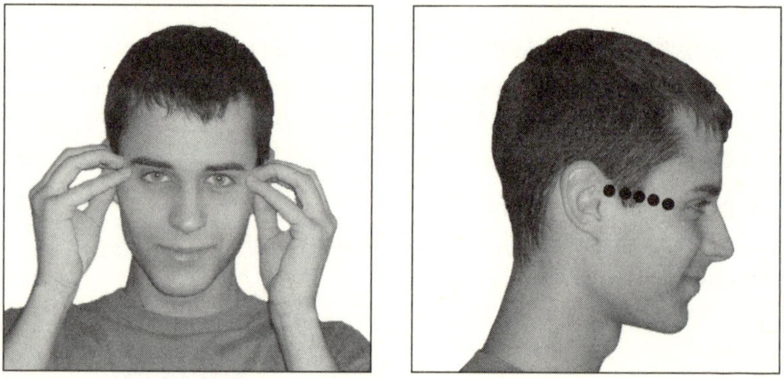

„Schläfe"

Diese Linie bildet den oberen Teil des Jochbogens, beginnend direkt neben dem Augenwinkel (Punkt Gallenblase 1), den der kleine Finger des Anwenders beim Beklopfen berühren sollte. Die Daumen liegen dabei direkt vor dem Ohr.

Beim Testen fanden wir im Laufe der Jahre heraus, dass das Klopfen von Punkten des Gallenblasenmeridians bei Themen des Familiensystems helfen kann.

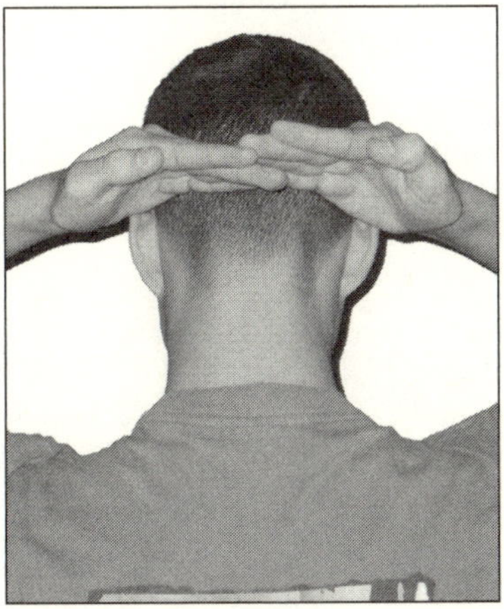

„Hinterkopf"

Ausgangspunkt ist die Ohrenspitze, von dort gehen wir etwas tiefer. Wir klopfen hier mit der Handkante an der Kleinfingerseite.

Die Linie am Hinterkopf kann man oft als horizontale Eindellung am Schädel ertasten. Sie verläuft direkt hinter dem Ohr bis zur Mittellinie. Diese für Lernvorgänge besonders wichtige Klopflinie ist auch bekannt unter der Bezeichnung „Einsteinpunkte". durch Beklopfen dieser Punkte werden Konzentration und Lernfähigkeit unterstützt.

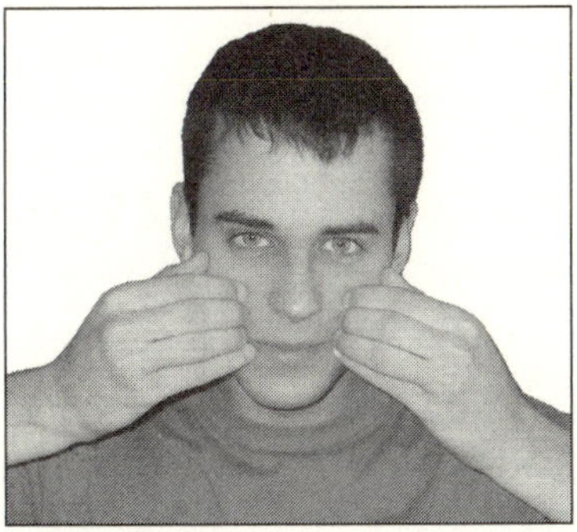

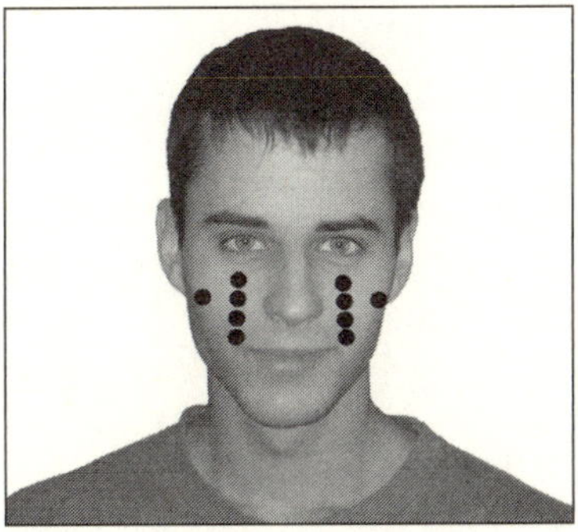

„Magenlinie"

Senkrechte Linie unter der Augenmitte bis zum Rand des Mundwinkels. Pupillenlinie auf dem Knochen direkt unter dem Auge. Der

Zeigefinger klopft auf den Punkt Magen 1, die übrigen Finger klopfen in einer ganz leicht gebogenen Linie, bis zum kleinen Finger, der genau seitlich des Mundwinkels klopft.

Diese Linie ist bei Nahrungsmittelunverträglichkeiten von besonderer Bedeutung. Auch wenn man dazu neigt, sich unter Druck zu setzen, wirkt das Beklopfen der Magenlinie entlastend.

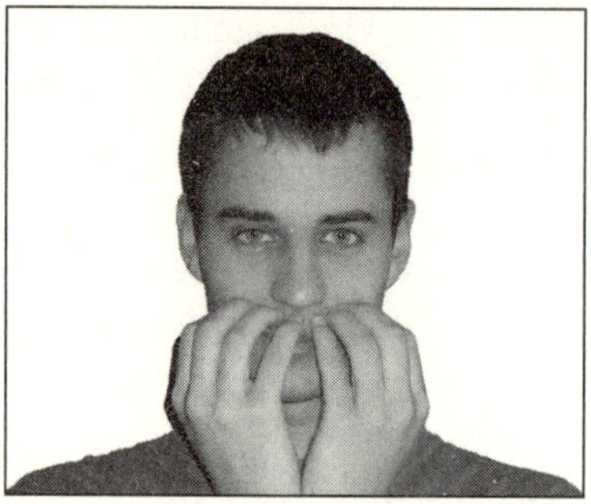

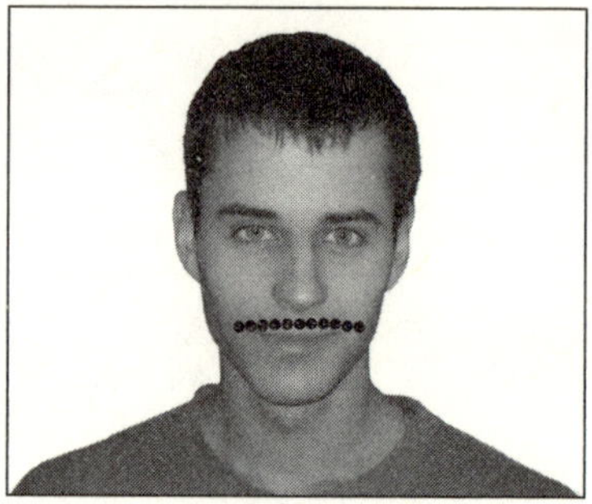

„Oberkiefer"

Wir klopfen die Zähne, nicht die Zahnwurzeln. Der *Mittelpunkt* zwischen Nase und Oberlippe – der Punkt Gouverneur 26 – ist besonders wichtig, ein kleiner Finger sollte direkt darauf klopfen (also asymmetrisch).

Die anderen Finger überlagern auf beiden Seiten die Zähne auf natürliche Art und Weise. (Dieser Punkt GG 26 ist sozusagen ein Notfallpunkt, der beispielsweise auch Bewusstlose oft schnell wieder „aufweckt".) Zukunftsbezogene Ängste werden durch Beklopfen diese Linie reduziert.

„Unterkiefer"

Auch hier werden die Zähne mit asymmetrischer Handstellung beklopft – ein kleiner Finger klopft den Punkt in der Mitte am Kinn (Konzeptionsgefäß 24). Das Beklopfen dieser Linie bringt körperliche und gedankliche Starre wieder in Bewegung.

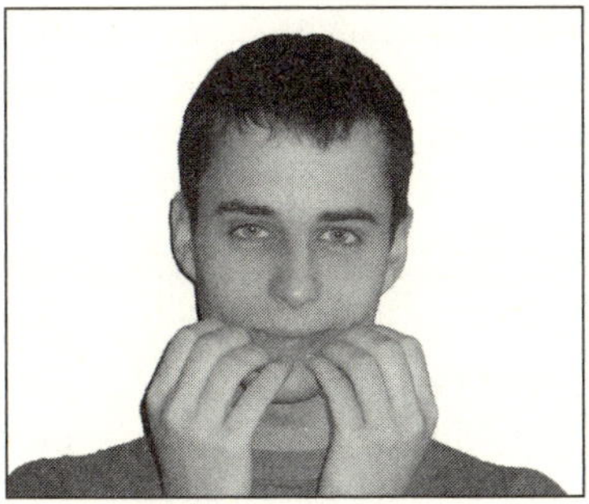 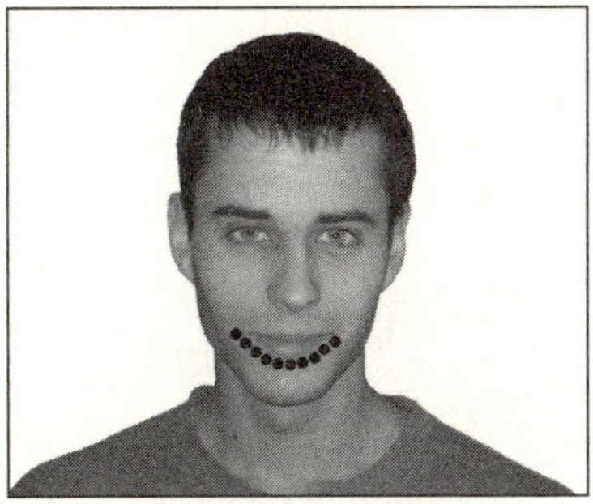

Unterkiefer und Oberkiefer können bei Zeitmangel auch gleichzeitig mit je einer Hand (mittig) beklopft werden.

„Handgelenk"

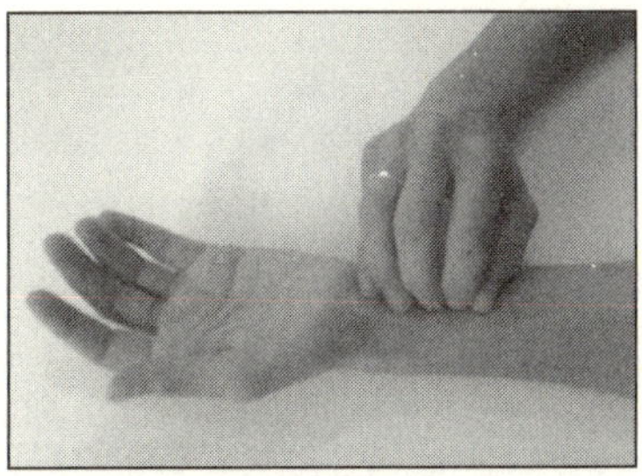

Die Perikardlinie (mit Bezug zum Herzbeutel) befindet sich an der Innenseite des Unterarms, mittig, unterhalb des Handgelenks. Beidseitig wird nacheinander die gegenüberliegende Handgelenklinie längs zum Arm mit allen Fingern der anderen Hand beklopft oder die Handgelenklinien werden überkreuzt aufeinander geklopft.

Beziehungen: Diese Linien unterstützen das Tätigwerden in anstehenden Angelegenheiten, geben Selbstschutz, Selbstwertgefühl und Vertrauen.

„Achsel"

Diese Linie liegt seitlich am Brustkorb, dicht unter der Achselhöhle. Der wichtigste Punkt liegt etwa eine Handbreit unterhalb der Achselhöhle (Milz-Pankreas 21). Wir klopfen mit der Zeigefingerlinie der gleichseitigen Hand, während der Daumen nach innen eingeklappt wird („Affenklopfen"), um gleichzeitig den Dickdarmmeridian am Zeigefinger zu stimulieren. Wenn das nicht möglich

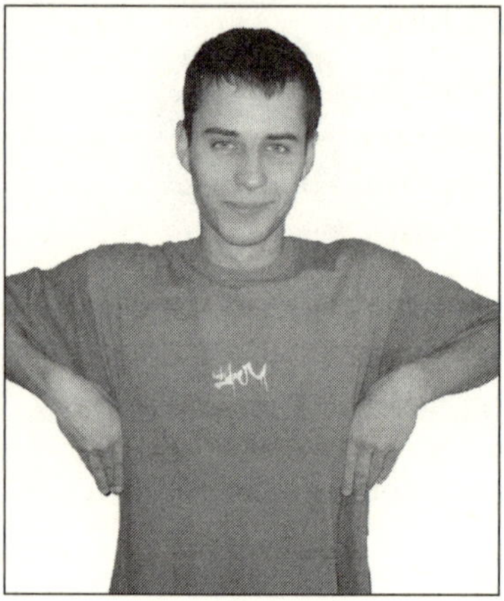

ist, kann man auch mit den Fingerkuppen klopfen. Dann gehen die Hände auf der Brust über Kreuz.

Beziehungen: Unterstützung des Immunsystems und des Selbstwertes. Durch den „Kurzschluss“ von Milzmeridian und Dickdarmmeridian, der beim Klopfen entsteht, beobachten wir oft *augenblickliche* Verminderung von Wut.

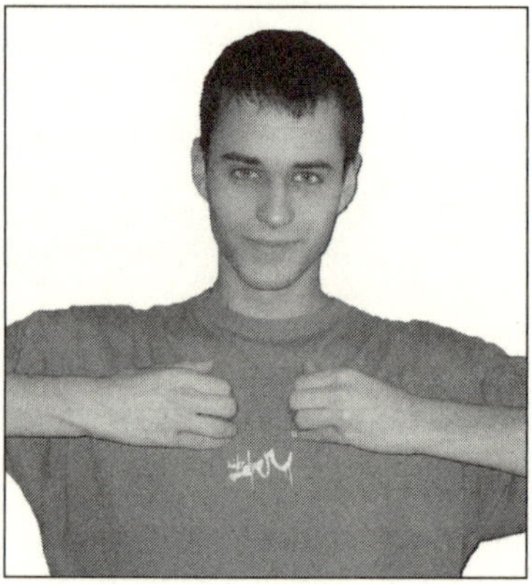

„Brustbein"

Die Klopflinie verläuft seitlich am Brustbein entlang. Die Finger sollte man beim Klopfen leicht spreizen. Hier sollen Punkte der Thymusdrüse und Niere 27 aktiviert werden. Der Thymus befindet sich im Körperinneren etwa 3 cm unterhalb des Brustbeins. Die Daumen liegen auf dem Punkt Niere 27, in der Vertiefung unterhalb des Schlüsselbeins, angrenzend ans Brustbein, die anderen Finger in einer geraden Linie abwärts.

Das Beklopfen des Brustbeins ist aktivierend. Bei Ängsten wirkt diese Linie oft ausgleichend, deshalb wird das Brustbein auch „Mutknochen“ genannt. Besonders Kindern gefällt es, wie Tarzan auf ihre Brust zu klopfen und dadurch das Selbstvertrauen zu stärken.

Absender:

____
Name

____
Straße / Hausnr.

__________ ____________________
PLZ Ort

____
Land

____
Telefon

____
Telefax

____
E-Mail

Bitte
ausreichend
frankieren

Deutsche Post

ANTWORT

VAK Verlags GmbH
Eschbachstraße 5

79199 Kirchzarten
Deutschland

Die Körper- und Armhaltung beim Klopfen

Die optimale Klopftechnik erfordert auch bestimmte Körperhaltungen, wie sie auf den Fotos angedeutet sind und wie sie sich ganz natürlich aus der Lage der Linien ergeben. Die Körperhaltungen führen zu verbessertem Sauerstoffaustausch in der Lunge, zu einer verbesserter Durchblutung des Gehirns, zu verbesserter Drüsenfunktion (Schilddrüse, Thymus, Hypophyse), zu einer Verminderung des Stresstonus und zu allgemeiner Entspannung.

Die Technik des Klopfens

Wir klopfen mit allen fünf Fingern einer Hand. Wenn möglich, wird mit beiden Händen gleichzeitig auf beiden Körperseiten geklopft. Das Klopfen sollte im Walzertakt erfolgen. Er beruhigt das Nervensystem und innere Spannungszustände. Jede Linie sollte kräftig mit allen fünf Fingern beklopft werden, sodass gleichzeitig auch alle Fingerspitzen stimuliert werden.

Den Atem sollte man während des Klopfens beobachten, aber nicht anhalten.

Tipp: Wenn Sie merken, dass Sie beziehungsweise Ihr Partner die Luft anhalten, werden wahrscheinlich Emotionen zurückgehalten, die erst dann hochkommen können, wenn Sie entspannt weiteratmen.

Variationen beim Klopfen

Veränderungen bei Klopfstärke, Rhythmus und Geschwindigkeit können genutzt werden, um das Nervensystem immer wieder neu zu stimulieren.

Zur Klopfstärke: Entgegen dem eigenen Empfinden können starke Reize beruhigen, schwache Reize anregen. Deshalb gilt bei der Klopfstärke: Starkes Klopfen wirkt als „Bremse“, leichtes Klopfen dient als „Gaspedal“. Wenn Sie während der Behandlung erregt und unruhig sind, klopfen Sie demnach stark. Wenn Sie noch wenig Zugang zu ihren Gefühlen spüren, klopfen Sie sanft.

Zum Rhythmus: Ein Takt oder eine „Klopfmelodie" entsteht durch unterschiedliche Klopfstärken, also die Betonung der ersten „Note" eines Taktes. So kann im Walzertakt (Dreivierteltakt) geklopft werden. Der Walzertakt wird angewendet, um die Stimmung zu heben. Wenn Sie sich erschöpft und müde fühlen, kann ein schnellerer Rhythmus anregend sein. Wenn das Herz schon zu schnell pumpt oder gar jagt, dann wirkt ein langsamer Rhythmus als Bremse.

Mit der Art des Rhythmus und der Geschwindigkeit können wir uns steuern, tiefer in das Gefühl hinein oder vom Gefühl weg. Die Klopfgeschwindigkeit liegt etwa bei 2 Hertz, also zwei Schläge pro Sekunde (– das beruhigt das autonome Nervensystem am besten). Die Klopfreihenfolge ist in Allgemeinen von oben nach unten, kann aber auch variiert werden.

Die lösenden Sätze

Ein weiteres Element der Technik sind die Sätze, die einerseits unangenehme Körpersymptome, Gefühle oder Konflikte benennen, andererseits gleichzeitig die Achtung für das, was gerade ist, wiederherstellen. Vorbereitend zum Klopfen werden zweiteilige heilende Sätze ausgearbeitet und formuliert. Diese haben immer die gleiche Struktur: „Obwohl ich dieses Problem habe, ... (Problem mit eigenen Worten benennen), achte ich mich und nehme mich genauso an, wie ich bin."

Beispiel: „Obwohl ich Angst vor meinem Chef habe und mich zittrig fühle, achte ich mich und nehme mich so an, wie ich bin."

Später kommt noch ein dritter Satzteil dazu, der eine Neuentscheidung für die Zukunft formuliert: „... und ich entscheide mich, ... (Beispiele: trotzdem meine Wünsche zu äußern ..., oder: trotzdem erfolgreich meinen Weg zu gehen)."

Vollständiger Beispielsatz:

„Obwohl ich Magenschmerzen habe, wenn ich an meine Prüfung denke, achte ich mich und nehme mich so an, wie ich bin, und ich entscheide mich, ganz entspannt zu bleiben und darauf zu vertrauen, dass mir all mein Wissen während der Prüfung zur Verfügung steht."

Aus der Suche nach Sätzen, die unabhängig sind von einer bestimmten Religionszugehörigkeit und die für alle zutreffen, ergaben sich die Worte: „... achte ich mich und nehme mich so an, wie ich bin." Die Selbstannahme gibt Kraft und Selbstvertrauen und macht uns unabhängig von der Meinung anderer. Wenn wir die eigenen Schwächen akzeptieren und liebevoll annehmen, wächst auch das Vertrauen, dass andere uns so annehmen, wie wir sind.

Der Sinn und Zweck dieses Satzes besteht darin, dass Ihnen klar wird, dass Sie trotz aller Schwierigkeiten in Ihrem Leben ein Wesen sind, das mit dem Göttlichen in Verbindung steht; ein Wesen, das hier ist mit einem Auftrag, wobei das individuelle Schicksal Teil einer Lernaufgabe ist, deren Sinn sich im Moment vielleicht noch nicht erschließen lässt.

Der dritte Teil des Satzes ist wie ein innerer Auftrag: Trotz allem, was da passiert ist, bin ich bereit, dies hinter mir zu lassen und in eine neue Richtung zu gehen mit meinem Leben, meiner Krankheit, mit meiner Wahl, die ich treffe.

Spezielle Anwendungsgebiete für Klopfakupressur

Vertiefung des Heilerfolgs: Wie beim Computer das „Zwischenspeichern", so kann man das Klopfen nach jedem Arbeitsschritt (auch bei ganz anderen Methoden) verwenden, damit die neuen „Informationen" optimal verarbeitet werden.

Verbesserung der Aufnahme von Medikamenten: Jede Linie zwölfmal beklopfen, während ein Medikament, ein Vitamin oder Kräuter eingenommen werden. Damit wird sichergestellt, dass die Substanzen im Körper gut ankommen, richtig verstoffwechselt werden und dass der Körper keine Allergie gegen die eingenommenen Stoffe entwickelt. Das Medikament wirkt dadurch effektiver und wird besser vertragen. Das wichtigste Gebiet dafür ist die Hinterkopflinie.

Allergie-Desensibilisierung: Jede Linie dreiunddreißigmal beklopfen, während man sich dem Allergen aussetzt oder es in einem Glasgefäß an den Körper hält. Bei Pollenallergie werden die aktuellen Pollen mit Tesafilm am Fensterbrett „gesammelt" und mit diesem Material wird dann geklopft. Danach das Allergen möglichst 24 Stunden lang meiden.

Blockaden im Körper lösen: Ein Organ, einen Zahn, eine Narbe oder einen anderen Körperteil halten, während man die Linien mit der anderen Hand beklopft. Dies bewirkt die Wiederherstellung des normalen Energieflusses durch das betroffene Gebiet.

Den Zustand der Heilung vertiefen: Nach einer Heilbehandlung werden die Linien beklopft. Dadurch wird die Behandlung integriert; manchmal kommt ein weiteres Körperempfinden, Gefühl oder Thema an die Oberfläche.

Notfälle: Falls jemand ohnmächtig wird, eine Schockreaktion (beispielsweise nach einer Verletzung) oder andere Krisen hat: alle Punkte klopfen, während jemand anders Erste-Hilfe-Maßnahmen organisiert. Auf diese Weise können traumatische oder allergische Reaktionen, die möglicherweise gravierend wären, abgewendet werden.

Stabilisierung von Organen: Das Organ wird 33 Sekunden lang beklopft. Dadurch wird das energetische Organ mit dem körperlichen Organ verbunden. Dann eine Hand auf das Organ legen und mit der anderen Hand die Körperlinien durchklopfen (wie bekannt).

Schmerzen: Zu Beginn werden zwei vollständige Klopfdurchgänge empfohlen (mit Sprechen der erarbeiteten heilenden Sätze). Akute Schmerzen können oft erheblich reduziert werden, indem die betroffene Körpergegend mit den Fingerspitzen beklopft wird. Dies ist besonders hilfreich bei Gesichtsschmerzen, nach Zahnextraktionen, aber auch bei Phantomschmerzen und Stumpfschmerzen an den

Narben nach Amputationen. Man beginnt in der Hauptschmerzgegend und findet innerhalb des Areals rasch die empfindlichste Stelle. Diese verschiebt sich während des Klopfens und die Hand folgt dem Hauptschmerzpunkt. Nach 5 bis 6 Minuten kommt es oft zu einer Verminderung der Schmerzen. Danach empfiehlt sich ein weiterer Klopfdurchgang.

Klopfakupressur mit Familienangehörigen

Wenn Sie ein Familienmitglied (Partner, Kinder, Eltern) mit einer Klopfakupressur-Sitzung unterstützen möchten, ist viel Feingefühl nötig. Als Erstes müssen Sie sich um das Einverständnis des Betroffenen bemühen (außer bei kleinen Kindern). Jeder in der Familie hat ein Anrecht auf seine Intimsphäre und kann zu Recht die Befürchtung haben, dass bei einer „Klopfsitzung" bisher zurückgehaltene Informationen zum Vorschein kommen. Bei Themen wie Prüfungsangst, Schmerzzustände, wiederkehrende Körpersymptome oder Ähnlichem wird Ihre Hilfe vermutlich gerne angenommen, während Sie etwa Liebeskummer, Ängste oder Schuldgefühle mit Ihren Familienangehörigen vielleicht besser nicht „bearbeiten".

Oft reicht es auch aus, zusammen mit Ihrem Familienangehörigen einen Glaubenssatz zu formulieren und ihm die Klopfpunkte an der Hand zu zeigen. Beispiel: „Ich achte meine Kollegen und werde von ihnen geachtet." So etwa sollte unproblematisch sein.

„Klopfen" mit Kindern

Wenn Sie als Mutter oder Vater Ihr Kind unterstützen wollen, stellt sich oft die Frage, wer von beiden zuerst behandelt werden sollte. Das Kind lebt ja sozusagen im Energiefeld der Mutter und des Vaters und deren Energiefelder sind oft der eigentliche Hintergrund für „Symptome" des Kindes. Jeder weiß das: Kinder können körperlich krank werden oder Symptome entwickeln, weil irgendetwas in der Familie oder in der Schule sie belastet.

Also sollten Sie erst einmal in sich hineinspüren, wie Sie die Harmonie in der Familie einschätzen, mit welchen Gefühlen und mit wie viel Aufmerksamkeit und Liebe Sie Ihren Kindern, Partnern oder Eltern begegnen.

MFT ist mit Kindern *ab vier Jahren* möglich. Das Vorgehen wird an die kindlichen Bedürfnisse angepasst: Das Kind fühlt in den Körper hinein, wo das Problem, der Schmerz sitzt. Dann klopft der Erwachsene oder, je nach Alter, das Kind selbst. Die Aufmerksamkeit des Kindes wird immer wieder auf das Problem und auf Veränderungen in der Wahrnehmung gelenkt. Allein das Klopfen stabilisiert schon das autonome Nervensystem. Da Kinder noch von der Liebe ihrer Eltern abhängig sind, bieten sich (ergänzend zum Klopfen) Sätze wie die folgenden an:

„Auch wenn mein Bauch schmerzt und ich oft weinen muss, weiß ich, dass meine Eltern mich lieb haben."

„Auch wenn ich zornig bin, weil mein kleiner Bruder so viel Aufmerksamkeit bekommt, haben die Eltern mich lieb."

Beispiel: Trennung der Eltern

Tanja, vier Jahre alt, lebt bei ihrer Mutter. Der Vater ist vor einem halben Jahr zu seiner Freundin gezogen. Seit einigen Wochen räuspert Tanja sich ständig und zeigt auch andere nervöse Symptome. Die Mutter macht sich Sorgen und klopft erst einmal für sich:

Erster Klopfdurchgang: „Obwohl ich auf meinen Mann wütend bin, weil er mich und Tanja allein lässt, und ich mir Sorgen mache um meine Tochter, achte ich mich und nehme mich so an, wie ich bin."

Als Ergebnis des Klopfens steigert sich die Wut auf den Mann von 6 auf 9 (auf der bekannten Skala). Die Mutter hat die Trauer um die zerbrochene Beziehung von sich weggeschoben, um ihrer Tochter den fehlenden Vater zu ersetzen. Jetzt weint sie und klopft den folgenden Satz:

Zweiter Klopfdurchgang: „Obwohl ich meine Wut auf den Mann und die Trauer um die zerbrochene Beziehung verdrängt habe und meine Tochter nervös ist und sich ständig räuspert, achte ich mich und nehme mich so an, wie ich bin."

Jetzt spürt sie ihre Verletztheit und klopft weiter:

Dritter Klopfdurchgang: „Auch wenn ich fühle, wie sehr mich mein Mann verletzt hat, und gleichzeitig traurig und wütend bin und mir um Tanja Sorgen mache, achte ich mich und nehme mich so an, wie ich bin."

Durch das Klopfen wird ihr bewusst, dass ihre Tochter mit ihren nervösen Symptomen die Spannungszustände der Mutter ausdrückt. Sie klopft daraufhin:

Vierter Klopfdurchgang: „Auch wenn ich innerlich angespannt bin und meine, dass ich für meine Tochter stark sein muss, achte ich mich und nehme mich so an, wie ich bin, und ich entscheide mich, auch meine Gefühle von Schwäche zuzulassen und zu spüren, damit meine Tochter spannungsfrei sein kann."

Jetzt ist sie auf der Gefühlsskala bei 2 und überlegt, was sie noch für ihre Tochter tun kann. Sie setzt sich zu ihrer Tochter und klopft mit ihr den Satz:

„Auch wenn der Papa ausgezogen ist und ich mich manchmal alleine fühle, weiß ich, dass Mama und Papa mich lieb haben."

Das wiederholt sie in den nachfolgenden Wochen noch einige Male. Die Symptome ihrer Tochter lassen bald nach und verschwinden, nachdem die Mutter innerlich ruhiger geworden ist und ihre Situation akzeptiert hat.

Ganz kleine Kinder (unter vier Jahren) können die heilenden Sätze meist noch nicht selbst sagen, aber es tut ihnen gut, wenn die Mütter solche Sätze zu ihnen sagen, während sie sanft das Brustbein oder andere Linien beklopfen. Auch das Halten (statt Klopfen) von Stirn und Nacken oder Stirn und Bauch wird von Kindern als sehr angenehm und beruhigend erlebt.

Schlafstörungen bei Kindern:

Während das Kind beim Einschlafen von Ereignissen des Tages oder von seinen Ängste erzählt, klopfen Mutter oder Vater die weiter vorne beschriebenen Linien. (Das wirkt natürlich auch bei erwachsenen Partnern.)

Sätze für Kleinkinder und Säuglinge:

„Auch wenn du Bauchweh hast und viel schreist, mögen wir dich genau so, wie du bist."

„Auch wenn ich jede Nacht deinetwegen aufwache und manchmal genervt bin, mag ich dich genau so, wie du bist."

Sätze für größere Kinder:

„Obwohl ich manchmal ins Bett mache, haben meine Eltern mich lieb."

„Auch wenn meine Mutter meinetwegen viel Sorge hat, liebt sie mich so, wie ich bin."

„Obwohl ich keine Lust zum Lernen habe, bin ich in Ordnung."

„Obwohl ich immer Recht haben will und meine Eltern sich über mich ärgern, bin ich liebenswert."

Was bei Klopfakupressur im Gehirn passiert

Krankheit und seelische Leidenszustände sind häufig verursacht durch verletzende Ereignisse und Bilder, die zum Zeitpunkt des tatsächlichen Geschehens mit einem körperlichen Stresszustand verbunden waren. Später im Leben, wenn die Ereignisse und Bilder erinnert werden oder wenn ähnliche Situationen im Leben auftreten, zeigt der Körper die damit gekoppelten oder verbundenen gleichen Stressreaktionen.

Mit unseren Mentalfeld-Techniken und der Klopfakupressur als Basis gehen wir folgendermaßen vor. Wir *erinnern* uns an die gleichen, normalerweise mit Stress verbundenen Bilder und Ereignisse, verhindern aber durch das Beklopfen von Akupunkturmeridianen die körperlichen Reaktionen, die typischerweise mit diesem Ereignis verbunden waren. Das autonome Nervensystem bleibt in einem Zustand von Ausgeglichenheit, während geklopft wird. Wenn das normalerweise mit Stress verbundene Ereignis für 33 Sekunden oder länger erinnert wird, ohne dass die normalerweise mit diesem Stress verbundenen Reaktionen ausgelöst werden, sind diese Bilder oder Ereignisse oft bleibend frei von der früher automatisch ablaufenden Stressreaktion.

Die Klopfakupressur, also das Beklopfen der Akupunkturpunkte, ist besonders dazu geeignet, den Informationsaustausch zwischen Bildern von erinnerten Erlebnissen und dem Gehirn herzustellen. Wir wenden diese Technik auch beim Verlust von Erinnerungen in einer Schocksituation an. Werden in diesem Moment die richtigen Akupunkturpunkte beklopft, während der Betroffene sich innerlich auf das Schockerlebnis einstellt, kommt es oftmals schlagartig zur Wiederherstellung der verloren gegangenen Erinnerungen, Gerüche, Geräusche, Schmerzempfindungen – und Bilder von den belastenden Umständen sind plötzlich wieder da. Nach solch einer „Klopfsitzung" kommt es meist rasch zu Verbesserungen der Symptome. Durch das Klopfen wird höchstwahrscheinlich auch die Ausschüttung der Glückshormone erhöht. Die während der Sitzung kurzzeitig auftretenden Schmerzen und manchmal heftigen Gefühle verwandeln sich bei weiteren „Klopfdurchgängen" in Wohlbefinden und in ein neues, freieres Verständnis der eigenen Situation. Die Erlebnisse können jetzt normal weiterverarbeitet werden.

Das gleichzeitige Aussprechen von Sätzen, die die Selbstakzeptanz fördern, führt zu einem Umlernen des Gehirns. Die Fähigkeit des Gehirns zu Neubildung und Neuvernetzung von Nervenzellen wird als „Neuroplastizität" bezeichnet. Neuvernetzungen führen praktisch dazu, dass alte Muster verlassen werden können und das Gehirn auf neuen „Bahnen" denken und fühlen kann. Diese neuen

Bahnungen im Gehirn sind nicht nur bei Lern- und Gedächtnisvorgängen von Bedeutung, sondern auch für die Therapie bei Schmerzen. Das kann die hervorragende und oft rasche Wirkung der Klopfakupressur bei der Schmerzbehandlung erklären: Eine neue Sicht auf die schmerzhaften Erinnerungen und die damit verbundene Neuvernetzung der Nerven können sich in Sekundenschnelle ausbilden und tiefe Entspannung bewirken.

Durch Anwendung von Mentalfeld-Techniken wie geführte Augenbewegungen, Farbbrillen oder Klopftechnik können auch Erlebnisse, die schon lange im Gehirn „festsitzen", angeschaut und verarbeitet und dann in den Langzeitspeicher des Gedächtnisses verschoben werden. Der Kurzzeitspeicher wird dadurch frei für seine eigentliche Arbeit.

Der Ablauf einer Selbsthilfesitzung

In Stichworten werden das zu bearbeitende Thema und die damit verbundenen Körperwahrnehmungen, Gefühle und Gedanken aufgeschrieben. Dann spüren Sie, wie stark Gefühle oder Erinnerungen aktiviert sind (Skala von 0 bis 10). Danach konzentrieren Sie sich auf das Problem und beginnen, die Klopflinien in der hier angegebenen Reihenfolge zu beklopfen; jede Linie wird neunmal beklopft (= drei Takte des Walzers):

- Krone
- Augenbraue
- Schläfe
- Hinterkopf
- Magenlinie
- Oberkiefer
- Unterkiefer
- Handgelenk
- Achsel
- Brustbein

Beim *ersten Klopfdurchgang* (*ohne* das Sprechen von Sätzen) organisiert sich Ihr gesamtes System bereits neu. Die vielen Gedanken, die bei Ihnen aktiv sind und nach oben drängen, ordnen sich und das, was wichtig ist, bleibt oben, das weniger Wichtige rutscht nach unten. Der Anwender erlebt bereits nach dem ersten Klopfdurchgang,

Mentalfeld-Therapie nach Dr. D. Klinghardt

1. Krone (GG 20)
2. Augenbraue (Bl 1-2)
3. Schläfe (Gb 1)
4. Hinterkopf (Linea nuchae sup.)
5. Magenlinie (Ma 1)
6. Oberkiefer (GG 26)
7. Unterkiefer (KG 24)
8. Handgelenk (Pe 6-7)
9. Achsel (MP 21)
10. Brustbein (Ni 27)
11. Zeigefingerlinie (Di 4)
12. Handkante (Dü 3)

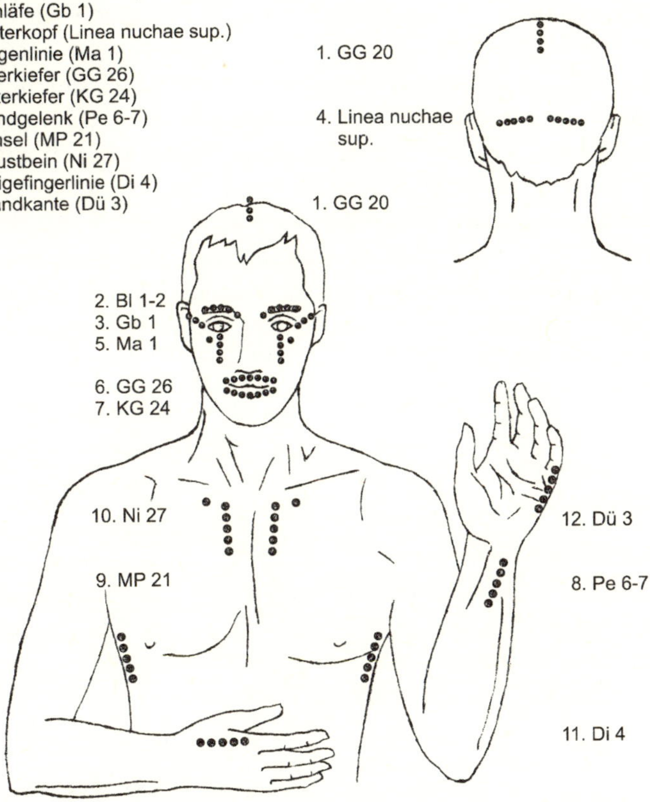

Die Linien im Walzerrhythmus der Reihe nach mit allen Fingern beklopfen

MFT- Satz:

____

____

Übersicht über die Klopfpunkte

dass sich wichtige Gefühle verstärken und weniger wichtige in den Hintergrund treten.

Jetzt wird ein *zweiter Durchgang* in der gleichen Reihenfolge gemacht. Diesmal versuchen Sie, laut zu summen oder zu brummen oder zu tönen. Um zu summen, muss der Stimmnerv aktiviert werden, dies ist ein Ast des parasympathischen Nervensystems. Über diesen Teil des Nervensystem sind wir mit unseren Emotionen verbunden. Die Stimme öffnet den Zugang zu den Gefühlen. Es kann angemessen sein, die Stimme dahin zu lenken, wo die Gefühle und Empfindungen spürbar sind. Wenn Sie Rückenschmerzen haben, wird das Brummen in den Rücken gelenkt (bzw. in den Zahn, die Stirnhöhle usw.). Wir können auch die Stimmhöhe variieren. Wenn wir Stellen im *unteren* Bereich des Körpers erreichen wollen, ist ein dunkler Ton geeigneter; und wenn wir Stellen erreichen wollen, die beispielsweise im Kopf sind, ist ein höherer Ton angemessen.

Beim *dritten Klopfdurchgang* sprechen wir den im Vorfeld formulierten Satzes aus. Beispiel: „Obwohl ich Angst habe, bei der Arbeit Fehler zu machen, und obwohl meine Brust eng ist, achte ich mich und nehme mich so an, wie ich bin."

Der Satz wird während des Klopfens der ersten vier Klopflinien gesprochen; jede Linie wird so lange beklopft, wie notwendig, um den Satz zu beenden. Zu den weiteren sechs Linien wird gesummt oder nur ein Kernwort gesagt, beispielsweise „Angst", „Wut" oder „Verlust", um die Aufmerksamkeit beim Thema zu halten.

Nach jedem Durchgang stellen Sie sich vier Fragen:

- Wie hoch ist der Stresslevel (auf der Skala von 0 bis 10)?
- Welche Körperempfindungen nehmen Sie wahr?
- Welche Gefühle oder energetischen Wahrnehmungen spüren Sie?
- Welche Gedanken, Erinnerungen oder inneren Bilder sind bewusst geworden?

Notieren Sie die Worte, die bei Ihnen Gefühle auslösen, um damit dann den nächsten Satz zu formulieren, mit dem Sie weiterarbeiten.

Wenn Sie während der Übungsschritte stecken bleiben, können Sie bestimmte Linien länger beklopfen, damit Sie dann wieder mit neuer Energie weiterkommen.

Der Abschluss Ihrer „Klopfsitzung“: Spüren Sie, wenn eine Linie Gefühlsbewegungen, Weinen, klarere Sicht in die Vergangenheit, Entspannung oder Erleichterung auslöst. Diese Linie und der dazugehörige Meridian stehen dann in *besonderem* Zusammenhang zum aktuellen Gefühl und sollten so lange beklopft werden, bis keine Spannung mehr spürbar ist oder sich nichts mehr verändert. Auch für die Nachbehandlung ist diese Linie besonders wichtig.

Oft *verschieben* sich während des Klopfens die inneren Wahrnehmungen und Gefühle, die im Zusammenhang mit dem Thema stehen. Dann wird erneut nach aktuellen Körperempfindungen, Gefühlen und Gedanken gefragt. Aus diesen Informationen wird ein neuer Satz formuliert.

In gleicher Weise, wie hier gezeigt, gehen wir vor, wenn wir jemand anderen durch eine Klopfsitzung führen. Dann klopfen wir – wenigstens zum Lernen – anfangs mit und sagen die Sätze jeweils vor, der Partner spricht nach.

Eine Variante: Die 9-Schritte-Klopfmethode

Eine hilfreiche Variante des Klopfens, die insbesondere bei vorübergehenden Blockaden wirksam ist, aber auch dann, wenn hormonelle Störungen im Vordergrund stehen, ist die 9-Schritte-Klopfmethode nach Roger Callahan.

Diese Übung stellt eine Beziehung von Gefühlen und unerwünschten Empfindungen zum Gesamterleben her. Die zur Verarbeitung notwendigen Neurotransmitter und Hormone werden durch das Beklopfen der Hormonlinie (zwischen kleinem Finger und Ringfinger auf der oberen Mittelhand) verstärkt ausgeschüttet. Dadurch können sich Einschätzungen und Bewertungen einer Situation verändern. Auch bei dieser Technik nutzen wir die Drei-Punkt-Aufmerksamkeit, um in einen heilsamen Zustand zu kommen:

Erster Strahl der Aufmerksamkeit: Während Sie an das zu behandelnde Problem denken, wird …

der zweite Strahl, die Hormonlinie, beklopft.

Dritter Strahl: Während Sie ununterbrochen die genannte Linie auf Ihrem Handrücken beklopfen, machen Sie Folgendes (wobei jeder Schritt etwa 3 bis 6 Sekunden dauert):

1. Halten Sie die Augen geschlossen.
2. Halten Sie die Augen geöffnet.
3. Richten Sie Ihre Augen nach unten links.
4. Richten Sie Ihre Augen nach unten rechts.
5. Lassen Sie Ihre Augen mehrmals kreisen.
6. Lassen Sie Ihre Augen in der Gegenrichtung kreisen.
7. Summen Sie eine Melodie mit mindestens drei verschiedenen Tönen.
8. Zählen Sie von 100 rückwärts (etwa vier Zahlen).
9. Summen oder tönen Sie (mit geöffnetem Mund).

Rollen Sie danach Ihre Augen von unten nach oben und atmen Sie tief durch.

Jetzt prüfen Sie wieder Ihre Körperempfindungen, Gefühle und Gedanken: Hat sich etwas verändert, abgeschwächt oder verstärkt, haben sich vielleicht neue Wahrnehmungen ergeben? Die 9-Schritte-Klopfmethode bringt oft neue Aspekte eines Themas an die Oberfläche. Sie kann an jeder Stelle einer Sitzung eingesetzt werden.

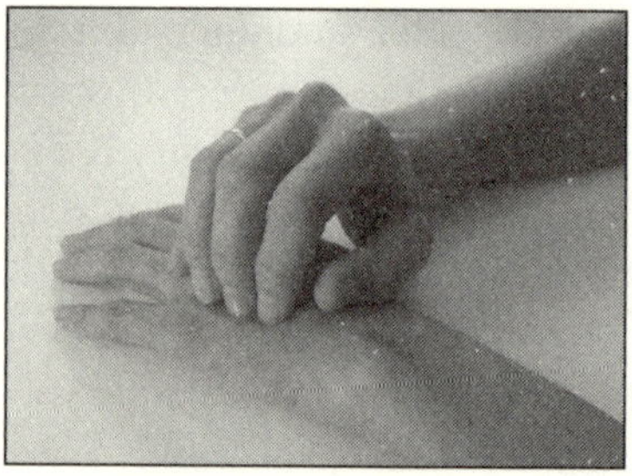

Die Hormonlinie kann bei allen hormonellen Störungen ausgleichend wirken. Bei der 9-Schritte-Klopfmethode wird diese Linie durchgehend beklopft, während verschiedene Augenbewegungen, Rückwärtszählen und Summen ausgeführt werden.

Variationen beleben die Arbeit

Beim Bilden der dreiteiligen Sätze können die verwendeten Worte und die Zusammenhänge variiert werden, damit der Klopfvorgang immer lebendig und abwechslungsreich bleibt. Wenn Ihnen während des Klopfens noch Ergänzendes einfällt, sprechen Sie es aus. Die Grundstruktur muss dabei immer erhalten bleiben.

Beispielsatz: „Auch wenn mein Freund mich sehr verletzt hat, achte ich mich und nehme mich so an, wie ich bin."

Variante: „Auch wenn mich mein Freund geschlagen hat und ich mich dadurch gedemütigt fühle, achte ich mich und nehme mich so an, wie ich bin."

Im Folgenden skizzieren wir einige gezielte Abwandlungen der Technik, wie sie auf die jeweilige Situation abgestimmt werden können.

- Varianten des Klopfens: langsamer/schneller oder stärker/schwächer klopfen, bei lockerer Haltung der Handgelenke
- Summen oder brummen: lauter/leiser oder in einer tieferen Tonlage
- Die Sätze: lauter sprechen, langsamer sprechen, sanfter sprechen oder mit mehr Pathos in der Stimme
- Die Körperposition verändern: Das bringt oft Gefühle wieder ins Fließen, die durch die Körperhaltung unbewusst blockiert wurden.

  Beispiel: Robert, 16 Jahre alt, sitzt schief, gebückt und träge auf seinem Stuhl, während er die Klopftechnik anwendet und seine Mutter ihn wegen Konzentrationsstörungen unterstützt. Zuversicht und Wachheit ändern sich sofort, nachdem er sich gerade hinsetzt.
- Unter Beibehaltung des Grundmusters können Wortwahl und Teile des Inhalts variiert werden. Achten Sie dabei auf Wahrnehmungen im Hier und Jetzt und greifen Sie diese in Ihren Sätzen auf. Beispiel: „ … und mich das jetzt traurig macht …"

- Als dritten Satzteil hinzufügen: „... und ich entscheide mich, das und das ... zu tun."
- Wenn es Ihnen schwer fällt, in die Gefühle zu kommen, schließen Sie die Augen; wenn das Erleben dann zu intensiv werden sollte, öffnen Sie die Augen.

Auf das Ende der Sitzung weisen folgende Anzeichen hin:

- Auf der Stressskala sind Sie bei 2 oder weniger angekommen.
- Es geht Ihnen gut und Sie haben selbst das Gefühl, dass es jetzt „genug" ist.
- Ein Symptom ist deutlich gebessert.
- Sie haben eine wesentliche Einsicht oder Erkenntnis gehabt.
- Sie spüren, dass der ursprüngliche Stress bei der Hinwendung zu Ihrem Problem nicht mehr da ist.
- Sie fühlen sich sehr entspannt und Sie gähnen vielleicht ...

Reaktionen auf die Klopftechnik

Unterschiedliche Reaktionen sind möglich:

- Sofort-Phänomen: Noch *während* der Klopfsitzung tritt Symptomfreiheit ein.
- Verzögerte Reaktionen: Symptomverbesserung erst später – bis zu 24 Stunden.
- Erstverschlimmerungen, wobei die Verbesserung meist innerhalb weniger Stunden folgt.
- Das behandelte Symptom verschwindet und ein neues Symptom zeigt sich.
- Unvollständige Heilung: Das bearbeitete Thema war nur ein Teil des Problems, andere Aspekte sollten ergänzt und nachgearbeitet werden. Nehmen Sie sich dafür noch einmal mehr Zeit.

Überblick: Die Vorgehensweise bei Klopfakupressur

1. Das Problem oder Thema benennen.
2. Fragen stellen zum inneren Zustand:

a) Welche körperlichen Empfindungen sind vorhanden?

b) Welche Gefühle sind da? Einstufen auf der Gefühlsskala (0 bis 10).

c) Gibt es Gedanken/Bilder/Erinnerungen/Bewertungen/Glaubenssätze/Einstellungen?

Dabei die Schlüsselwörter niederschreiben!

3. Gefühlsskala (0 bis 10) zum inneren Zustand
4. Zweiteilige MFT-Klopfsätze ausarbeiten und formulieren. Diese haben immer die gleiche Struktur:

   „Obwohl ich dieses Problem habe … (Problem mit eigenen Worten benennen), achte ich mich und nehme mich genauso an, wie ich bin."

5. Die Körperlinien beklopfen und dabei den ausgewählten Satz aussprechen. Bei den ersten vier Klopflinien (Krone, Augenbraue, Schläfe und Hinterkopf) wird der Satz jeweils einmal ausgesprochen. Alle weiteren Linien der Reihe nach beklopfen und nur das eine Wort sagen, das den vorher erarbeiteten negativen Inhalt am besten benennt, oder aber tönen.
6. Oft verschieben sich während des Klopfens sowohl der Inhalt als auch das Gefühl leicht und auch die Worte, mit denen es beschrieben wird. Dann muss ein neuer Satz formuliert werden: Zurück zu Punkt 3!

Wenn keine weitere Verminderung der Werte auf der Gefühlsskala eintritt: dreimal langsam die Augen von unten nach oben rollen.

Wenn sich nach sorgfältiger Arbeit keine entscheidende Verbesserung ergibt, bleiben drei Möglichkeiten:

a) Das Problem ist nicht auf der Ebene des Mentalkörpers entstanden und wird auch auf weitere ähnliche Maßnahmen nicht ansprechen.

b) Es liegt *Switching* vor (vgl. Seite 82), das heißt, es gibt unbewusste mentale Blockaden und Störungen im Nervensystem, weshalb Sie auf die bisherige Bearbeitung nicht angesprochen haben. Nachdem diese Blockaden gefunden und gelöst wurden (durch Aussprechen der Stress auslösenden Sätze), werden die weiteren Schritte erfolgreich sein.

c) Sie sind ständig einem Stoff oder Nahrungsmittel ausgesetzt, auf die Sie allergisch oder überempfindlich sind und die zu einem Rückfall in den alten Zustand führen.

Beispiel: Trauer um ein Haustier

Frau S. kommt mit starken Bauchschmerzen, die seit etwa vierzehn Tagen bestehen, in die Praxis. Auf die Frage, ob es ein bestimmtes Ereignis gab, erzählt sie, dass ihr Hund eine schwere Muskelerkrankung hatte, nicht mehr stehen konnte und sie deshalb die Entscheidung treffen musste, ihn einschläfern zu lassen. Jetzt fehlt er ihr sehr und sie weint. Stressskala: Bauchschmerz bei 7, Gefühl von Alleinsein bei 9.

Erster Klopfdurchgang: Hier soll sie ihre Aufmerksamkeit zu dem Verlust lenken und ohne Worte klopfen.

Danach fühlt sie sich etwas besser und meint, wenn jemand sterbe, könne sie das immer nur schwer ertragen.

Zweiter Klopfdurchgang: „Auch wenn ich es schwer ertragen kann, Menschen oder Tiere gehen zu lassen, aber die Entscheidung treffen musste, meinen Hund einschläfern zu lassen, und seitdem Bauchschmerzen habe und mich alleine fühle, achte ich mich und nehme mich so an, wie ich bin."

Wieder fühlt sie sich leichter und siedelt den Bauchschmerz auf der Skala bei 5 und die Gefühle bei 4 an. Auf die Frage nach dem schlimmsten Moment erinnert sie sich, wie schwer es gefallen sei, den Tierarzt anzurufen mit dem Wissen, dass eine unwiderrufbare Entscheidung getroffen werden musste.

Dritter Klopfdurchgang: „Auch wenn ich die unwiderrufbare Entscheidung treffen musste, meinen Hund sterben zu lassen, mich jetzt allein fühle und mein Bauch schmerzt, achte ich mich und nehme mich so an, wie ich bin."

Jetzt fühlt sie sich deutlich leichter, insgesamt bei 3 auf der Skala, gesteht sich zu, dass sie um den Hund trauern darf, und empfindet Dankbarkeit für die schöne gemeinsame Zeit.

Als „Hausaufgabe" klopft sie zu dem Satz: „Ich akzeptiere, dass Leben und Sterben zusammengehören."

Ursachen für Rückschläge

Wenn die Symptome, die durch die Klopfmethode zunächst zurückgegangen sind, innerhalb von 24 Stunden wieder auftreten, war der Betroffene oft Giftstoffen oder Allergenen ausgesetzt (Substanzen, die besonders für diese Person unverträglich sind). Wenn Sie selbst diese Erfahrung machen, stellen Sie sich folgende Fragen: Was haben Sie in den letzten 24 Stunden gegessen oder getrunken? Waren Sie Parfümdüften ausgesetzt? Autoabgasen? Der Druckerschwärze von Zeitungen? Haben Sie Ihre Kleidung gewechselt? Haben Sie mit jemandem am Telefon gesprochen? Hatten Sie mit jemandem Streit? Hatten Sie Kontakt mit Tieren?

Mögliche Ursachen – eine unvollständige Liste:

- Lebensmittel: glutenhaltige Körner und Nahrungsmittel, Zucker, Kaffee, Kuhmilchprodukte, Soja, Eier, Nüsse, Trinkwasser

- Medikamente und Nahrungsergänzungsmittel: Vitamin C, B-Vitamine, Hormone, Schmerzmittel usw.
- Drogen und Suchtmittel: Zigaretten, Alkohol, Marihuana, Haschisch usw.
- Kosmetika: Zahncreme, Make-up, Haarwaschmittel, Hautcreme usw.
- Druckerschwärze: Zeitung, Buch
- Elektrosmog: Computer, Hochfrequenzstrahlen, Handy usw.
- Geopathie: Wasserader oder Ähnliches
- Umweltgifte: Autoabgase, schlechte Luft oder Elektromagnetik im Auto, Ausgasen von Holzschutzmitteln, Wandfarbe, Teppichen usw.
- Beziehungspartner
- Lärm
- Haustier oder Pflanze

Wie Sie Unverträglichkeiten oder Allergien herausfinden

Um ein genaues Bild von der Ursache zu gewinnen, sollte zunächst ein zeitlicher Zusammenhang zwischen dem Wiederauftreten der Symptome und dem Kontakt mit einem möglichen Allergen hergestellt werden. Manche Zusammenhänge – beispielsweise Bauchschmerzen nach Genuss von Milchprodukten oder Müdigkeit nach Weizengerichten – sind leicht herauszufinden. Wenn Sie unsicher sind, können Sie die Reaktionen auf einen Stoff oder ein Nahrungsmittel austesten (lassen).

Puls-Test

Dieser Test kann von einem Helfer, aber auch im Selbsttest gemacht werden: Sie spüren an der Daumenseite des Handgelenks Ihren Ruhepuls und zählen die Schläge in einer Minute. Dann essen Sie etwas von dem Nahrungsmittel oder Medikament, das Sie als Allergen verdächtigen, oder Sie denken daran oder halten es an den Solarplexus. Dann zählen Sie wieder die Pulsschläge. Wenn der Puls sich um vier Schläge pro Minute oder mehr erhöht, wirkt die Substanz als Allergen.

Wenn Sie in Ihrem Umfeld auf *viele* Faktoren mit Stress reagieren (Lebensmittel, Gegenstände, Chemikalien usw.), gibt es verschiedene Wege, das Problem anzugehen:

- Kontakt vermeiden.
- Den Organismus mit diesem Stoff in Einklang bringen: Sie halten den Stoff in der Hand oder denken an die auslösende Substanz, während Sie die Körperlinien je 33 Mal beklopfen (circa 4 Wochen lang täglich). Dabei auftretende energetische Wahrnehmungen oder Gefühle werden dann, wie oben beschrieben, weiterbearbeitet. In den meisten Fällen klingt die Unverträglichkeit ab.
- Den Organismus insgesamt stärken, damit die Reizschwelle erhöht wird: etwa Schwermetallausleitung, Sauna, gesunde Bewegung, um Belastungen abzubauen …

Wie Allergien und Unverträglichkeiten entstehen und wie Sie sich desensibilisieren können

Bei jeder Allergie reagiert der Betroffene übersensibel auf die für ihn unverträglichen Stoffe. Oft gab es in der Vergangenheit auslösende Situationen, in denen Überforderung oder Abneigung und gleichzeitig dieses Nahrungsmittel oder beispielsweise Pollen eine Rolle gespielt haben. Ein Beispiel: Wenn der Vater früher beim Essen oft ärgerlich oder wütend war, dann verbindet sich im Gehirn der anwesenden Kinder oft ein Gefühl von Angst und ein „Nicht-da-sein-Wollen“ mit der geschmacklichen Wahrnehmung dessen, was gegessen wurde. So entsteht z. B. oft eine Weizenallergie oder eine Unverträglichkeit auf Milchprodukte. In der Psychologie spricht man hier von einem konditionierten Reflex. Genau so, wie diese Verbindungen im Gehirn entstehen, so können sie auch wieder getrennt werden. Mit Klopfakupressur ist es möglich, die Umstände gedanklich nebeneinanderzustellen – in diesem Fall die Erinnerung an den wütenden Vater und das, was als Nahrung aufgenommen wurde – und wieder voneinander zu trennen, damit eine Dekonditionierung und Desensibilisierung stattfinden kann. Beispiel:

Erster Klopfdurchgang: „Obwohl mein Vater mir mit seiner Wut oft das Essen verdorben hat und ich heute allergisch auf Weizen reagiere, achte ich mich so, wie ich bin.

Zweiter Klopfdurchgang: „Obwohl ich wütend bin auf meinen Vater, weil er so bestimmend und unverträglich war, achte ich mich so, wie ich bin, und entscheide mich heute, den Weizen und meinen Vater so anzunehmen und zu vertragen, wie sie sind."

Dritter Klopfdurchgang: „Obwohl ich das Wütendsein von meinem Vater gelernt habe und meine Kinder auch manchmal damit belaste, achte ich mich und meinen Vater, so wie wir sind, und entscheide mich, bei den Mahlzeiten entspannt mein Essen zu genießen."

Nach der Desensibilisierung auf eine Unverträglichkeit sollten Sie vier Wochen möglichst „weizenfrei", (bzw. milchfrei, ohne Eier ...) essen und dazu die Inhaltsstoffe von Fertiggerichten genau nachlesen. Außerdem: zweimal täglich Weizen an den Körper halten und alle Klopflinien zwölfmal beklopfen; dabei tief durchatmen.

Blockaden im Gehirn: das Switching

Das Gehirn wir manchmal durch unterschiedliche Faktoren irritiert, es kommt zu Blockaden, die wir als Switching bezeichnen. Das englische Wort *switching* bedeutet vertauschen oder umschalten. Ein psychischer Zustand oder Impuls wird durch eine Art Fehlschaltung umgekehrt, sodass die gegenteilige Wirkung entsteht.

Im Zusammenhang mit den Mentalfeld-Techniken ist Switching folgendermaßen definiert: Signale, die im Körper oder im Bewusstsein entstehen und der Bewahrung gesunder Körperreaktionen dienen, oder Signale, die normalerweise zu Verhaltensweisen führen, die dem Organismus nützen, kommen am „Zielort“ als gegenteilige Informationen an. In den Netzwerken des Nervensystems kommt es durch vielerlei Einflüsse zu „Kurzschlüssen“, zu Unterbrechungen oder zu nicht optimalen Neuverbindungen.

Switching kann auf unterschiedlichen Ebenen vorliegen und zeigt sich darin, dass ein Impuls vom unbewussten Teil des Gehirns (Wille) gegenläufige Reaktionen hervorruft. Die Ursache kann ein innerer Widerstand sein.

Auf der *Körperebene* könnte das bedeuten: Jemand nimmt ein Schlafmittel (Biochemie) und ist hellwach. (Paradoxe Reaktion)

Auf der *energetischen* Ebene drücken sich beispielsweise Gefühle unangemessen aus: Jemand erzählt etwas Schmerzhaftes oder Trauriges und lacht dabei.

Mentales Switching: Wir wollen bewusst etwas Bestimmtes erreichen, aber starke unbewusste Einflüsse bewirken, dass wir das Gegenteil davon tun. Das zeigt sich im täglichen Leben auf verschiedene Art und Weise: Wir sagen ja und meinen nein; wir wollen rechts abbiegen, fahren aber links; wir wollen aus der Küche eine Tasse holen, kommen aber mit dem Autoschlüssel zurück … Freud'sche Versprecher sind typische Beispiele für mentales Switching: Jemand spricht seine Ehefrau mit dem Namen seiner Mutter an.

Bei mentalem Switching stimmen die tief verankerten Glaubensmuster, durch die das autonome Nervensystem gesteuert wird, nicht mit den vom Betroffenen bewusst erlebten Wünschen und Vorstellungen überein.

Switching auf der *vierten* Ebene: Normalerweise ist es so, dass Eltern ihre Kinder lieben und die Kinder ihre Eltern. Bei einem Switching kann es passieren, dass Eltern ein Kind ablehnen und umgekehrt. Dabei leiden meist beide Seiten.

Auf der Ebene des *Geistes* gibt es kein Switching. Der Geist als göttlicher Teil in uns ist immer vollkommen und heil. Aber es gibt auf den unteren Ebenen Faktoren, die die Verbindung zur geistigen Ebene beeinträchtigen oder sogar unterbrechen. Diese erschweren es, einen gesunden Bezug zur Spiritualität aufzubauen und zu leben.

Die möglichen Ursachen für Switching werden in der Regulationsdiagnostik nach Dr. Klinghardt unter der Bezeichnung „die sieben Faktoren“ zusammengefasst:

- Ungelöste seelische Konflikte, Probleme im Familiensystem, posttraumatische Belastungsstörungen (PTBS), begrenzende Glaubenssätze (mentales Switching)
- Energetische Verletzungen und Blockaden (Verletzungen des Energiekörpers, etwa durch Narben, Störfelder, Zähne, Implantate)
- Nahrungsmittel- oder Umweltallergien und Unverträglichkeiten
- Geopathische Belastungen und biophysikalischer Stress (gestörter Schlafplatz, Arbeitsplatz, Autositz usw.)
- Giftbelastung (Schwermetalle, Lösungsmittel, Haarfärbemittel, Umweltgifte, Medikamentenrückstände usw.)
- Mangelzustände (Eiweiß, Minerale, Fettsäuren, biologische Zucker, Salz, Spurenelemente, Vitamine, Enzyme, Wasser, Sauerstoff)
- Strukturelle Komponenten (Fehlbiss, Wirbel- und Beckenverschiebungen, Haltungsschäden usw.)

Wenn Behandlungen nicht zu Ergebnissen führen, wenn sie nur zäh vorankommen oder wenn Widerstände spürbar sind, sollten Sie an die Möglichkeit des Switchings denken.

In der Regulationsdiagnostik werden die entsprechenden Störfaktoren mittels Muskeltest ermittelt. Falls Sie dieses oder ein anderes Testverfahren (wie EAV oder Pendeln) beherrschen, können Sie austesten, ob einer oder mehrere dieser Faktoren ungünstigen Einfluss auf Sie ausüben, und versuchen die Störquelle zu minimieren.

Wenn *mentales* Switching vorliegt, können Sie das beheben, indem Sie die im Folgenden beschriebenen Schritte nachvollziehen.

a) Klopfen ohne Satz:

Mehrmaliges Beklopfen erst der Dickdarmlinie (Zeigefingerlinie) und anschließend der Dünndarmlinie (Handkante entlang des kleinen Fingers). Jede Linie wird zwanzig Mal beklopft. Dieses Klopfen reicht meist aus, um das Switching für die Zeit der Behandlung aufzuheben und den Therapieerfolg zu sichern.

b) Anwendung von Selbstbeeinflussung (Autosuggestion):

Wir nutzen die Erkenntnis, dass wir mit unserem Verstand unser Energiefeld und auch den physischen Körper organisieren und in seiner Funktion verbessern können. Sprechen Sie folgenden Satz (oder so ähnlich) nach, während Sie die „Pose“ halten (S. 96):

Ich gebe der wunderbaren Intelligenz,
die mich umgibt,
jetzt die Erlaubnis,
von weit außen bis ganz innen,
von weit oben bis ganz unten
mein Feld und meinen Körper so zu strukturieren
und Impulse so zu setzen,
dass es für mein Wohlbefinden,
meine Gesundheit
und das Gelingen dieser Behandlung ideal ist –
und dass es im Einklang ist
mit dem Fluss von Liebe und Achtung
zwischen mir und der Erde
und allen Lebewesen.

c) Herausfinden von Glaubensmustern, die Gesundheit und Heilung verhindern. Beispielsweise hat jemand Stress mit dem Satz: „Ich darf gesund sein.“ Die entsprechenden Sätze werden während des Beklopfens der Handpunkte (siehe unter a) gesagt.

d) Regelmäßiges Anwenden des Ordnungsyogas (siehe Seite 159) um das Nervensystem auszugleichen.

Herausfinden und Korrigieren des mentalen Switchings

Lesen Sie sich die unten angeführten Sätze entsprechend der Situation laut vor und spüren Sie, welche Sätze in Ihnen eine innere Resonanz hervorrufen, also Gefühle wie Zuspruch oder Abwehr. Diese

Sätze werden mehrmals gesprochen, während die Linien beklopft werden. Dann wird gefragt, ob sich irgendetwas an der inneren Wahrnehmung ändert:

- Gibt es Verspannungen im Körper?
- Stockt der Atem?
- Pocht das Herz?
- Gibt es ein Bauchgefühl?
- Werden Angst oder Scham oder irgendein anderes Gefühl – vielleicht auch nur ganz sanft – wahrgenommen?

Sätze, auf die Sie mit Zeichen von Abwehr oder mit einem Aha-Erlebnis reagiert haben, werden notiert, damit sie vor weiteren Schritten und auch als Hausaufgabe „beklopft“ werden können. (Siehe unter a: Der entsprechende Satz wird viermal ausgesprochen, während die Zeigefingerlinie beklopft wird, dann nochmals viermal, während die Handkante beklopft wird.) Oft treten dabei heftige Emotionen, Widerstände oder Einsichten auf.

Prüfen Sie nun also die innere Wirkung folgender Sätze:

Ich bin bereit für Veränderung.

Ich bin willig, ganz gesund (erfolgreich, kraftvoll, handlungsfähig, schmerzfrei …) zu sein.

Ich bin bereit, jetzt ganz gesund zu werden.

Ich bin fähig, jetzt …

Ich bin willig, bereit und fähig, jetzt …

Ich darf ganz gesund sein (eine erfüllte Beziehung führen, finanziell erfolgreich sein).

Ich bin es wert, ganz gesund zu sein.

Es ist ohne Gefahr für mich, ganz gesund (erfolgreich, glücklich) zu sein.

Es ist ohne Gefahr für andere, wenn ich ganz gesund bin.

Ich will leben.

Meist reicht eine einmalige Korrektur der Sätze nicht aus. Wir schreiben die Sätze als „Rezept" auf, sie wirken wie ein Heilmittel, und wir empfehlen, die Stress auslösenden „Treffer-Sätze" zu Hause über insgesamt sechs Wochen viermal pro Tag auszusprechen. Diese Zeit ist nötig, um die innere „Festplatte" neu zu bespielen, also die „Bahnungen" im Gehirn neu zu bilden. Damit haben wir oft erstaunliche Erfolge: Behandlungsmethoden, die vorher keine Verbesserungen brachten, wirken wieder; es geht dem Klienten während der ersten Wochen nach der Behandlung oft ohne weiteres Zutun von Tag zu Tag besser; oder Medikamente, die Nebenwirkungen hervorgerufen hatten oder nicht den gewünschte Effekt erbrachten, sprechen nach dem „Entswitchen" wieder an oder der Klient kommt mit einer geringeren Dosis aus. Andere Themen, die an dieser Stelle angesprochen werden können:

Der eigene Zweifel schwächt jeden Erfolg: „Auch wenn ich nicht ganz glaube, dass diese Behandlung wirken kann, bin ich bereit, jetzt in meine Heilkraft zu vertrauen und gesund zu werden."

Krank machender Glaube anderer: „Auch wenn mein Mann (Frau, Sohn, Tochter usw.) nicht daran glaubt, dass ich wieder ganz gesund werde, bin ich willig, bereit und fähig …"

„Auch wenn meine Erkrankung in der Medizin als nicht heilbar gilt, bin ich willig, bereit und fähig, …"

Verantwortung übernehmen: „Ich übernehme Verantwortung für meine Heilung, meine Fähigkeiten, meine Beziehungen, meinen Erfolg … usw."

Vergeben: „Ich lasse mein Nichtvergeben meinem Vater (Bruder, Mutter usw.) gegenüber los." Statt: „Ich bleibe lieber krank/erfolglos, als dass ich mir selbst (meinem Vater, Mutter, Arzt, Gott) vergebe."

Innere Kraftquellen: „Ich erinnere mich genau, wie es sich anfühlt, gesund (glücklich, schmerzfrei) zu sein."

„Ich gebe meinem Gehirn die Erlaubnis, meinen Körper ganz zu heilen."

Finale: „Ich stimme jetzt meiner Heilung/meinem Erfolg auf allen Ebenen zu."

Durch Aussprechen der Sätze und gleichzeitiges Klopfen kommt es zu einer neuen Verschaltung der versteckten Inhalte und zu einer oft bleibenden Lösung „verdrehten" Denkens und Handelns.

Oft erinnern sich Klienten nach dem Beklopfen eines Satzes wie „Ich darf gesund sein" an eine Situation oder an die Atmosphäre in einer Phase der Kindheit, in der der einschränkende Satz „Ich darf nicht gesund sein" entstanden sein könnte. Beispielsweise war die Mutter häufig im Krankenhaus und das Kind hatte Angst, sie könnte sterben. In dieser Situation wünscht es sich oder verspricht sogar, lieber selbst auf Gesundheit zu verzichten. Versprechen dieser Art können unbewusst über Jahrzehnte wirken. Mit der Klopftechnik kann der „Bann" gebrochen werden:

„Auch wenn ich mir gewünscht habe, lieber selbst zu erkranken und meine Mutter dafür zu retten, achte ich mich und nehme mich so an, wie ich bin und entscheide mich jetzt, dass ich gesund sein darf, auch wenn meine Mutter oft krank ist."

Zusammenfassung: Switching und seine Korrektur

Zu Beginn einer Sitzung wird auf Switching, also Fehlschaltungen im Gehirn, geachtet. Unbewusst einschränkende Glaubenssätze, die Gesundheit, Heilung oder Erfolg verhindern, werden gelöst, indem nach frei machenden Formulierungen gesucht wird (beispielsweise: „Ich bin es wert, gesund zu sein."). Die Sätze werden während des Beklopfens der Handpunkte ausgesprochen. Es wird nach einer Ursprungssituation mit dem Erlebnis von Wertlosigkeit gesucht und die Erinnerung daran wird ebenfalls beklopft.

Teil III

Die praktische Anwendung der 20 Mentalfeld-Techniken

Probleme kann man niemals mit derselben Denkweise lösen,
durch die sie entstanden sind.

Albert Einstein

1. Die Wirkung von Farben nutzen

Die Farbe ist der Ort, wo unser Gehirn und das Weltall sich begegnen.

PAUL CÉZANNE

Die Wirkung von Farben und deren therapeutischem Nutzen für die Anwender wurde ursprünglich von John Downing, Stephen Vasquez und Leona Vermeire erforscht. In der Psycho-Kinesiologie nach D. Klinghardt hat sich die Anwendung von Farbbrillen seit Jahrzehnten bewährt: etwa zur Behandlung von Schockerlebnissen, Traumen, Traurigkeit, Ängsten und bei vielen anderen psychischen Belastungen. Auch in der Selbsthilfe können Sie (in Kombination mit anderen Mentalfeld-Techniken) Farbbrillen einsetzen oder die ebenfalls starke Wirkung von Farben nutzen, die Sie sich intensiv in Ihrem Energiefeld vorstellen.

Die Farbbrillenmethode

Die Anwendung von Farbbrillen oder die Bestrahlung der Augen mit farbigem Licht lässt verschüttete *Erinnerungen* häufig wieder gegenwärtig werden; dadurch können tiefe Heilungsprozesse eingeleitet werden. Auch Farben, die man sich nur vorstellt, haben diese Wirkung.

Es werden Verbindungen zu Inhalten im Mentalfeld geöffnet, die „farbkodiert“ sind. Die richtig gewählte Farbbrille kann einen der Trance ähnlichen Zustand hervorrufen, der eine für die Heilung oft notwendige Rückerinnerung einer schlimmen Situation ermöglicht, gleichzeitig aber ausgleichend wirkt.

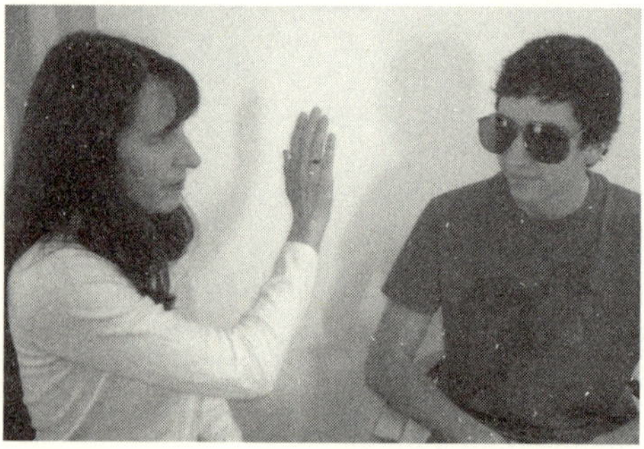

Einsatz einer Farbbrille

Über die Farben wird auch die Verbindung zu den *Emotionen* hergestellt. Farbe hilft dabei, innere Bilder aufsteigen zu lassen und deutlicher zu sehen. Farben haben eine objektive Wirkung auf den Körper:

Das *blaue*, kurzwellige Spektrum aktiviert das parasympathische Nervensystem. Dies bedeutet, dass Sie sich mit einer blauen Brille entspannter fühlen, dass Blutdruck und Herzschlagfrequenz sinken und die feineren Gefühle wie Sehnsucht, Liebe oder Traurigkeit spürbar werden.

Das *rote*, langwellige Spektrum aktiviert den Sympathikus. Die Muskeln spannen sich an, Sie werden hellwach, Herz- und Atemfrequenz steigen an, eher heftige Gefühle melden sich: Wut, Angst, Verzweiflung.

Es gibt aber auch ganz subjektive, erworbene Reaktionen: Wenn eine traumatische Verletzung stattfand und *gleichzeitig* eine Farbe wahrgenommen wurde, dann kann diese Farbe in der Zukunft, meist unbewusst, einen Stresszustand auslösen. Dieser Effekt ist stärker als die *physiologische,* also den Körper betreffende Wirkung der Farbe. Beispiel: Eine Frau wurde als Kind von einem Mann in einem blauen Overall missbraucht. Bei ihr löste die blaue Farbbrille zunächst eine enorme Stressreaktion aus, dann die Wiedererinnerung an das Ereignis.

Darüber hinaus gibt es die *Symbolkraft* von Farben: Schwarz wird bei Trauer getragen, Weiß drückt Reinheit aus, Rot steht für Herzkraft.

Wir nutzen das Wissen über die Wirkung der Farben bei der Anwendung der Farbbrillen. Wenn Sie Probleme haben, mit den tiefen Gefühlen einer schmerzhaften Erinnerung in Kontakt zu kommen, benutzen Sie die *rote* Farbbrille, am besten in Kombination mit der zugeordneten Augenbewegung (siehe unten, nächster Abschnitt). Rot ist sozusagen das „Gaspedal“, mit dem Sie schneller an die Ursachen der Probleme herankommen. Meist werden Sie dann deutlichere innere Wahrnehmungen und differenziertere und stärkere Gefühle haben, mit denen sich einfacher arbeiten lässt.

Wenn eine „Sitzung“ allerdings zu rasch und zu dramatisch verläuft oder wenn Sie merken, dass Sie sich vom Wiedererleben einer Schocksituation mit all den damals empfundenen Ängsten und Körperreaktionen überfordert und überschwemmt fühlen, empfehlen wir die *blaue* Brille als moderate „Gefühlsbremse“ oder die *indigofarbene* Brille als starke Bremse. Die *türkisfarbene* Brille schafft oft eine Verbindung zwischen dem Körper und höheren, geistigen Ebenen. Das Türkisspektrum der von uns empfohlenen Farbbrillen führt zu einer vierfach erhöhten Melatoninausschüttung und kann auch bei der Selbsthilfe zum Beruhigen benutzt werden. Probieren Sie diese Brille einmal abends daheim aus, damit Sie besser schlafen können. Die *dunkelrote* Brille verwenden wir, um an einen Konflikt heranzukommen, der bereits über Generationen weitergereicht wurde, und diesen zu bearbeiten. Verdauungsprobleme oder Schwächen in der eigenen Mitte lassen sich häufig mit einer *orangefarbenen* Brille verbessern. Bei depressiven Verstimmungen bringt die *gelbe* Farbe wieder Licht und Freude in Ihr Leben.

Wir empfehlen Ihnen, sich entweder ein ganzes Set an Farbbrillen zuzulegen (Bezugsquellenhinweis: am Ende dieses Buches) oder wenigstens einzelne bunte Brillen (etwa die blaue und die orangefarbene), um die Heilwirkung der Farben auf diese einfache und angenehme Weise erfahren zu können und schnelle Hilfe bei Stress zur Verfügung zu haben.

Farben entstehen, wenn Licht gebrochen wird, und gehören einem engen Schwingungsbereich innerhalb des sichtbaren Lichts an. Schwingung bedeutet Rhythmik, gleichmäßige Wiederholung eines Musters. Durch die Anwendung oder Vorstellung von Farben nehmen wir Einfluss auf die zahlreichen Rhythmen im Körper, etwa Herzschlag, Atem, Tag-Nacht-Rhythmus, Monatszyklus …

Weitere Anwendungsmöglichkeiten von Farbe und Licht

Als einfache Möglichkeit, die Heilkraft von Farben zu nutzen, empfehlen wir das mentale Vorstellen einer Farbe. Gerade zum Abschluss einer Selbsthilfesitzung hat es sich bewährt, zu erspüren, welche Farbe einem jetzt gut täte. Stellen Sie sich vor, dass Sie in dieses farbige Licht vollständig eintauchen, jede einzelne Zelle wird bestrahlt und gereinigt durch die Strahlkraft des Lichts. Über die Wirkung des farbigen Lichts können Sie sich mit Lebenskraft, Gesundheit und Freude verbinden. Auch eine farbige „Lichtdusche" kann zu jeder Zeit als energetische Unterstützung „eingeschaltet" werden.

Die Kraft der Farben kann auch in der Vorstellung von farbigem Wasser und dessen zusätzlich reinigender Wirkung einen heilsamen Effekt haben. Insbesondere nach Ihren „Sitzungen" können Sie diesen Wohlfühleffekt nutzen, um in entspanntem Zustand die Eindrücke nachwirken zu lassen.

Über die Vorstellung von Wasser verbinden wir uns mit dem ursprünglich reinen Wasser. Es kann aus einer Quelle oder Dusche kommen, in einem See, in einer Badewanne sein. Sie können für das Wasser jede Farbe, aber auch jeden Duft kreieren, je nachdem, was Sie gerade brauchen: Lavendelduft und Blau zum Beruhigen, Rosmarin und Orange zum Aktivieren, Salzwasser zum Neutralisieren schädlicher Strahlungen, Rosenwasser für zarte Gefühle, Milch und Honig für die Schönheit …

2. Geführte Augenbewegungen einsetzen

Die Angst ist verschwunden, wenn Sie ihr Ihre volle Aufmerksamkeit gewidmet haben.

Krishnamurti

In vielen wissenschaftlichen Untersuchungen wurde nachgewiesen, dass während der Schlafphasen, in denen sich die Augen schnell hin und her bewegen, die Tageserinnerungen, die im Kurzzeitspeicher des Gehirns zwischengelagert sind, in die Langzeitspeicher verschoben werden. Wir nutzen dieses Wissen, um Erinnerungen an belastende Erlebnisse oder Schocksituationen mithilfe geführter Augenbewegungen deutlich hervorzuholen und gleichzeitig den Stress zu reduzieren, den diese Erinnerungen verursachen. Auch körperliche Belastungen, die eine psychische Ursache haben, können durch diese Augenbewegungen gelindert oder behoben werden.

Senkrechte Augenbewegungen: Der Anwender bewegt seine Augen von oben nach unten. Wenn Sie jemanden anleiten, können Sie eine gleichmäßige, senkrechte Bewegung mit der Hand vorgeben (etwa 40 Zentimetervor den Augen). Diese Technik wird angewendet, um Erinnerungen und Gefühle an die Oberfläche zu holen und bewusst zu machen. Oft kommen Details einer schmerzhaften Erinnerung an die Oberfläche, die eine vollständigere Heilung möglich machen. Wenn Sie alleine (für sich) arbeiten, machen Sie die passenden Augenbewegungen ungeführt.

Seitliche Augenbewegungen: Die Technik wird in gleicher Weise in der seitlichen Augenrichtung angewendet. Wirkung: Heftige Emotionen werden zunächst klarer und weichen dann einem tiefen Entspannungszustand. Gedanken, die verwirrt waren, werden geordnet; Inhalte, die sich vorher nicht gezeigt haben, weil Sie vielleicht zu erregt waren, werden jetzt wahrnehmbar.

Kreisförmige Augenbewegungen: In jeder Blickrichtung kann Stressenergie gespeichert sein. Mit dem kreisförmigen Rollen der Augen – erst in die eine, dann in die andere Richtung – erreichen Sie alle Richtungen. Wenn die Augen an einer Stelle „springen“, wird dort mit großer Wahrscheinlichkeit unbewusst ein Hinschauen verhindert.

Augenbewegung in Form einer liegenden Acht: Diese Bewegung verbindet die rechte und die linke Gehirnhälfte miteinander. Darüber hinaus hat diese Form als Symbol der Unendlichkeit tiefgehende Wirkung auf alte Verletzungen, auch solche aus früheren Leben.

Augenbewegungen von nah nach fern können Sie für sich oder andere mit der Hand führen und dieser Hand nachschauen, die sich den Augen annähert und sich wieder entfernt. Dadurch entspannt sich das Nervensystem, die alten Bilder können losgelassen werden.

Die Farbbrillen- und die Augenbewegungsmethode werden oft miteinander kombiniert. Um die Folgen belastender Situationen aufzulösen, können Sie Farbbrillen und Augenbewegungen folgendermaßen einsetzen:

- Zur Vertiefung, Aktivierung und um mehr Klarheit der Gefühle zu erreichen: Setzen Sie die rote Brille auf und machen Sie senkrechte Augenbewegungen.
- Zur Beruhigung und Entspannung: Nehmen Sie die blaue oder die indigofarbene Brille und machen Sie seitliche Augenbewegungen, danach die Nah-und-fern-Anpassung mit Unterstützung einer Hand, die sich zu den Augen hin und wieder wegbewegt.
- Allgemein ausgleichend sind Augenbewegungen in Kreisform.

3. Mit der Kopfhaltetechnik vergeben und loslassen

Leicht musst du sein
Mit leichtem Herz und leichten Händen
halten und nehmen – halten und lassen
HUGO VON HOFMANNSTHAL

Wenn Sie alte Belastungen loslassen möchten und dazu Vergebung notwendig ist, eignet sich besonders gut die von Tapas Fleming entwickelte Kopfhaltetechnik (TAT). Tapas Fleming, eine amerikanische Akupunkteurin, fand den Zugang zu ihrer Methode über die Akupunktursysteme. Es ging ihr hauptsächlich um die optimale Öffnung des inneren Auges und um eine Verbindung und Durchlässigkeit zwischen der Gefühls- und der Gedankenebene. Wenn Herz und Verstand verbunden sind, können Vergebung, Loslassen alter Vorwürfe und tiefe Heilung von Beziehungen stattfinden.

Die Kopfhaltetechnik verbindet eine meditative Vorgehensweise mit dem Halten ausgewählter Punkte im Kopf- und Nackenbereich. Tapas Fleming nannte die für ihre Methode typische Handhaltung die „Pose".

So halten Sie mit beiden Händen die „Pose":

- Eine Hand deckt *den* Teil des Hinterkopfs ab, der erfahrungsgemäß die Sehrinde im Gehirn „anspricht". Hier sind alle Bilder gespeichert, die wir von unserer Realität haben. Dazu gehören auch belastende, krank machende Bilder. Alle neuen Lernerfahrungen haben einen visuellen Anteil, der hier verarbeitet wird.

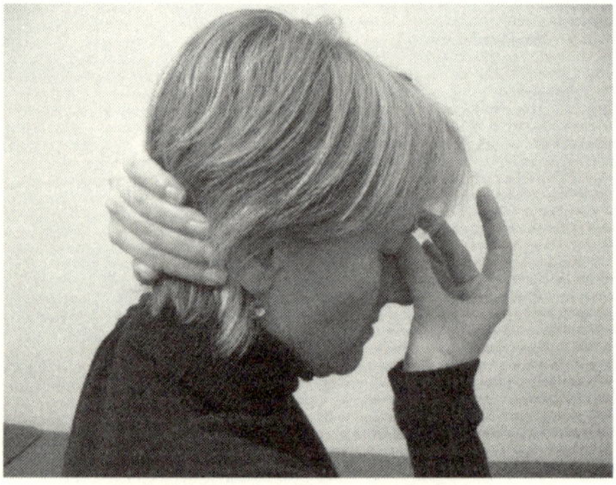

Die Handhaltung bei der „Pose"

- Gleichzeitig halten Daumen und Ringfinger der anderen Hand die Nasenwurzel (Punkt 2), der Mittelfinger liegt in der Mitte der Stirn, circa 2 Zentimeter über der Nasenwurzel, dem Ort des Dritten Auges (Punkt 3).
- Gleichzeitig richten Sie die innere Aufmerksamkeit auf das zu lösende Problem.

Wir benutzen diese Technik, um innere Bilder entstehen zu lassen oder Details von inneren Bildern genauer anzuschauen. Auch zur Unterstützung beim Zeichnen von Bildern, wie es in Kapitel 8 beschrieben wird, hat sich die „Pose" bewährt: wenn anfangs keine Bilder kommen.

Die Vorgehensweise

Während Sie die „Pose" halten, führen Sie sich selbst durch die im Folgenden beschriebenen sieben Schritte.

Schritt 1: Sie richten Ihre Aufmerksamkeit auf Ihr Anliegen. Während die Gedanken um das Thema kreisen, bekommen Sie vielleicht Beklemmungen oder die Schulter oder der Nacken tun weh. Nach zwei bis drei Minuten ist eine Veränderung zu bemerken: tiefes Ausatmen, die Veränderung der Körperhaltung, Entspannung der Mimik …

Schritt 2: Indem Sie tief in sich hineinspüren, geben Sie sich selbst folgende neue Information: *„All dies ist zwar passiert. Es ist aber vorbei und im Moment ist alles in Ordnung/mir geht es gut damit/ich komme damit zurecht/ich kann damit umgehen …"*

Vielleicht fühlen Sie sich auch von den folgenden Sätzen unterstützt: *„Die alten Gedanken sind zwar noch da, der Stress ist vielleicht noch ein bisschen da, aber die Situation, die dahintersteckt, ist vorbei, ich bin in diesem Moment in absoluter Sicherheit."* Dieses Gewahrwerden, dass wirklich alles vorbei ist, hat eine transformierende Kraft.

Schritt 3: Jetzt geht es darum, die oft verborgenen Ursprünge zu heilen: *„Ich bin dankbar dafür, dass jetzt alle tieferen Ursprünge dieser Verletzung (Symptom, ungewollte Umstände), die vielleicht weit in* *der Vergangenheit liegen, heilen dürfen – auch wenn ich nicht weiß, was da war.“*

Wir nennen diesen Schritt „Zeitlinie“, das soll bedeuten: Alle Verletzungen, die mit dem Thema zusammenhängen, auch die aus lange vergangener Zeit, aus der Familienbiografie und der karmischen Biografie, werden hier mit eingeschlossen. Gehen Sie in ein Gefühl der Dankbarkeit – ohne weitere Analyse. Nehmen Sie sich dafür Zeit, bis wieder eine Veränderung eintritt (wie oben).

Schritt 4: *„Ich bin dankbar dafür, dass alle versteckten Stellen in meinem Körper, in meinem Energiekörper, meinem Verstand und meiner Seele, wo diese Verletzung (Erinnerung, Konflikt …) bis heute gespeichert war und von wo sie auf mich gewirkt hat, nun heilen dürfen.“*

Dieser Schritt (auch „Wirkungsort“ genannt) spricht die räumliche Ausdehnung eines Problems an. Die Tatsache, dass eine Verletzung immer mehrere Ebenen betrifft, wird gewürdigt und gleichzeitig wird der Auftrag gegeben: „Die Speicherungen löschen!“

Schritt 5: *„Ich bin dankbar dafür, dass nun alle Aspekte in mir heilen dürfen, die irgendeinen Gewinn oder Vorteil von der Erkrankung/dem Symptom hatten.“*

Hier geht es um den „sekundären Krankheitsgewinn“: In jeder Erkrankung steckt etwas, was wir noch nicht angeschaut haben. Manche Menschen verspüren zum Beispiel Schuldgefühle – wegen eigener Schuld oder Schuld der Familie – und empfinden eine Erkrankung dann als Ausgleich oder Sühne: Der Betroffene fühlt sich unschuldig, wenn er krank ist, und schuldig, wenn er gesund ist. Auch diese versteckten Motive dürfen jetzt heilen.

Schritt 6: *„Ich lasse mein Nicht-vergeben-Können gegenüber anderen, die ich für diese Situation, dieses Trauma verantwortlich gemacht habe, los.*

Ich lasse auch mein Nicht-vergeben-Können Gott gegenüber los, der meine Wünsche einfach nicht erhört.

Ich lasse mein Nicht-vergeben-Können mir selbst gegenüber los.“

Im *Vergeben* liegt die größte Kraft, alte Wunden zu heilen und echte Versöhnung mit den Eltern oder anderen Menschen zu finden. Gerade hier finden sich aber oft größere Widerstände, die noch einzeln „beklopft" werden können. Auch Selbstvorwürfe wirken häufig blockierend.

***Schritt 7:** „Ich bitte um Vergebung, wenn ich anderen durch meine Verletzungen (oder mein Symptom) wehgetan habe. Ich bitte um Frieden."*

In jeder Situation kann man sich als „Opfer" oder als „Täter" sehen. Das Loslassen von Vorwürfen und die Erkenntnis, dass man einen eigenen Anteil an der Gestaltung der Lebenserfahrungen hat, kann einen Zustand von Einheit und Frieden herstellen. Die Bitte um Vergebung kann die Sichtweise des Von-anderen-getrennt-Seins auflösen und die Verbindung wiederherstellen.

*

Diese sieben Schritte mit den dazugehörigen Sätzen durchlaufen Sie also, während Sie ständig in der „Pose" sitzen. Die Zeiteinteilung für die einzelnen Schritte sollte etwa so aussehen:

Schritt 1: Zwei Minuten in der Pose verweilen oder so lange, bis eine Veränderung der Selbstempfindung eintritt.

Schritte 2 bis 7: Die Pose jeweils 1 bis 2 Minuten halten oder bis eine Veränderung eintritt.

Beispiel: Unterleibsprobleme

Petra, 39 Jahre alt, leidet seit Jahren unter Blasenproblemen und häufigem Vaginalpilz. Vor zwei Jahren hat ihr Freund sie verlassen, für den sie das Studium finanziert hat, den sie in vielen depressiven Phasen unterstützt hat und mit dem sie durch sechzehn wechselhafte Jahre gegangen ist. Sie fühlt sich vom Schicksal betrogen und macht sich selbst Vorwürfe, weil sie nicht viel früher gegangen ist. Häufig ist sie mit Worten verletzt worden und in der Sexualität hat sie manchmal nur um des lieben Friedens willen „mitgemacht" und hätte oft schreien mögen.

Erster Klopfdurchgang: „Obwohl ich häufig Blasenprobleme und Pilze im Genitalbereich habe, von meinem Partner verletzt wurde und mich nicht angemessen gewehrt habe, achte ich mich … und entscheide mich dafür, ab sofort gut auf meine Bedürfnisse zu achten und diese zu äußern."

Zweiter Klopfdurchgang: „Obwohl ich bei der Sexualität am liebsten meine Verzweiflung herausgeschrien hätte, achte ich mich und nehme mich so an, wie ich bin."

Dritter Klopfdurchgang: „Obwohl ich mich vom Schicksal betrogen fühle und so viel gegeben und so wenig bekommen habe, achte ich mich und nehme mich so an, wie ich bin."

Da Petra sich selbst nur schwer verzeihen kann, wird die Kopfhaltetechnik („Pose") angewendet:

In Schritt 1 kann sie die Verletzungen in der Beziehung spüren, sich bewusst machen, dass es vorbei ist, und zustimmen, dass es so war, wie es war.

Bei Schritt 2 kann sie Dankbarkeit spüren, dass alle Ursachen davon heilen dürfen, dass sie sich so oft verletzen ließ.

Bei Schritt 3 kann sie Dankbarkeit spüren, dass alle Orte in ihrem Körper, wo die Verletzungen gespeichert waren, jetzt heilen dürfen, insbesondere die Blase und der Genitalbereich, aber auch das Energiefeld, das Mentalfeld und die Seele.

Bei Schritt 4 kann sie Dankbarkeit spüren, dass alle Teile, die irgendeinen Gewinn durch diese Form der Beziehung hatten, jetzt heilen dürfen.

Bei Schritt 5 gelingt es ihr, das Nicht-vergeben-Können loszulassen: dem Partner gegenüber, den Eltern gegenüber, die immer Verantwortung eingefordert haben, und vor allem sich selbst gegenüber.

In Schritt 6 bittet sie alle Beteiligten um Vergebung, auch sich selbst.
In Schritt 7 schließlich kann sie inneren Frieden wahrnehmen.

Am Schluss stellt sich Petra alles Kranke und Störende, auch unbekannte Faktoren, als Substanz vor und sagt: „Ich schicke das Kranke zurück ins Universum und nehme die gesunde Energie zurück zu mir. Die göttliche Sexualität, die keinen Platz in mir hatte, und alle anderen Teile (nein sagen können, Grenzen setzen) hole ich jetzt zurück."

Petra hat während dieses Prozesses das Gefühl, ganze Felsbrocken und eine schwarze Flüssigkeit auszuscheiden, mit tiefer Reinigungswirkung.

Diese Kopfhaltetechnik hilft, in einen Zustand vertiefter Stille einzutreten. Sie eignet sich gut zur Selbstbehandlung. Die Stille erlaubt die Verbindung mit tieferen Wahrheitsebenen. Die Tapas-Technik gleicht somit eher einer Meditation, die durch die Reihenfolge der sieben Schritte relativ streng strukturiert ist.

Wenn Sie die Kopfhaltetechnik für andere anleiten, haben Sie die Aufgabe, die Energie und Aufmerksamkeit im ehrlichen Fühlen zu halten und wahrzunehmen, wo der Partner gerade mit seinem Bewusstsein ist. Wenn Gefühle wie Weinen oder Wut hochkommen, schafft der Begleiter einen geschützten Rahmen und ist Zeuge des Prozesses.

Der meditative Gang durch diese sieben Schritte kann am Ende jeder tiefgehenden Sitzung (mit anderen Techniken) die heilende Wirkung noch verstärken und mit einem Gefühl von Frieden abrunden.

Zusammenfassung: Kopfhaltetechnik

Die Kopfhaltetechnik dient der Vergebung und dem Loslassen belastender Erinnerungen. Wir verwenden die „Pose“ (eine Hand am Hinterkopf, Daumen und Ringfinger der anderen Hand im inneren Augenwinkel, Mittelfinger auf dem dritten Auge), um das Nervensystem zu beruhigen. Gleichzeitig geht der Anwender meditativ durch folgende Schritte:

Schritt 1: Aufmerksamkeit auf das Anliegen richten

Schritt 2: Spüren, dass das Belastende zwar alles einmal passiert war, aber jetzt vorbei ist

Schritt 3: Dankbarkeit dafür spüren, *dass jetzt alle tieferen Ursprünge dieser Verletzung (Symptom, ungewollte Umstände), die vielleicht weit in der Vergangenheit liegen, heilen dürfen* („Zeitlinie“)

Schritt 4: Dankbarkeit spüren, *dass alle versteckten Stellen im Körper, im Energiekörper, in Verstand und Seele heilen dürfen, wo diese Verletzung (Erinnerung, Konflikt …) bis heute gespeichert war* („Wirkungsort“)

Schritt 5: Dankbarkeit spüren, *dass alle Aspekte, die irgendeinen Gewinn oder Vorteil von der Erkrankung/dem Symptom hatten, nun heilen dürfen* („Sekundärer Krankheitsgewinn“)

Schritt 6: Das Nicht-vergeben-Können gegenüber anderen, sich selbst und gegenüber Gott loslassen (Vergebung)

Schritt 7: Bitte um Vergebung, wenn man anderen aufgrund der Verletzungen (oder Symptome) wehgetan hat. Bitte um Frieden.

4. Die 20-Minuten-Schreibtechnik anwenden

Lächle nicht darüber, denn es ist wahr: Deine Gedanken, Worte und Werke werden in das „Buch des Lebens" von keinem andern als von dir selbst eingetragen.

KARL MAY

Das Aufschreiben traumatischer Erinnerungen hat nachweisbar einen entlastenden, integrierenden und heilsamen Effekt. Mit der Schreibtechnik können Sie dafür sorgen, dass belastende Erfahrungen so geringe körperliche Reaktionen wie nur möglich zur Folge haben. Der amerikanische Psychologe James Pennebaker, auf dessen Erkenntnisse wir hier zurückgreifen, hat beispielsweise Patienten mit Asthma und mit rheumatischen Beschwerden an drei aufeinanderfolgenden Tagen die 20-Minuten-Schreibtechnik anwenden lassen. Nach einigen Monaten gab es in beiden Gruppen immer noch statistisch signifikante Verbesserungen. Damit ist die Schreibtechnik das bisher erfolgreichste einzelne Mittel bei der Behandlung von Asthma und Rheuma.[12]

Anleitung:

Richten Sie sich einen Stift und Papier her. Sie lassen das belastende Erlebnis oder Problem noch einmal vor dem inneren Auge erscheinen und beginnen dann zu schreiben, zu beschreiben. *Ohne den Stift abzusetzen,* sollten Sie *20 Minuten lang* den Gedankenstrom, der um das Thema kreist, niederschreiben.

Falls es eine „Denkpause" geben sollte, kritzeln Sie einfach weiter, eventuell können Sie Sätze wiederholen. Wichtig ist, dass die Hand nicht ruht! Es gibt *eine* Ausnahme: Wenn Sie von heftigen Gefühlen überschwemmt werden, dürfen Sie den Stift niederlegen und Klopfakupressur anwenden. Sobald die Gefühle sich wieder beruhigen, schreiben Sie weiter.

Nach genau 20 Minuten ist die Schreibsitzung beendet.

Die Schreibtechnik kann auch als Langzeit-Selbstbehandlung angewendet werden. Sie gehen dann folgendermaßen vor:

Auf einem großen Bogen Papier oder auf aneinandergeklebten Papierblättern erstellen Sie sich eine „Lebenslinie" von der Zeugung über die Geburt bis in die Gegenwart; auf dieser Linie tragen Sie alle besonderen Ereignisse, Schockerlebnisse und Verletzungen mit Markierungen ein. Dabei überlegen Sie: Wie waren die Lebensumstände der Eltern, als Sie gezeugt wurden? Wie waren die Umstände der Schwangerschaft, der Geburt? … Sie schauen sich auf dieser Linie Ihr Leben an und erinnern sich an Ereignisse, die eventuell noch unverarbeitet und belastend sind, etwa der Tod eines Angehörigen, eines Haustiers oder andere Verluste. Zu diesen Ereignissen schreiben Sie auf gesonderten Blättern alles auf, woran Sie sich erinnern und wovon Sie wissen, wie es Sie bewegt hat. Es ist auch sehr heilsam, diejenigen Ereignisse, Umstände oder Aspekte auf der Lebenslinie zu beschreiben, die schön und wichtig waren und die zu einer *guten* Entwicklung geführt haben.

Schreiben in Form des Tagebuchschreibens hat ebenfalls heilsame Wirkung. Als Integration kann im Anschluss an das Schreiben (oder wenn starke Gefühlsbewegungen entstehen) geklopft und dazu gesummt werden.

Beispiel: Asthma

Herbert (52 Jahre alt) leidet seit seiner Kindheit an Asthma. Kortisonbehandlungen konnten ihm nur kurzfristig helfen. Er zeichnet eine Lebenslinie und stellt fest, dass er in den ersten Lebensjahren mehrere schmerzhafte Trennungserfahrungen machen musste: Wegen einer Infektion nach der Geburt wurde er für zwei Wochen von seiner Mutter getrennt, die ihn deswegen auch nicht stillen konnte. Als er zwei Jahre alt war und sein Bruder zur Welt kam, musste er für zehn Tage zur Oma, die er kaum kannte. Wegen großflächiger, juckender Hautausschläge kam er mit fünf Jahren für drei Wochen in eine Klinik, wo er sich sehr verlassen vorkam.

Nachdem er an drei aufeinanderfolgenden Tagen über diese Schlüsselerlebnisse je 20 Minuten geschrieben hatte, indem er sich in die Verlassenheitsgefühle, Traurigkeit, Sehnsucht nach der Nähe der Mutter und unterdrückte Wut des kleinen Kindes einfühlte und dabei viel weinte, fühlte er sich deutlich erleichtert. In den darauffolgenden Monaten kam nur noch ein abgeschwächter Asthmaanfall in der Pollenzeit, dann blieben die Symptome langfristig weg.

Zusammenfassung: 20-Minuten-Schreibtechnik

Die Schreibtechnik können Sie für jedes Thema und für jede körperliche Störung anwenden. Über das Problem wird genau 20 Minuten lang jedes Detail, jedes Gefühl, jeder Vorwurf aufgeschrieben. Das sollten Sie in den darauffolgenden Tagen wiederholen. Auch vergangene Verletzungen auf der Lebenslinie können Sie auf diese Weise bearbeiten.

Wir empfehlen, den Text nicht wieder durchzulesen, sondern die gesammelten Blätter in einem „Loslassritual" zu verbrennen und damit die Inhalte zu transformieren.

5. Alte Glaubensmuster auflösen

Wie andere Richtungen in der modernen Psychologie gehen wir davon aus, dass wir Menschen bewusst oder unbewusst an der Schaffung unserer Realität beteiligt sind, das heißt, am Zustandekommen der Umstände und Ereignisse, die scheinbar von außen auf uns zukommen. Wir gehen davon aus, dass wir wegen des allgegenwärtigen Prinzips der Resonanz mitverantwortlich sind für unsere Lebensumstände, entweder dadurch, dass wir sie bewusst oder unbewusst selbst erzeugen, oder indem wir sie zumindest tolerieren. Sie begegnen uns dann scheinbar von außen, als könnten wir nichts dafür. Die sogenannten Glaubensmuster oder Glaubenssätze spielen dabei eine ganz besondere Rolle.

Unsere Glaubenssätze sind sozusagen persönliche Lebensregeln, die wir aus unseren eigenen Erfahrungen gewonnen haben oder die wir von den Eltern übernommen haben. Alle Eindrücke aus unserer Umwelt werden durch den Filter unserer Glaubenssätze und Glaubensmuster in Gedanken und Gefühle umgesetzt. Diese wiederum führen zu unseren Entscheidungen und damit zur Substanz unseres Lebens. Glaubenssätze sind etwa: *Ich bin frei, ich bin liebenswert, ich gehöre dazu, ich erreiche meine Ziele ...* Oder auch: *Ich bin schwach und hilflos, keiner liebt mich, ich bin überflüssig, ich kann nicht ...* Wenn wir tief in uns den Glauben aus der Kindheit tragen, dass wir Opfer sind und uns nicht wehren können und alles über uns ergehen lassen müssen, um zu überleben, dann werden diese Glaubenssätze in unserem Leben Umstände erzeugen, die uns tatsächlich zum Opfer machen.

Bei jeder Angst und bei den meisten Gefühlen, bei übermäßiger Sorge, Unsicherheit, Unzufriedenheit, schwachem Selbstwertgefühl, bei Erwartungen an sich und andere spielen Glaubensmuster eine entscheidende Rolle und Sie werden sehen, dass es sich lohnt, die eigenen Glaubenssätze genauer anzuschauen und zu überprüfen.

Die Ursprünge der Arbeit mit Glaubensmustern stammen von Milton Erikson, der in seiner „Hypnotherapie“ die tiefen Auswirkungen von Glaubenssätzen beschrieben hat und im Zustand einer Tiefenentspannung mit Suggestionen arbeitete, um diese Glaubenssätze zu verändern.

Wenn man ohne Therapeut arbeitet, ist es anfangs manchmal schwer, die eigenen Glaubensmuster aufzudecken. Dazu ist ein gewisses Maß an „Innenschau" nötig, also der Bereitschaft, verborgene oder offene Gefühle und seelische Zustände genauer anzuschauen und sich für die ursächlichen Zusammenhänge zu interessieren.

Hier folgen **ein paar einfache Hilfen,** wie man das erreichen kann.

1. Man beobachtet sich selbst im Dialog mit anderen und hört sich genau zu ..., wenn man beispielsweise sagt (oder denkt): „Mir ist heute schon wieder etwas geklaut worden!" Wenn man diesem Satz nachspürt, zeigt sich in dem „schon wieder" die *Wiederholung* eines Themas, hinter dem ein Glaubenssatz steckt. Dieser Glaubenssatz könnte eine von diesen Aussagen beinhalten:

Man kann anderen Menschen nicht trauen. Oder: *Ich habe keinen Schutz um mich herum.* Oder: *Ich werde von anderen ausgenommen.* Oder: *Ich bin hilflos ...*

Sie finden solche beschränkenden Einstellungen auch, indem Sie darauf achten, welche Sätze Sie mit „Ich kann nicht ..." bilden. Beispiele: „Ich kann nicht erfolgreich sei, weil ich kein Abitur habe", oder: „Ich kann meiner Frau nicht vertrauen, weil eine frühere Freundin mich auch betrogen hat."

Um diese Einstellungen zu verändern, formulieren Sie passende, frei machende Glaubenssätze: *Ich gebe meiner Frau die Chance, mir zu zeigen, dass es treue Frauen gibt.* Eine positive Erwartungshaltung führt zu einer besseren Stimmung und meistens zu guten Erfahrungen.

2. Ein anderer Weg, Glaubensmuster aufzudecken, besteht darin, die Umstände in seinem Leben genau zu analysieren. Wenn jemand sich zum Beispiel zum vierten Mal in eine Wohnung einmietet, die mit Hefe- oder Schimmelpilzen belastet ist, die gesundheitsschädigend wirken, dann könnten die dahinterstehenden Glaubenssätze so aussehen: *Ich verdiene es nicht, eine Wohnung zu haben, die für meine Gesundheit günstig ist.* Oder: *Die Welt macht mich krank, alles ist voll Gift.*

3. **Sich wiederholende Beziehungsmuster** sollte man sich genauer anschauen. Wenn jemand zum wiederholten Mal beispielsweise von einem untreuen Freund oder einer untreuen Freundin verlassen wird, könnten die Glaubenssätze so aussehen: *Ich bin nicht gut genug …, ich bin nicht attraktiv …, alle Männer sind schlecht …, Frauen kann man nicht vertrauen …*

4. Den **Umgang mit Geld** sollte man sich ebenfalls genauer anschauen, da Verlust von Geld auch körperlich zu Energieverlust führen kann. Beim Geben und Nehmen von Geld sind einige Fragen zu Erfahrungen aus der Kindheit hilfreich: Bestand eine Not? Wurde Geld *mit* Liebe oder *statt* Liebe gegeben? Wurde auch gedankt oder nur gefordert? Wie wurden „Reiche“ beurteilt?
Der finanzielle Erfolg kann von erlernten Glaubenssätzen der Kindheit gebremst werden: „Geben ist seliger als Nehmen.“ Oder: „Geld verdirbt den Charakter.“ – Befreiend könnte ein Satz wie dieser sein: *Ich kann reich sein und gehöre zur Familie.*

5. Suchen Sie in der Vielfalt der Glaubenssätze nach denen, **die in der frühen Kindheit entstanden sind.** Versuchen Sie zu verstehen, dass diese damals einen Sinn ergaben, vielleicht ein Hilfsmittel zum Überleben waren (aus der Sicht des Kindes), aber heute nicht mehr hilfreich sind, da die Gefahren von damals vorbei sind. Einschränkende Sätze wie dieser: *Nur wenn ich anderen helfe, werde ich geliebt*, können dann umgewandelt werden in einen Satz wie diesen: *Ich bin liebenswert und helfe, wenn ich das möchte.*

*

Durch diese Art, Glaubensmuster bei sich selbst aufzudecken, beginnt man auch, Verantwortung für die Ereignisse und Umstände im eigenen Leben zu übernehmen. Mit therapeutischen Mitteln lassen Glaubenssätze sich oft in Minuten verändern – aufgrund der Neuroplastizität unseres Gehirns, also aufgrund der Fähigkeit, alte Verbindungen aufzugeben und neue zu formen.

Das bedeutet: Wenn durch ein Denk- und Verhaltensmuster bewusste Erkenntnis (Verarbeitung im Großhirn) als veraltet und nicht mehr hilfreich erkannt wurde, bilden sich neue Vernetzungen oder „Bahnen" im Gehirn, die neues Denken und Handeln ermöglichen. Man kann sich das vorstellen wie bei einer Langlaufloipe, einer eingefahrenen Bahn, auf der alle Skifahrer wie selbstverständlich ohne Hindernisse fahren. Daneben gibt es eine einzelne, schmale Spur, die den Weg abkürzt, die aber – da sie noch nicht eingefahren ist – zunächst etwas mühsamer zu bewältigen ist. Glaubenssätze dienen dazu, solche „Bahnungen" im Gehirn zu beschleunigen, damit neue Verhaltensweisen *einfacher* erlernt werden können. Das „Training" beginnt sozusagen im Gehirn.

Ein wichtiger Hinweis: Verneinungen in den Sätzen werden vom Gehirn nicht erkannt. Wenn wir beispielsweise sagen: „Ich bin nicht in Gefahr", registriert das Gehirn: „Ich bin in Gefahr." Deshalb sollten befreiende Sätze immer positiv formuliert werden: *Ich bin in Sicherheit, ich darf und kann auf das Leben vertrauen …*

Vorgehensweise beim Auflösen von Glaubensmustern

- Einschränkende Glaubenssätze herausfinden. Beispiel: *Ich brauche meine Freundin, ohne sie kann ich nicht leben.*
- Gefühle dazu erfragen: Sie spüren Abhängigkeit, die Angst, verlassen zu werden, und/oder Selbsthass.
- Positive, frei machende Glaubenssätze formulieren:
  1. einzelne, wie etwa diesen: *Ich kann gut für mich selbst sorgen.*
  2. zusammengesetzte, wie etwa: *Ich sorge gut für mich und für andere.*
  3. komplex zusammengesetzte, wie zum Beispiel: *Ich kann mich selbst lieben und gut für mich sorgen und nehme die Liebe meiner Freundin als Geschenk.*

Um die wirklich grundlegenden einschränkenden Glaubensmuster zu finden, schauen wir nach den frühesten leidvollen Erfahrungen. Gerade das Gefühl von Abhängigkeit ist bei Kindern oft eine *reelle Erfahrung*, bei Erwachsenen jedoch meistens nur eine *Befürchtung*, die mit den kindlichen Erfahrungen in Zusammenhang steht.

Überlegen Sie sich, welche Strategien Sie damals entwickelt haben könnten, um mit den Erlebnissen fertig zu werden und nicht wieder ähnliche Verletzungen erleiden zu müssen.

Jedes Kind schafft sich seine eigene Realität in den Spielräumen, die es zur Verfügung hat. Dabei können ähnliche Voraussetzungen zu unterschiedlichen Glaubenssätzen führen. Beispiele:

Johannes (47 Jahre alt) wurde als Kind von seinen Eltern häufig geschlagen. Er verarbeitete die Schläge, indem er dachte, mit ihm stimme etwas nicht, er müsse sich ändern, anpassen. Da die Schläge recht willkürlich ausgeteilt wurden, fühlte er sich generell abgelehnt. Es entstanden die Glaubenssätze: *Ich bin falsch, so können mich meine Eltern gar nicht lieben, ich bin schuldig, wertlos …* Später wirkt sich das in seinen Beziehungen so aus, dass er unsicher ist, sich für jedes Bedürfnis schuldig fühlt und immer Angst hat, von der Frau abgelehnt und beschimpft zu werden. Ihm helfen die Glaubenssätze: *Auch wenn mein Vater mich geschlagen hat, bin ich liebenswert. Ich kenne den Unterschied zwischen meiner Mutter und meiner Frau. So, wie ich bin, bin ich richtig.*

Markus (62 Jahre alt) wurde ebenfalls häufig geschlagen, vor allem, wenn er zu spät nach Hause kam. Trotzdem konnte er sich vom Spiel mit den Freunden nicht trennen und nahm die Schläge klaglos in Kauf. Er meint, die Schläge hätten ihm nicht geschadet. Seine Strategie war, als Gegenwehr gegen Forderungen von außen ein umso stärkeres Selbstbewusstsein auszubilden. Um sich seine Freude am Leben zu bewahren, schuf er sich die Glaubenssätze: *Wenn ich die Schläge (Forderungen, Wünsche) anderer ignoriere, geht es mir gut.*

In der Beziehung zu seiner Frau fühlt er sich wohl; er unternimmt viele Außenaktivitäten, ohne sich in seine Frau einfühlen zu können – diese fühlt sich vernachlässigt. In seiner Beziehung zu ihr helfen ihm die Glaubenssätze: *Ich achte die Bedürfnisse meiner Frau. Ich nehme mir Zeit für meine Frau.*

Damit Sie sich besser vorstellen können, wie Sie einschränkende Sätze umformulieren können, listen wir hier ein paar Musterbeispiele auf (nach: Dr. Dietrich Klinghardt, *Lehrbuch der Psycho-Kinesiologie*):

Einschränkende Glaubenssätze	**Befreiende Glaubenssätze**
Ich bin schuldig.	*Ich lerne aus meinen Fehlern und bin frei von Schuld.*
Ich bin hilflos.	*Ich weiß mir zu helfen, ich bin handlungsfähig.*
Es ist nicht genug da.	*Es ist reichlich da für alle.*
Keiner kümmert sich um mich.	*Ich bekomme die Zuwendung, die ich brauche.*
Ich bin schwach.	*Ich bin stark. Ich kenne meine Stärken.*
Ich habe keine Kontrolle.	*Ich habe die Wahl und treffe gute Entscheidungen.*
Ich bin abhängig.	*Ich bin eigenständig und frei. Ich befreie mich.*
Ich bin wertlos	*Ich bin wertvoll.*
Ich bekomme nie, was ich haben will.	*Ich erzeuge meine eigene Realität; ich kann bekommen, was ich will.*
Ich gehöre nicht dazu.	*Ich gehöre dazu. Ich freue mich über das Gefühl der Gemeinschaft.*

Beispiel: Wertlosigkeit

Als Elvira (39) drei Jahre alt war, wurde ihr Bruder geboren. Sie fühlte sich von den Eltern vernachlässigt und zurückgesetzt und zog sich innerlich zurück. Es entstanden die Glaubenssätze: *Ich bin unwichtig, Jungen sind mehr wert als Mädchen. Ich muss mich anstrengen, damit ich gesehen und geliebt werde.*

Elvira erinnert sich an die Gefühle von Wertlosigkeit, Traurigkeit, Frustration, Verlassenheit und Eifersucht.

Nachdem die Zusammenhänge herausgearbeitet worden sind, findet sie für sich befreiende Sätze:

Ich sehe meinen Wert als Mädchen. Ich bin als Mädchen/Frau wichtig und liebenswert. Ich gehöre dazu. Ich zeige mich.

Wie Sie Ihre Glaubenssätze korrigieren können

- Wenn man einen Glaubenssatz aufgedeckt hat – so finden Sie vielleicht bei sich selbst beispielsweise die innere Einstellung *Alle nutzen mich nur aus* –, dann sieht die Korrektur so aus, dass man zunächst die folgenden Sätze nachspricht:

  „Ich nehme meine festhaltende Energie aus dem Glaubenssatz zurück, ich lasse den Glaubenssatz los und schicke ihn zurück an den richtigen Platz im Universum. Alle Teile in mir, die durch diesen Satz keinen Platz in mir hatten, hole ich jetzt an die richtige Stelle in meinem Feld oder meinem Körper zurück."

  Wichtig ist, nach jedem Aussprechen eines Satzes eine Pause einzulegen, in der er wirken kann und in der Sie darauf achten, weiter frei zu atmen, damit keine Gefühle zurückgehalten werden und damit Einsichten kommen können. Die Wirkung dieser Sätze hat sich in vielen Heilungsverläufen unserer Klienten gezeigt. Willem Lammers verwendet einen ähnlichen Satz in seiner Methode *Logosynthese.*[7]

- Danach wird ein befreiender Satz formuliert: *Ich werde geachtet und entscheide selbst, was ich für andere tun möchte.*
- Die Handkante (Punkt Dü 3) mit einem positiven Glaubenssatz beklopfen.

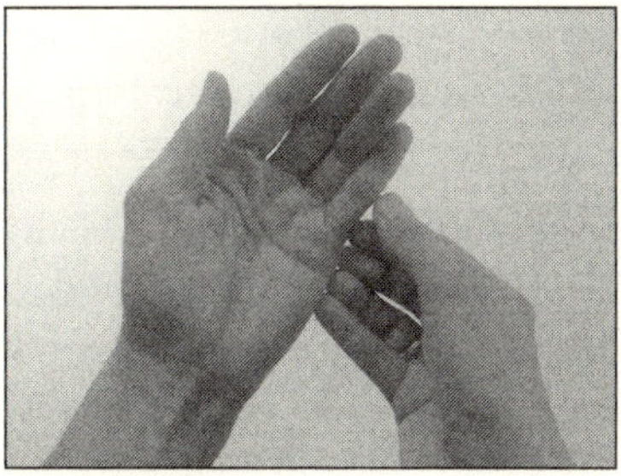

Dünndarm

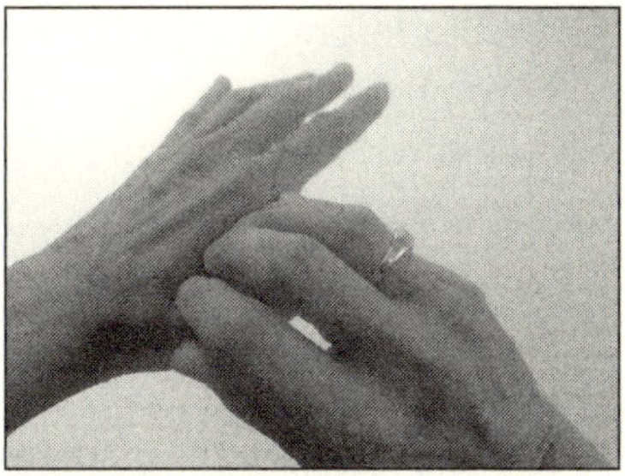

Dickdarm

Noch effektiver: Den befreienden Satz zuerst über die Zeigefingerlinie (Punkt Di 4), dann über den Punkt Dü 3 jeweils drei oder vier Mal einklopfen. Bei Ängsten die Brustbeinlinien beklopfen. Dies sollte man als „Hausaufgabe" vier bis sechs Wochen lang möglichst vier Mal täglich machen.

- Alternativ kann der Dünndarmpunkt so beklopft werden, dass die rechte Faust in den linken Handteller klopft. Wir empfehlen, abwechselnd und im Walzertakt drei Schläge rechts, drei Schläge links, drei Schläge rechts … zu klopfen. Gleichzeitig sprechen Sie den befreienden Satz aus. Der ständige Wechsel zwischen links und rechts aktiviert das Gehirn und macht es dadurch besonders lernfähig.

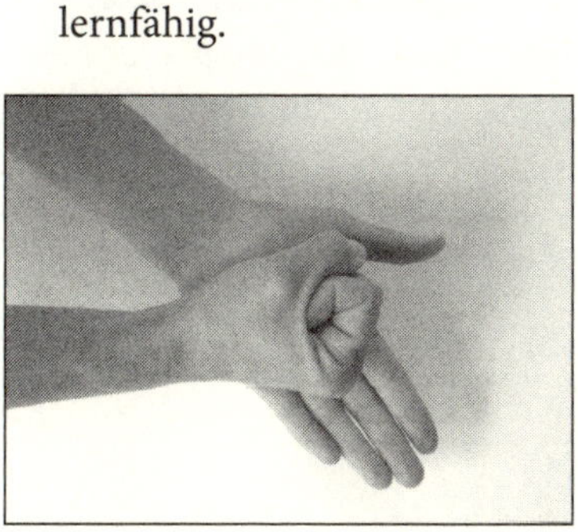

Handtellerklopfen zur kraftvollen Verankerung von Glaubenssätzen

- Spüren Sie, ob Sie bereit sind, sich auf diesen Glaubenssatz einzulassen, der Sie zwar freier macht, Ihnen aber auch Veränderungen in Ihrem Verhalten abverlangt, oder ob sich in Ihnen etwas dagegen wehrt. Zweifel behindern das Fließen von Energie und Erfolg im Handeln. Neue Glaubenssätze sollte man nur im Einverständnis mit sich selbst annehmen; manchmal müssen nur die Formulierungen geändert oder unbewusste Hindernisse umprogrammiert werden.
- Den Glaubenssatz umprogrammieren: Prüfen Sie, ob Ihr Glaubenssatz auch für alle anderen Menschen gilt. Wenn nein, finden Sie Beispiele von Personen, die sich nicht, so wie Sie, einschränken lassen (Gegenbeweise). Treffen Sie allgemein gültige Aussagen, denen das Unbewusste leicht zustimmen kann, in der dritten Person. (Es gibt Frauen, die ...) Versuchen Sie sich in logischer Folge vom Allgemeinen hin zu einem persönlichen frei machenden Glaubenssatz zu führen, der erreicht werden soll. Dabei achten Sie auf Sätze, denen Sie wirklich zustimmen können, da Sie sich sonst durch eine innere Abwehr erneut begrenzen. Schön sind Sätze, die die eigene Wahl, den eigenen Entschluss und eine positive Erwartungshaltung ausdrücken und beispielsweise beginnen mit: *Ich wähle ..., ich entscheide mich ..., ich freue mich darauf ..., ich habe beschlossen ..., ich bin auf dem besten Weg..., ich erledige Schritt für Schritt ...*
- Als Arbeitsprotokoll empfehlen wir, ein Notizbuch oder ein Tagebuch zu führen, in das wichtige Eintragungen gemacht werden: Alle *einschränkenden* Glaubenssätze (Weil-Sätze), die Sie bei sich erkennen, schreiben Sie auf die linke Seite, die entsprechenden *befreienden* Glaubenssätze auf die jeweilige rechte Seite.

6. Mit Ihrem inneren Kind Kontakt aufnehmen

Eure Kinder sind nicht eure Kinder.
Sie sind die Söhne und Töchter der Sehnsucht
des Lebens nach sich selbst. ...
Ihr dürft ihnen eure Liebe geben, aber nicht eure Gedanken,
Denn sie haben ihre eigenen Gedanken.

KHALIL GIBRAN

Als Erwachsene sind wir im besten Fall (wenn unser Leben gelingt und „rund" ist) sozusagen eine Einheit oder Mischung aus allen bereits durchlaufenen Lebensstadien. Persönlichkeitsanteile, die sich unter traumatischen Umständen entwickelt haben, sind nicht vollständig integriert und können schließlich Ursache für körperliche und seelische Leiden werden. Erst wenn unsere Gesamtpersönlichkeit den verletzten Teil wieder mit offenem Herzen aufnimmt, besteht die Chance der Heilung.

Jedes Kind lernt aus den Erfahrungen, die es macht. Gute Erfahrungen bestätigen das Kind in seinem Vertrauen und in dem Gefühl, in Ordnung zu sein und geliebt zu werden. Auf leidvolle Erfahrungen reagiert das Kind, indem es versucht, sich gegen den Schmerz zu schützen. Häufig lernt es, Gefühle wie Einsamkeit, Trauer oder Wut abzuwehren oder „abzuspalten", sie einfach nicht mehr zu empfinden. Dadurch kommt es mit dem Leben vordergründig besser zurecht und baut sich seine eigene, sinnvolle Welt mit den entsprechenden Glaubensmustern auf: „Du musst dich still verhalten, du darfst deinen Ärger nicht zeigen. Nur wenn du ganz lieb bist, haben die Eltern dich auch lieb ..." Wird dieses Verhalten lange genug geübt, geht die Verbindung zum inneren, authentischen, natürlichen Wesenskern mit all seiner Kreativität, seinen Bedürfnissen und Wünschen verloren. Es entsteht das Gefühl, von anderen *getrennt* zu sein – und sogar von sich selbst. Aus dieser Verarmung an Gefühlen scheitern Beziehungen, werden falsche berufliche Entscheidungen getroffen, entstehen Unzufriedenheit, Verlassenheitsgefühle, Traurigkeit, Depression.

Wenn wir durch diese Mentalfeld-Technik mit dem inneren Kind in Verbindung kommen, versuchen wir zu spüren, wie es auf bestimmte Erlebnisse reagiert hat, wie es beispielsweise den Tod der geliebten Großmutter wegrationalisiert, wie es sich nach der Trennung der Eltern schuldig fühlt und sich immer mehr anpasst, wie es bei einem Krankenhausaufenthalt die Einsamkeit nicht mehr aushält und beschließt, Nähe nicht mehr zu brauchen, oder wie es sich allmählich von seinen Grundbedürfnissen abtrennt.

Zusätzlich zur Anwendung von Klopfakupressur geht es hier um einen heilenden Prozess, in dem Schritt für Schritt die Verbindung zu den verletzen kindlichen Anteilen in uns wieder hergestellt wird. Die in der Kindheit entstandenen Glaubensmuster sind tief verwurzelt und müssen sozusagen mit den Wurzeln entfernt werden. Das kann seine Zeit dauern. Es ist wichtig, sich als jetzt Erwachsener dem inneren Kind intensiv zu widmen, um es zu verstehen in seiner Not, in seiner Bedürftigkeit und in seinem Versuch, sich zu schützen. Erst aus diesem liebevollen Verständnis heraus kann man dem Kind erklären, dass es jetzt in Sicherheit ist, dass wir selbst als Erwachsene es beschützen und lieben, dass es sich uns anvertrauen kann und dass das Abwehrverhalten von damals jetzt nicht mehr notwendig ist. Erst wenn das innere Kind mit einbezogen wird und sich sicher fühlt, kann der Erwachsene die überholten Glaubensmuster loslassen, sodass neues Lernen mit den wachen Augen eines Kindes wieder möglich wird.

Das innere Kind kennt unsere natürlichen Gefühle, es sieht die Welt mit Neugier, Empfindsamkeit und Sinnlichkeit. Wenn wir unser inneres Kind liebevoll annehmen, können wir auch als Erwachsene der Welt mit Neugier, Sinnlichkeit, Kreativität und mit dem großen Reichtum an Gefühlen begegnen. Wenn wir unser Kind jedoch ablehnen, fühlt es sich einsam, leer, verlassen, voller Scham und Angst.

Um die Verbindung zu unserem inneren Kind wiederherzustellen, sind folgende vier Schritte hilfreich:

- Spüren Sie in die innere Befindlichkeit oder den Schmerz hinein: Gibt es Traurigkeit, Anspannung, Angst, Einsamkeit, Wut ...? Es ist wichtig, die Gefühle möglichst genau zu erkennen und zu benennen. Sind die Gefühle angemessen für einen Erwachsenen oder für ein Kind?

- Lassen Sie sich darauf ein, etwas über den Schmerz oder das Missempfinden zu *lernen*, ohne die Schwächen zu verurteilen.
- Stellen Sie einen liebevollen Kontakt zu Ihrem inneren Kind her: Sprechen Sie mit ihm, mit dem Ziel, mehr über den Ursprung des Schmerzes zu erfahren. Geben Sie dem Kind Halt und Sicherheit, trösten Sie es bei Bedarf. Gemeinsam können Sie dann neue Entscheidungen für die Zukunft treffen.
- Bemühen Sie sich als Erwachsene darum, auch im Alltag in Kontakt zu bleiben und im Einklang mit den Bedürfnissen des inneren Kindes zu handeln.[8]

Vielleicht fällt es Ihnen leichter, mit dem inneren Kind zu kommunizieren, wenn Sie ein schönes Stofftier oder eine Puppe, vielleicht noch aus der Kindheit, oder ein weiches Kissen als sichtbares und fühlbares Gegenüber nehmen. Jedes Objekt können Sie sozusagen mit der Energie des Kindes, das Sie einmal waren, „aufladen". Gehen Sie mit diesem Kind auf eine Entdeckungsreise und erlauben Sie ihm, alle Verletzungen und Kränkungen der Vergangenheit zu erzählen. Hören Sie geduldig und aufmerksam zu. Spüren Sie, wie sich Angst, Trauer und Einsamkeit langsam auflösen, während Ihr Kind sich mit Ihrer erwachsenen Liebe und Ihrem Verständnis sicher fühlt. Weinen Sie mit Ihrem Kind die Tränen, die es unterdrückt hat, um stark zu erscheinen. Es kann sein, dass im Kontakt mit dem inneren Kind überschwemmende Gefühle hochkommen und Sie sich überfordert fühlen, damit allein umzugehen. In diesem Fall empfehlen wir, sich therapeutische Unterstützung zu holen. Es ist eine große Chance, an die Ursprünge von Blockaden heranzukommen und durch den Schmerz hindurchzugehen, um anschließend besser „im Fluss" zu sein.

Indem Sie eine liebevolle Beziehung zwischen Ihrem erwachsenen und Ihrem kindlichen Anteil aufbauen, verbessern Sie Ihre innere Beziehung zu sich selbst. Durch den bewussten und regelmäßigen Kontakt lernen wir, dem inneren Kind Raum und Zeit zu geben für seine Bedürfnisse. Wir lernen aber auch, besser zu erkennen, wann wir als Erwachsene in Situationen kommen, in denen das Kind nur still am Tisch sitzen darf.

Beispiel: Beziehungskrise

Julia ist in einer Beziehungskrise und klopft zu folgenden Sätzen: „Obwohl ich mich in der Partnerschaft unzufrieden fühle und häufig krank werde, achte ich mich und nehme mich so an, wie ich bin. Auch wenn ich meinen Partner und unsere Liebe nicht mehr richtig fühlen kann, achte ich mich …"

Plötzlich erinnert sich Julia daran, dass sie oft versucht hat, von ihrem Vater mehr Aufmerksamkeit und Nähe zu bekommen, aber dieses „Zeitung lesende Ungeheuer" hat sie abgewiesen und frustriert.

Sie nimmt Kontakt auf zu dem inneren Kind dieser Zeit und fragt es, wie es sich fühlt. Dieses Kind antwortet: „Ich sehne mich so nach Papas Nähe und es ist schrecklich und traurig, zurückgewiesen zu werden. Ich will das nicht mehr fühlen." Es weint … Julia tröstet das Kind und versichert ihm, gut für es zu sorgen (und tut das auch in den folgenden Wochen, indem sie immer wieder nachfragt, wie es ihm geht, gut zuhört und die Verbindung spürt).

Jetzt klopft Julia: „Obwohl ich mich in meiner Liebe von Papa abgelehnt gefühlt habe und traurig war und nichts mehr fühlen wollte, achte ich mich und entscheide mich, die Liebe meines Partners zu fühlen."

(Ihr neuer Glaubenssatz: *Ich kenne den Unterschied zwischen meinem Partner und meinem Vater.*)

Seitdem fühlt sich Julia in der Beziehung gleichwertig und nicht mehr wie ein abhängiges Kind. Sie erkennt in der Partnerschaft die Situationen, in denen ihr inneres Kind die Führung übernehmen will, und versteht es, ihm Grenzen zu zeigen.

Verbindung zum vollkommenen Kind

Wenn ein Kind zur Welt kommt, strahlt es eine besondere Schönheit, Reinheit und Offenheit dem Leben gegenüber aus. Im *Neuen Testament* heißt es sinngemäß: „Ihr sollt werden wie die Kinder." Jedes Kind bringt seine ureigene Vollkommenheit mit in die Welt, nur körperlich muss es noch reifen. Dieses kleine Wesen wird dann erzogen, nach den jeweiligen gesellschaftlichen und/oder familiären Normen; ihm wird erklärt, wie es zu sein hat und was von ihm erwartet wird. Immer mehr passt es sich an die Bedingungen an, zulasten der Ganzheit, die es eigentlich schon mitgebracht hat.

Als Erwachsene können wir uns wieder an die ursprüngliche Vollkommenheit des Babys, das wir einmal waren, anbinden. Wir können von ihm lernen, wie es sich anfühlt, geborgen im Bauch der Mutter zu liegen, genährt, getragen und gewärmt zu werden. Wir können von ihm lernen, wie schön es war, auf die Mutter, den Vater und die Welt zu vertrauen, bevor Erfahrungen von Zurückweisung gemacht wurden. Wir können spüren, mit wie viel Liebe das Kind in diese Welt gekommen ist, und uns mit dieser Liebe wieder verbinden. Sie können sich auch vorstellen, dieses Kind in den Arm zu nehmen, und diesmal brauchen Sie es nicht zu trösten, sondern können sich dadurch getröstet fühlen, dass Sie das Vollkommene, Ganze in sich wieder wahrnehmen. Indem Sie sich der Ressource, dem kraftvollen kindlichen Teil in sich zuwenden, verlieren die Verletzungen an Macht.

Beispiel: Sprechen vor Zuhörern

Herr H. hat beruflich mit Menschen zu tun, fürchtet sich aber vor Situationen, in denen er vor mehreren Zuhörern sprechen muss. Eines Tages muss er kurzfristig für einen erkrankten Kollegen einspringen und einen Vortrag halten. In seiner Not spürt er zum Ursprung seiner Blockade hin: Er sieht sich selbst, wie er als achtjähriger Junge in der Schule an der Tafel steht und nichts weiß. Der Lehrer schimpft und die Klasse lacht ihn aus. Herr H. spürt sein inneres Kind, das sich so sehr schämt, schließt es ganz tief in sein Herz und gibt ihm Trost. – Der Vortrag am gleichen Tag gelingt ihm sehr gut und die Störung ist seitdem nicht mehr aufgetreten.

Zusammenfassung: Inneres Kind

Diese Methode eignet sich dazu, Verletzungen aus der Kindheit aufzuarbeiten. Teile der Persönlichkeit, die als Kind verletzt wurden, reagieren beim Erwachsenen oft weiterhin in kindlicher Weise auf die Umwelt. Damit das Kind von damals seine Blockaden überwinden kann, sollte es in seiner Not vom heute Erwachsenen gesehen und angenommen werden. Dazu sind folgende Schritte geeignet:

- Die innere Befindlichkeit wahrnehmen und spüren, ob die Gefühle für einen Erwachsenen angemessen sind oder eher für ein Kind
- Die Bereitschaft aufbringen, etwas über den Schmerz oder das Missempfinden zu *lernen,* ohne die Schwächen zu verurteilen
- Einen liebevollen Kontakt zum inneren Kind herstellen, um mehr über den Ursprung des Schmerzes zu erfahren
- Auch im Alltag in Kontakt bleiben und die Bedürfnisse des inneren Kindes achten

7. Mit heilenden Sätzen familiäre Verstrickungen lösen

Auch das ist Kunst, ist Gottes Gabe,
aus ein paar sonnenhellen Tagen
sich so viel Licht ins Herz zu tragen,
dass, wenn der Sommer längst verweht,
das Leuchten immer noch besteht.

Johann Wolfgang von Goethe

Im Familiensystem gilt das folgende Grundgesetz: *Jedes Familienmitglied hat das gleiche Recht dazuzugehören.* Es gibt unbewusste Mechanismen und Verhaltensweisen, mit denen sich ein Kind aus seiner Sicht sinnvoll einbringt, um sich den Platz in der Familie zu sichern. Diese bezeichnen wir als Dynamiken.

Darüber hinaus gibt es allgemein gültige Ordnungsprinzipien, die sich auf althergebrachtes Wissen gründen und ein harmonisches Familienleben sicherstellen sollen. Früher geborene Familienmitglieder und Vorfahren sollten geachtet werden, jüngere sollten von den älteren unterstützt und geliebt werden. In der Beratung oder in der persönlichen Innenschau versuchen wir, unbewusste Dynamiken aufzudecken und gestörte Ordnungen wieder herzustellen. Dabei stützen wir uns auf die Grundzüge der Familienaufstellung nach Bert Hellinger.

Wir spüren zu unseren Erinnerungen, Gedanken, Erfahrungen und inneren Haltungen hin. (*Wo fühle ich mich unfrei? Was kann ich aufgrund meiner Erkrankung nicht tun?*) Von hier aus erschließen sich oft tiefe Loyalitätsverhältnisse im Familiensystem, bei denen jemand aus Liebe zu einem Familienangehörigen auf das eigene Wohl verzichtet. Diese Art von Selbstaufgabe geschieht meist unbewusst und kann sogar bis in Krankheit oder Tod führen.

Beispiel: Loyalität zum Großvater

David (24 Jahre alt) ist seinem Großvater gegenüber loyal. Dieser hatte eine schwere Kriegsverletzung am rechten Bein, an deren Folgen er sein Leben lang litt: Er hinkte.

Davids Vater hatte die Beziehung zu seinem Vater abgebrochen. David brach sich daraufhin mit 8 Jahren das rechte Bein, verdreht sich beim Sport mehrmals den rechten Fuß, entwickelt ein Überbein und hat einen asymmetrischen Gang.

Unbewusst sind die wiederholten Verletzungen ein Ausdruck von Liebe zum Opa. Der heilende Satz könnte lauten: *Opa, du gehörst dazu, dein Schicksal lass ich bei dir.*

Eine Annäherung an solche Zusammenhänge gelingt über Fragen wie diese:

Woran arbeitet die Familie?

Was versucht sie zu vergessen?

Wie ist die Verbindung zwischen den Familienmitgliedern?

Gibt es abgebrochene Beziehungen?

Wer wurde ausgeschlossen?

Gibt es Raum für Gefühle, Wärme und Nähe?

Arbeitet man füreinander oder gegeneinander?

Wen versuche ich zu vertreten? Wessen Leid will ich heilen?

Wie wirken heilende Sätze?

Die Technik der heilenden Sätze wenden wir an, um Verletzungen oder Konflikte zu heilen, die unseren Vorfahren oder anderen Personen in unserem Familiensystem widerfahren sind. Mit den heilenden Sätzen können wir eine echte Verbindung schaffen zu unseren Vorfahren oder zu Personen, die körperlich nicht anwesend sind.

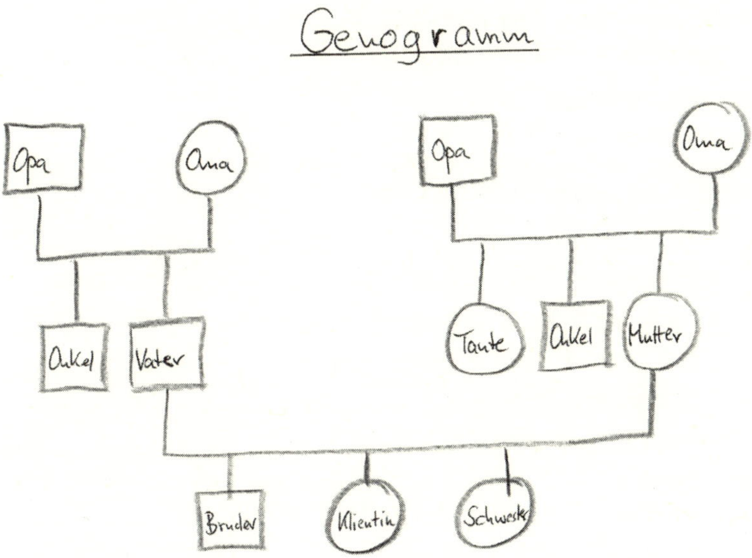

Beispiel für ein Genogramm

Belastete Beziehungen können über diese Technik oft wieder geheilt werden, selbst wenn eine der beiden beteiligten Personen bereits verstorben oder nicht ansprechbar ist.

Anleitung:

1. Damit Sie einen Überblick über Ihre Familie bekommen, empfehlen wir, ein ***Genogramm*** (grafische Darstellung einer Familie) oder einen Stammbaum zu zeichnen. Das Nachforschen bezüglich der verschiedenen Schicksale in der Familie hat bereits ordnende Wirkung.

2. Die wichtigsten Ereignisse Ihrer Familiengeschichte werden herausgearbeitet und aufgeschrieben:

- früher Tod von Eltern, Kindern oder Geschwistern
- schwere Schicksale (Krieg, Flucht usw.)
- körperliche oder geistige Behinderungen

- Streitigkeiten in der Familie (Erbschaftsangelegenheiten, geschäftliche Probleme, Neid)
- Auswanderung
- schwere Erkrankungen
- schwere Schuld oder Kriminalität (Kriegsverbrechen, Betrug, Mord usw.)
- das Weggeben von Kindern
- ungerechte Behandlung oder Verstoßensein (durch Stiefeltern, wegen unehelicher Schwangerschaft usw.)
- Missbrauch

3. Wenn es Verletzungen gab, versuchen Sie zu verstehen, *warum* eine Person so war, wie sie war – meist war sie so aufgrund ihrer eigenen Verletzungen und leidvollen Erfahrungen. Dadurch kann bei Ihnen das Mitgefühl wachsen und sogar Nähe entstehen, wo vorher vielleicht Enttäuschung oder sogar Hass war.

Beispiel: Verständnis für die Mutter

Eva leidet unter der Gefühlskälte ihrer Mutter. Sie versucht zu verstehen, was die Mutter in ihrer Kindheit erlebt hat, erinnert sich an die Erzählungen, wie hart die Oma gewesen sei, deren Mann im Krieg gefallen ist und die in der Nachkriegszeit vier Kinder allein großziehen musste. Eva schließt die Augen und stellt sich vor, mit der Mutter zu sprechen:

„Mama, ich sehe, wie schwer du es hattest und wie wenig Liebe dir deine Mutter geben konnte. Ich achte dein Schicksal und lasse meine Erwartungen los."

Verletzungen der Ordnung im Familiensystem können folgendermaßen aussehen:

- Der Sohn wird von der Mutter wie ein Partner behandelt. Dabei entstehen unangemessene Größenfantasien.

- Alleinerziehende Mütter machen ihre Kinder zu Vertrauten und geben ihnen die Rolle einer Freundin. Die Ordnung von Mutter und Kind wird dadurch verletzt.
- Die Tochter *gibt* der Mutter deutlich mehr, als sie *bekommt*. Dadurch wird eine Ordnung verletzt, die da heißt: „Eltern geben, Kinder nehmen."

4. Jeder im Familiensystem möchte dazugehören, auch wenn er schwere Fehler gemacht hat. Wenn Sie ein Familienmitglied oder eine andere Person ablehnen, entsteht eine besonders ungünstige Bindung, bei der alle abgelehnten Eigenschaften zu Ihnen zurückfließen. Das wirkt schwächend. Wenn Sie eine andere Person achten und lieben, trotz ihrer Fehler, kann das *Gute* dieser Person zu Ihnen fließen. Diese Beziehung kann Ihnen Kraft geben und dem anderen Würde.

5. Sie anerkennen zunächst das Schwere, durch das die Beziehung bisher belastet wurde. Dann wird versucht, das Belastende loszulassen und die Basis für eine gesunde Beziehung zu finden:

„Ich bitte jetzt alle guten Kräfte des Himmels und der Erde, alles Belastende zwischen uns aufzulösen und umzuwandeln in Kraft und Liebe."

6. Formulieren Sie heilende Sätze, die für Ihre Situation passen.

Beispiel: Ein Vater sagt zu seinem Sohn, der ihn verachtet, weil er die Mutter verlassen hat: „Lieber Sohn, auch wenn ich deine Mutter verlassen habe, bleibe ich immer dein Vater und du bleibst mein Sohn."

Störungen im Familiensystem

In Familien gibt es häufig gestörte Verbindungen, Verstrickungen oder sogenannte Schicksalsbindungen, etwa die Loyalität im Leid. („Mir darf es nicht besser gehen als dir.") Um die Eltern zu entlasten und damit ihr eigenes Überleben zu sichern, beladen sich Kinder oft mit deren Sorgen, Krankheiten, Schuldgefühlen und Verpflichtungen und versuchen, Mängel auszugleichen (Beispiel: Kind als „Sonnenschein" für die depressive Mutter).

In der nachfolgenden Übersicht finden Sie Beispielsätze, die Sie anwenden können, wenn Sie sich bei den inneren Haltungen wiederfinden, die jeweils eingangs formuliert sind. Um das herauszufinden, sollten Sie sich Fragen stellen wie diese: *Was mache ich ähnlich wie andere Personen in der Familie, wer ist mein Vorbild, was übernehme ich, wo sehne ich mich nach Nähe, wo fühle ich mich als Opfer ...?*

1. Nachfolge

Wenn ein Elternteil stirbt oder sehr krank ist, denkt das Kind vielleicht: „Ich folge dir (... in den Tod, in die Erkrankung)!"

Heilender Satz: *Ich bleibe!*

2. Übernahme

Aus Liebe trägt ein Kind die Last der Eltern und denkt: „Lieber trage *ich* das Schwere als du."

Dieser fremde Anteil kann zurückgegeben werden: *Ich kann es nicht mehr für dich tragen. Ich wollte es dir abnehmen. Es ist zu schwer für mich. Es zerbricht mich. Ich lasse es bei dir! Es gehört zu deinem Schicksal.*

3. Schuld und Sühne

Unbewusste Dynamik: „Ich büße für das, was du getan hast!" Oder: „Ich opfere mein Leben, um den Schaden gutzumachen, den du angerichtet hast."

Befreiende Sätze: *Ich schaue auf dein Opfer, aber ich lasse die Verantwortung bei dir. Es gehört zu deiner Zeit. Ich bin zu klein, es zu tragen. Ich bin unschuldig. Ich bin frei.*

4. Delegation

Ein Früherer (etwa ein Vater) delegiert Eigenes (unerfüllter Wunsch, Erreichen eines Ziels, Rache usw.) an einen Späteren (etwa den Sohn). Der Frühere sagt: „Bitte tu es für mich!"

Heilende Sätze: *Danke für das Gute, das du mir getan hast. Aber deine unerfüllten Wünsche lasse ich jetzt bei dir. Das gehört zu dir und zu deinem Schicksal. Ich gehe jetzt meinen eigenen Weg.*

5. Identifikation

Ein Nachkomme fühlt und denkt genauso wie ein früher Geborener: „Ich bin wie du! Ich lebe dein Leben."

Heilende Sätze: *Ich sehe den Unterschied zwischen dir und mir.*
Du bist du und ich bin ich.
Du hast dein Schicksal und ich habe mein Schicksal.
Du hast dein Leben und ich habe mein Leben.
Du gehst deinen Weg und ich gehe meinen Weg.

6. Nicht-vergeben-Können

An der Schuld eines anderen wird unversöhnlich festgehalten: „Ich erlasse dir deine Schuld nicht. Ich bin dein Opfer."

Befreiende Sätze: *Ich lasse mein Nicht-vergeben-Können jetzt los.*
Ich lasse die Verantwortung für das, was du getan hast, bei dir.
Ich lass dich jetzt los.
Ich bin frei.

7. Unterbrochene Hinbewegung

Ursache: Nicht erfahrene Nähe oder Unterbrechung der Nähe zu einem Elternteil (oder zu einer anderen nahen Person), frühe Verlusterfahrungen, Krankenhausaufenthalte, Trennung in entscheidenden Lebensphasen. Resultat: Lebenslange vergebliche Suche nach der Nähe zum anderen.

Lösung: Verlusterfahrungen und den damit verbundenen Schmerz würdigen und beklopfen. Aussöhnung mit den Eltern.

Beispiel für heilende Sätze: *Mama, ich habe als Kleinkind nicht verstanden, warum du mich im Krankenhaus allein gelassen hast; damals habe ich das Vertrauen in deine Liebe verloren und mich immer allein gefühlt. Jetzt kann ich deine Liebe wieder fühlen und nehme sie gerne von dir.*

Zusammenfassung: Heilende Sätze

Familiäre Verstrickungen oder gestörte Verbindungen können sowohl gesundheitliche als auch emotionale Folgen haben. Es ist wichtig, zu verstehen, wie sich Verletzungen oder Verhaltensweisen in Ihrem Familiensystem wiederholen, wie jeder von seinen Eltern gelernt hat (nicht nur das Gute) und auch unbewusste Wünsche von Familienmitgliedern erfüllt. Das Erkennen und Verstehen dieser Verstrickungen ist Voraussetzung dafür, dass Sie sich davon lösen können.

Verschaffen Sie sich einen Überblick über Ihre Familie und die wichtigsten Ereignisse und Schicksale in Ihrer Familiengeschichte und schreiben Sie diese auf. Wenn es Verletzungen gab, versuchen Sie zu verstehen, warum eine Person so war, wie sie war. Wurden Ordnungen im Familiensystem verletzt?

Verschiedene innere Bewegungen kommen als Ursache für Verstrickungen und Störungen im Familiensystem infrage. Finden Sie heraus, was für Sie zutrifft, formulieren Sie heilende Sätze, die für Ihre besondere Situation passen, und freuen Sie sich darauf, dass sich viele familiäre Störungen dadurch beheben lassen, wenn gleichzeitig die innere Haltung von Liebe und Achtung da ist.

8. Mit selbst gezeichneten Bildern arbeiten

Zeichnen ist die Kunst, Striche spazieren zu führen.
PAUL KLEE

Diese Methode ist eine schöne, anschauliche Abwechslung für den „Blick nach innen“ und eignet sich für jeden, der gerne zeichnet oder malt.

Jede Veränderung in unserer Außenwelt geht mit einer Veränderung in unserem Inneren einher (und umgekehrt). Das heißt, wir reagieren mit inneren Bildern auf das, was wir erleben, und je nachdem, welche Bilder innerlich entstehen, wirkt sich das auf unsere Körpervorgänge, auf unser Fühlen und Denken aus. Wenn wir die inneren Bilder, die wir von uns, von unserem Körper oder von unseren Beziehungen haben, verstehen und *verändern*, hat das in diesen Bereichen oft eine sofortige Wirkung. Da diese inneren Bilder oft nur wie ein Film vorbeiziehen, ohne dass wir sie festhalten und dadurch besser anschauen können, hat sich die Arbeit mit selbst gemalten Bildern bewährt. Unsere Arbeit mit Bildern beruht auf den in vielen Fachbüchern beschriebenen Erfahrungen und Ideen der Ärztin und Dozentin für Kunsttherapie, Professor Gisela Schmeer.[9]

Wenn wir uns auf ein Thema innerlich einstellen, tauchen vor unserem inneren Auge meist Bilder auf, die wir malen oder zeichnen können. Aus einer unbekannten, kreativen Quelle, die mehr weiß als unser Verstand, gelangen Informationen aufs Papier, die dabei helfen, tiefe, oft vergessene Seelenanteile wiederzuentdecken. Bilder öffnen ein Fenster zur Seele und zum Unbewussten – zum immer wieder neuen Erstaunen der Malenden. Ein solches visuelles Lernen eignet sich nicht nur für Erwachsene, sondern auch für Kinder, da wie im Märchen über Bilder spielerisch kreative Lösungen und neue Sichtweisen gefunden werden können.

Die Arbeitsmaterialien: eine Unterlage, Papier, Farbstifte, Wachsmalstifte oder Farben und Pinsel, außerdem Schere, Klebstreifen, Spielfiguren, Bauklötze, kleine Steine oder Ähnliches.

Das Malen oder Zeichnen: Ohne Anspruch an sich selbst, etwas besonders „Schönes", Gelungenes zu malen, skizzieren Sie, die momentane problematische Situation, Ihre Gefühle und/oder körperlichen Beschwerden so, wie Sie sie sehen. Wenn Widerstände gegen das Zeichnen auftreten, klopfen Sie und nennen die abwehrenden Worte. Beispiel:

„Obwohl ich nicht zeichnen will, weil meine Lehrerin meine Bilder nicht schön fand, achte ich mich und entscheide mich, jetzt nur für mich zu zeichnen."

Wenn man ein inneres Bild klarer sehen möchte, hilft oft die „Pose" (siehe unter Kopfhaltetechnik).

Anschließend betrachten Sie Ihr Bild mit Interesse. Nehmen Sie dabei Ihre Gefühle, Gedanken und Körperveränderungen wahr. Vielleicht reagieren Sie mit Angst oder Abwehr auf bedrohlich wirkende Bildinhalte? *Akzeptieren* Sie alles, was auf dem Bild ist und was es bei Ihnen auslöst. Beklopfen Sie mit dieser inneren Haltung alle Körperlinien. Dadurch können Sie die zu den Bildern gehörenden Gefühle „integrieren", das heißt: Alles darf jetzt sein und darf zu Ihnen gehören. Oft öffnen sich dabei Türen zu neuen Sichtweisen und Lösungsansätzen. Auch die Betrachtung mit einer Farbbrille kann neue Aspekte aufzeigen.

Gezielte Fragen zum Bild

Sie als Malende sind selbst die Quelle, aus der sich die Bedeutung des Bildes erschließen lässt. Gute Fragen sind Schlüssel zum Bild. Hier einige Beispiele:

Was ist Ihrer Meinung nach das Thema dieses Bildes?

Gibt es auf dem Bild etwas, was Sie selbst erstaunt, wenn Sie es jetzt sehen?

Wie fühlten Sie sich beim Malen? Wie fühlen Sie sich jetzt?

Wenn Ihr Vater/Chef dieses Bild sehen würde, was würde er dazu sagen, wie würde er die Situation sehen?

Wenn … (ein spezieller Bildanteil, eine Person, ein Tier, ein Organ) sprechen könnte, was würde es Ihnen sagen?

Was auf dem Bild ist neu (– etwas, was Sie früher anders gesehen/gemacht hätten)?

Was nehmen Sie im Moment in Ihrem Körper wahr?

Das Neue können Sie eventuell als Affirmation aufschreiben. Beispiel: Eva sieht auf ihrem Bild einen Schutz bietenden Baum mit tiefen Wurzeln, an den sie sich lehnt. Sie spürt, dass über die Wurzeln die Kraft ihrer Familie zu ihr fließt, die sie lange nicht mehr wahrgenommen hat.

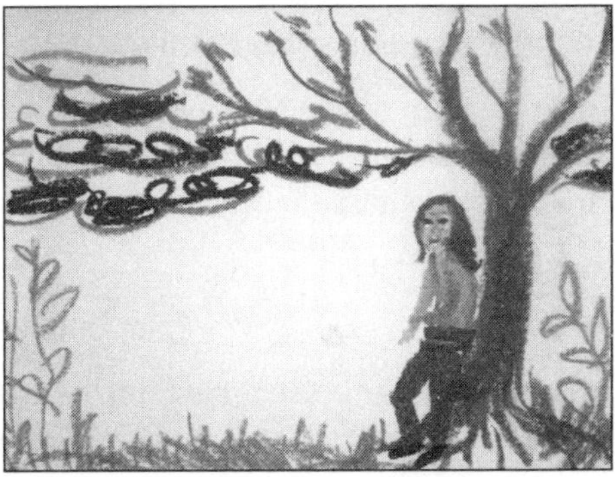

Die Affirmation kann lauten: *Ich nehme die Kraft meiner Familie dankbar an.* Für die *Formulierung* von „MFT-Klopfsätzen" (Erläuterung folgt weiter unten) kann die hinter dem Bild liegende Information genutzt werden. In diesem Fall sind die dunklen Wolken mit Streitigkeiten und Kontaktabbruch in der Familie verbunden. Der Blick der Malerin geht nach links in die Vergangenheit (die Zukunft wird eher rechts im Bild dargestellt – der rechts abgeschnittene Teil der Baumkrone weist darauf hin, dass Teile ihrer Persönlichkeit nicht gelebt werden, vielleicht wegen den „abgeschnittenen" Beziehungen.) Um die Wunden der Vergangenheit zu heilen kann der MFT-Klopfsatz lauten: „Obwohl ich mich wegen Streitigkeiten von meiner Familie abgewendet habe, achte ich mich und entscheide mich, den Kontakt wieder aufzunehmen und die nährende Kraft meiner Familie zu spüren."

Wenn Bäume in Ihren Bildern auftauchen, können Ihnen vielleicht folgende Anregungen hilfreich sein, um Ihr Bild besser zu verstehen, da Bäume gerne als Symbol oder Sinnbild für die eigene Person verwendet werden:

Wurzeln sagen etwas über die Verbindung zu den Ahnen aus, der Stamm über Verletzungen und Belastungsfähigkeit im Sturm des Lebens. Das Herz des Baumes (dort, wo die Äste entspringen) symbolisiert den emotionalen Kern, also den Gefühlsbereich, die Baumkrone die Entfaltung der Persönlichkeit. Schauen Sie genau hin, wo an Ihrem gezeichneten Baum Wunden, Narben, tote, fehlende oder abgeschnittene Äste auffallen. Wenn es Ihnen gelingt, mithilfe der Fragen die *aktuellen Zusammenhänge* in Ihrem Bild selbst zu erkennen und selbst zu deuten, hat dies einen besonders erhellenden und heilenden Effekt.

Techniken aus der Kunsttherapie

Im Folgenden zeigen wir einige einfache kunsttherapeutische Techniken, die Sie selbst anwenden können, um Ihre Selbstheilungskräfte zu unterstützen und blockierte innere Kräfte zu befreien.

Spielfiguren

In der Bildtherapie setzt man Spielfiguren ein, um die Wirkung der Veränderung eines Platzes im Bild auszuprobieren. Wir empfehlen Holzfiguren, 4 bis 12 Zentimeter groß, möglichst neutral, damit sie als Stellvertreter für unterschiedliche Personen verwendet werden können. Damit können auch problematische Situationen im Familiensystem gut veranschaulicht werden. Das Bild wird vorübergehend sozusagen als Bühnenbild für mögliche Szenen Ihres Lebens verwendet, in denen Sie entweder allein oder mit anderen Personen, vielleicht aus Ihrer Familie, „auftreten“. Schauen Sie, ob es auf Ihrem Bild einen Platz gibt, der für *Sie* stimmig ist; es kann der Platz einer Blume, einer gezeichneten Person, einer Wiese, eines Baumes oder eines Symbols sein, das etwas mit Ihnen zu tun hat.

Nachdem Sie für Ihr Figürchen einen Platz auf Ihrem Bild gewählt und es hineingestellt haben, wird dieser Platz nach verschiedenen Gesichtspunkten analysiert und hinterfragt:

Wie geht es der Person an diesem Platz?

Ist es ein guter Platz?

Hat die Person von hier aus einen Überblick über die Situation?

Steht sie mitten im Problembereich oder hat sie genügend Abstand?

Wie lange möchte die Person hier noch bleiben?

Was hält sie hier? Was sind die Vorteile und/oder die Nachteile auf diesem Platz?

Gibt es einen besseren Platz im Bild?

Braucht die Person einen Helfer – wenn ja, wen?

Mit beweglichen Spielfiguren können Sie Ihren Standpunkt oder Blickpunkt verändern (im doppelten Sinne), Neues ausprobieren,

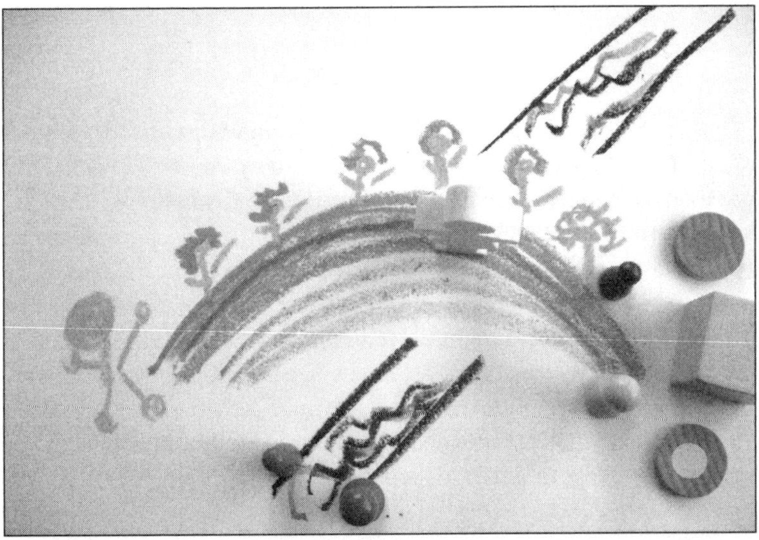

Das Brückenbild von Reni (50 Jahre alt) zeigt zunächst Leere an beiden Seiten der mit Blümchen verzierten Brücke. Um den Weg zu ihrem Ziel auszuprobieren, das auf der anderen Seite des Flusses liegt, nimmt sie eine kleine Holzfigur, mit der sie über die Brücke geht. Der schmale Fluss (der Energie, die durch verschiedene Ängste sehr beeinträchtigt wird) bricht im Verlauf. Alte Ängste werden durch die Betrachtung des Bildes spürbar und können mit kleinen bunten Kegeln in den Fluss (unten) gestellt werden. Diese können jetzt angeschaut und beklopft werden, sodass der Weg zu den nächsten Projekten frei wird, die mit Spielsteinen rechts der Brücke sichtbar gemacht wurden.

wieder verwerfen, Mitspieler aus dem Familien- oder Beziehungssystem in Ihr Bild einladen, Dialoge mit ihnen führen und heilsame Szenen ausprobieren. Das passiert, indem zusätzliche Figuren ins Bild gestellt werden. Während Ihre Figur auf dem Bild stellvertretend für Sie agiert, sind Sie selbst gleichzeitig Zuschauer und Akteur. In Dialogen sprechen Sie selbst in allen Rollen. Das Bild bietet dazu den Hintergrund; hier kann es Bewegungen aufeinander zu oder voneinander weg geben, je nachdem, was sich im Moment besser anfühlt. Entsprechend dieser Erfahrung kann man Veränderungen im Alltag erwägen.

Es hat sich außerdem bewährt, Spielsteine als Symbole für vielerlei *Probleme* zu benutzen (Projekte, Prüfungen, Geld oder Ähnliches). Auch Projekte beispielsweise brauchen den richtigen *Platz* im Bild bzw. im Leben, um erfolgreich bewältigt werden zu können.

Zudecken oder Ausschneiden

Wenn ein Bildinhalt belastend wirkt, kann man ihn vorübergehend abdecken oder wegfalten, damit die Aufmerksamkeit zunächst auf die Kraft der *Ressourcen* und die *ermutigenden* Inhalte der Darstellung gelenkt wird. Die Vision und das „Probespüren" eines *störungsfreien* Zustands birgt ein großes Potenzial und kann die treibende Kraft für eine Veränderung sein. Wir wissen natürlich, dass das *Zudecken* eines Problems nicht dessen Lösung ist. Manchmal kann ein Störfaktor an einer anderen Stelle zur *Kraftquelle* umgedeutet werden. In diesem besonderen Fall wird man diesen Problembereich vielleicht *ausschneiden* und an einer anderen Stelle aufkleben. Dieses spielerische Ausprobieren lockert festgefahrene Sichtweisen, Strukturen, Muster und Erlebnisweisen.

Problem- und Lösungsbild

Bei dieser Technik werden zwei Bilder gezeichnet. Zuerst versuchen Sie, das *Problem* darzustellen. Während Sie dann das Problembild betrachten, beklopfen Sie die Körperlinien und atmen tief durch. Lassen Sie sich Zeit, damit Konfliktenergie abfließen kann. Dann

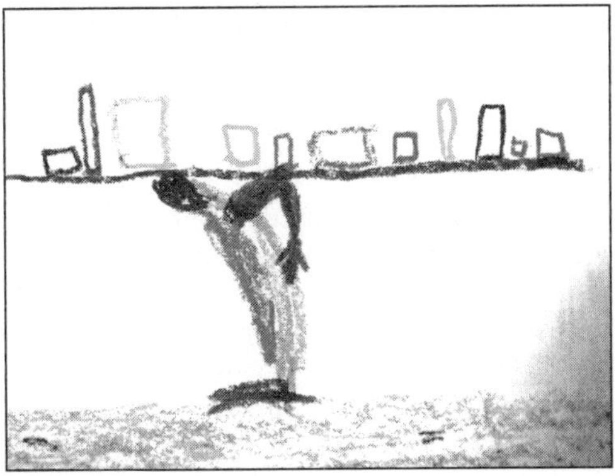

Eine Lehrerin malt sich selbst, beladen mit zahlreichen Lasten, die sie auf einem Brett trägt, unfähig, sich damit zu bewegen.

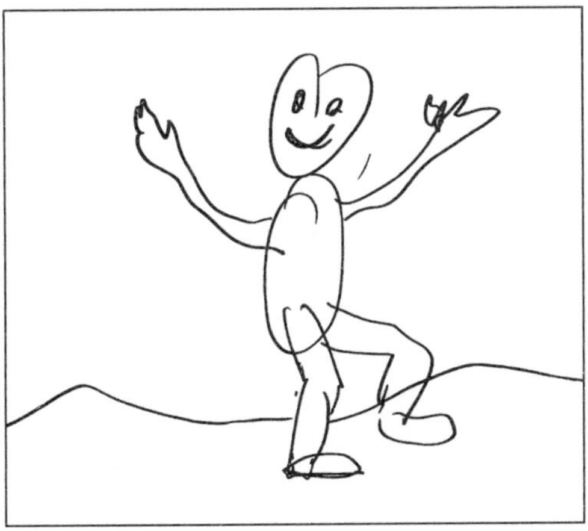

Nachdem sie die Verpflichtungen einzeln benannt und nach Wichtigkeit geordnet hat, entscheidet sie sich, in ihrem Leben einiges zu verändern, und zeichnet das dadurch jetzt schon zu spürende Lebensgefühl von Freiheit und Genuss.

spüren Sie in sich hinein, ob es innere Bilder für *Lösungsansätze* gibt. Wenn Sie Ideen, Fantasien, Wunschbilder haben, zeichnen Sie ein weiteres Bild.

In Bild 1 (Problembild) wird also der aktuelle Zustand oder die momentane Wahrnehmung eines Problems gezeichnet.

Bild 2 (Lösungsbild) soll eine erwünschte Entwicklung oder eine mögliche Lösung aufzeigen. Ein Lösungsbild ist noch nicht die Lösung, aber es weist den Weg in eine Richtung und führt aus der Stagnation heraus.

Die wundersame Lösung

In scheinbar festgefahrenen Situationen – auf dem Bild ist kein Ausweg zu sehen – hilft oft die Vorstellung einer wundersamen Lösung.[10] Schließen Sie die Augen und stellen Sie sich vor, es passiert ein Wunder und plötzlich öffnet sich auf dem Bild die Tür zu einem Weg. Der Weg ist frei und Sie können genau das tun, was Sie sich wünschen …

Oder: Stellen Sie sich vor, eine gute Fee heilte wie durch ein Wunder die alten Wunden – was wäre dann anders? Spüren Sie und schauen Sie, ob sich ein Bild mit diesen neuen Möglichkeiten zeigt. Dieses neue Bild wird dann als Lösungsbild gezeichnet.

Problem und Lösung nebeneinander

Darstellungen von Problem und Lösung in Bildern sind interessant, weil Sie beide miteinander vergleichen können und sehen, was in Bewegung kommt, welche Veränderungen möglich sind und welche Faktoren starr und unflexibel bleiben.[11] Mit Klopfakupressur können bestehende Blockaden gelöst werden, damit eine optimale Lösung gefunden werden kann.

Kinderbilder

Zu Bildern Ihrer Kinder können Sie als Eltern sich folgende Fragen stellen: Gibt es bedrohliche, dominante Elemente in den Farben und Inhalten des Bildes? Gibt es Auswege? Gibt es Helfer? Das Ausleben von Aggressionen, Wehrhaftigkeit und Tapferkeit im Kampf gegen vorgestellte Feinde im Bild ermöglicht es dem Kind, über das kreative Spiel zu lernen, sich durchzusetzen und zu wachsen. Als Mutter oder Vater können Sie durch aufmerksames Zuhören und ernsthaftes Mitspielen eine Bildgeschichte zu einem guten Ausgang lenken. Dadurch lernt das Kind seine Probleme mit Fantasie zu lösen.

Das Bildtagebuch

Selbsterkenntnis ist eine Voraussetzung für Veränderung und Entwicklung. Das Selbstbild wandelt sich, unterliegt einer Tagesform und wird beeinflusst durch Ablehnung und Zustimmung des Umfelds. Viele Menschen malen oder zeichnen gerne, um Erlebnisse oder Träume zu verarbeiten und sich dabei selbst zu finden.

Das Zeichnen als schöpferischer Akt hat an sich schon eine heilsame Wirkung auf Sie als Malende. Zur regelmäßigen Selbstreflexion empfehlen wir Ihnen ein *Bildtagebuch*. Zeichnen Sie die aktuelle Situation, ein Traum- oder ein Fantasiebild in ein unliniertes Heft. Unter jedes Bild wird mindestens ein Satz oder ein wichtiges Wort geschrieben, vielleicht eine Erkenntnis, die beim Malen gewonnen wurde. Durch eine Serie von Bildern wird Ihnen als Malenden deutlich, welche Themen sich im Laufe der Zeit verändern und welchen Prozess Sie durchlaufen.

Zusammenfassung: Selbst gemalte Bilder

Wenn Sie gerne malen oder zeichnen, bietet Ihnen diese Technik gestalterische und kreative Möglichkeiten, sich Ihren Themen zu nähern und neue Aspekte zu sehen.

Aus einer unbewussten schöpferischen Quelle kommen über Bilder Informationen aus dem Seelenleben an die Oberfläche, mit deren Hilfe die Selbstheilungskräfte unterstützt werden können. Dabei können Sie verschiedene Techniken einsetzen:

Klopfakupressur: Betrachten Sie Ihr Bild, achten Sie dabei auf Gefühle und Körperwahrnehmungen und beklopfen Sie alle Linien. Vielleicht möchten Sie ausprobieren, was sich verändert, wenn Sie es eine farbige Brille aufsetzen.

Kleine Spielfiguren werden als Repräsentanten für Sie selbst und andere Personen, auch für mögliche Helfer, ins Bild gestellt. Das Bild bietet die Bühne, auf der Veränderungen möglich sind, auf der Sie Kontakte herstellen und heilende

Sätze aussprechen können. Das Ausprobieren eines guten „Standpunktes“ und ernsthaft geführte Dialoge können Ihnen beim Lösen familiärer Probleme helfen.

Problem und Lösung nebeneinander: Zeichnen Sie ein Bild, das den aktuellen Konflikt darstellt. Nachdem der Stress auf diesem Bild beklopft wurde zeichnen Sie ein weiteres Bild. Bild 2 zeigt eine mögliche Lösung. Diese Technik ist hilfreich, um Problemlösungen auf bildlicher Ebene auszuprobieren und zu spüren, ob Sie sich bei diesen Lösungen wirklich gut fühlen.

Bildtagebücher (oder auch die Darstellung von Träumen) sind gute Hilfsmittel zur Selbstreflexion. Fragen Sie sich zu den Bildern jeweils: Was ist das Thema dieses Bildes? Was ist hier besonders? Stellen Sie für sich eine Figur ins Bild und probieren Sie neue Standpunkte aus. Finden Sie Blockaden, die immer wieder in Bildern auftauchen, und wenden Sie Klopfakupressur oder eine andere Technik an, um diese Blockaden aufzulösen.

9. Mit Gefühlsmandalas kraftvolle Gefühle fördern

Das Gefühl versteht, was der Verstand nicht begreift.
Bonaventura (Philosoph und Theologe, 13. Jh.)

Den Organen des Menschen werden bestimmte Emotionen zugeordnet; diese Zuordnungen sind in der Traditionellen Chinesischen Medizin seit 2000 Jahren bekannt und wurden jüngst in der Psycho-Kinesiologie weiter ausgearbeitet.[12] Der Nutzen von Gefühlsmandalas liegt darin, dass sie helfen, beim Vorliegen körperlicher Störungen mögliche Gefühle herauszufinden, die das entsprechende Organ belastet haben könnten – also Zusammenhänge zwischen Organsystemen und Emotionen herzustellen.

Wenn Sie Probleme in einem Organbereich haben, beispielsweise Nierenschmerzen, kann es hilfreich sein, zur Orientierung eine Tabelle zu benutzen, in der Sie Informationen finden, welche *Gefühle* mit dem betreffenden Organ häufig in Verbindung stehen. Aufgrund von Erfahrungswerten kann die Niere mit dem Hauptgefühl Angst in Verbindung gebracht werden.

Es gibt verschiedene bildhafte Modelle der Zuordnung von Organen und Gefühlen. In der Psycho-Kinesiologie hat sich schon seit Jahren das PK-Gefühlsmandala bewährt, in dem Stressgefühle und Organverbindungen benannt werden. Die Autorin hat zusätzlich ein Gefühlsmandala mit Kraft gebenden Gefühlen entwickelt, die jeweils den Organen zugeordnet werden.

Im Folgenden (S. 142) drucken wir Ausschnitte aus dem PK-Gefühlsmandala (von Dietrich Klinghardt (S. 140)) und dem Mandala Kraft gebender Gefühle (von Amelie Schmeer-Maurer (S. 141)) in Tabellenform ab. Dabei sind zur schnellen Orientierung jeweils die wichtigsten einschränkenden und befreienden Gefühle aus beiden Mandalas aufgeführt.

Gefühlsmandala der Psycho-Kinesiologie

nach Dr. Dietrich Klinghardt

Gehirn

Verwirrt Verurteilen	Kontrollverlust Gefühllosigkeit	Selbstzweifel Fremdbestimmt	Stur Kopfgesteuert

FEUER FEUER

Dünndarm Sich verloren / einsam fühlen Neid / Hass Vernachlässigt Mangel an Nähe / mütterl. Wärme Liebesentzug Dunkles Geheimnis	**Herz emotional** Plötzl. Schock Gebrochenes Herz Vertrauensbruch Gleichgültigkeit Verletztheit Traurigkeit Verrat Zweifel	**Herz physisch** Freudlosigkeit Sich ausgenutzt fühlen Selbstschutz Geld- oder Machtgier Sinnlosigkeit Gefühlskälte Innere Leere	**Schilddrüse** Erniedrigung Nicht gesehen / gehört werden Aufgeben Verleugnen "Ich gehöre nicht dazu" Geopfert werden
Leber Wut Handlungsunfähig Existenzangst Mangelnde Anerkennung Selbsthass Verzweiflung Vermeiden v. Problemen	**Gallenblase** Ablehnung Selbstmitleid Andere verurteilen Sich als Opfer fühlen Zweitrangig Manipuliert Rache Konfliktscheu	**Milz / Pankreas** Wenig Selbstwert Selbstbestrafung Nicht gut genug Abhängig Überbesorgt Mangelnde Abgrenzung Sich aufopfern	**Magen** Heimatlos Machtlos Gebrochener Wille Überfordert Abneigung Besessenheit Sich selbst unter Druck setzen
Niere Angst Schuldgefühle Eifersucht Enttäuschung Entsetzen Misstrauen Schande	**Blase / Genitalien** Schamgefühl Gelähmter Wille Unerfüllte Liebessehnsucht Selbstmitleid Sich verletzt fühlen Angst, auf eigenen Füßen zu stehen	**Lunge** Chron. Kummer Trauer Sehnsucht Keine Lebenslust Nicht bewältigte Trennung Keine Daseins-berechtigung Todesangst	**Dickdarm** Dogmat. Denken Nicht loslassen Engstirnig Kontrollierend Perfektionistisch Überkritisch Geizig

HOLZ ERDE

WASSER METALL

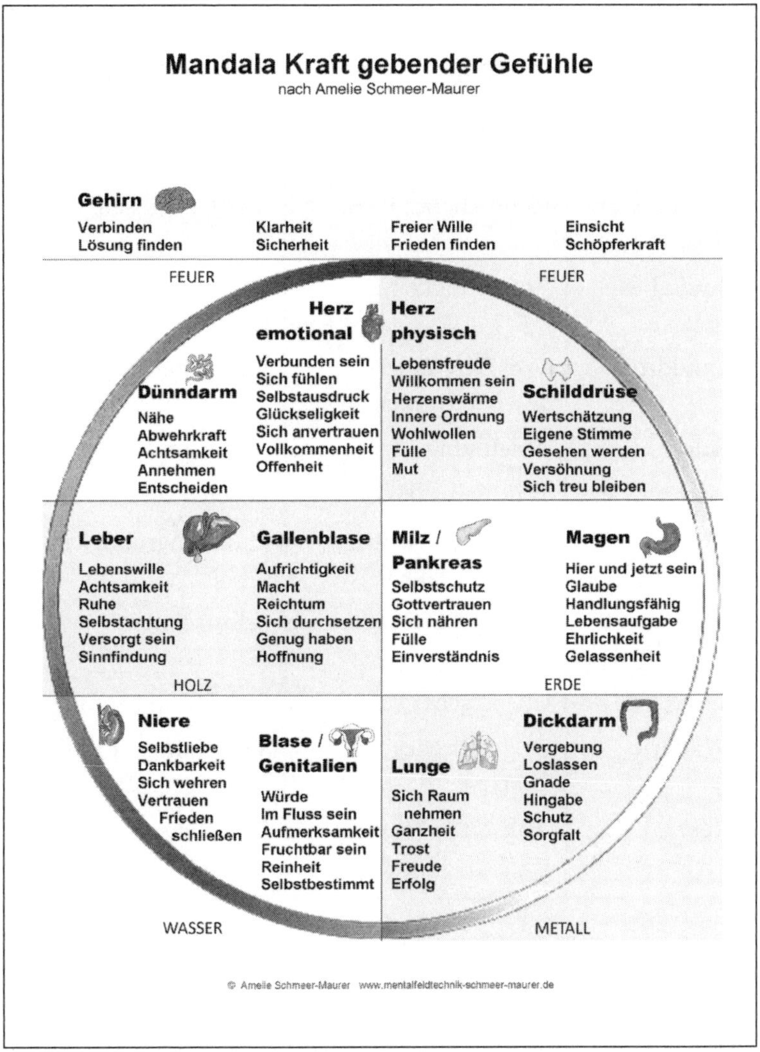
Mandala Kraft gebender Gefühle
nach Amelie Schmeer-Maurer
Gehirn
Verbinden
Lösung finden
Klarheit
Sicherheit
Freier Wille
Frieden finden
Einsicht
Schöpferkraft
FEUER
FEUER
Herz emotional
Verbunden sein
Sich fühlen
Selbstausdruck
Glückseligkeit
Sich anvertrauen
Vollkommenheit
Offenheit
Herz physisch
Lebensfreude
Willkommen sein
Herzenswärme
Innere Ordnung
Wohlwollen
Fülle
Mut
Dünndarm
Nähe
Abwehrkraft
Achtsamkeit
Annehmen
Entscheiden
Schilddrüse
Wertschätzung
Eigene Stimme
Gesehen werden
Versöhnung
Sich treu bleiben
Leber
Lebenswille
Achtsamkeit
Ruhe
Selbstachtung
Versorgt sein
Sinnfindung
Gallenblase
Aufrichtigkeit
Macht
Reichtum
Sich durchsetzen
Genug haben
Hoffnung
Milz / Pankreas
Selbstschutz
Gottvertrauen
Sich nähren
Fülle
Einverständnis
Magen
Hier und jetzt sein
Glaube
Handlungsfähig
Lebensaufgabe
Ehrlichkeit
Gelassenheit
HOLZ
ERDE
Niere
Selbstliebe
Dankbarkeit
Sich wehren
Vertrauen
Frieden schließen
Blase / Genitalien
Würde
Im Fluss sein
Aufmerksamkeit
Fruchtbar sein
Reinheit
Selbstbestimmt
Lunge
Sich Raum nehmen
Ganzheit
Trost
Freude
Erfolg
Dickdarm
Vergebung
Loslassen
Gnade
Hingabe
Schutz
Sorgfalt
WASSER
METALL
© Amelie Schmeer-Maurer www.mentalfeldtechnik-schmeer-maurer.de

Zuordnung von Organen und Gefühlen

Organ	Einschränkende Gefühle	Kraftvolle Gefühle
Dünndarm	Verlorenheit und Einsamkeit	Nähe
Emotionales Herz	Gebrochenes Herz	Verbundensein
Physisches Herz	Freudlosigkeit	Willkommensein
Schilddrüse	Von Eltern nicht gesehen werden	Wertschätzung
Galle	Ablehnung	Aufrichtigkeit
Leber	Wut, Selbsthass	Lebenswille
Magen	Heimatlosigkeit, Machtlosigkeit	Handlungsfähigkeit
Pankreas	Geringes Selbstwert-gefühl	Selbstschutz
Lunge	Chronischer Kummer	Sich Raum nehmen
Dickdarm	Dogmatisches Denken	Vergebung, Loslassen
Niere	Angst und Schuld	Selbstliebe
Blase	Scham	Würde

Falls Sie als Anwender beispielweise Herzbeschwerden haben, lesen Sie in der entsprechenden Rubrik der Mandalas nach und versuchen herauszufinden, welches der angegebenen Gefühle für Sie zutreffen könnten: Freudlosigkeit, sich ausgenutzt fühlen, Sinnlosigkeit oder aber der Wunsch nach Willkommensein oder nach mehr Mut. Wenn Sie diesen Zusammenhang hergestellt haben, dient das Ihrem Verständnis, welche Gefühle unterdrückt wurden oder zu wenig

Raum bekamen. Wenn Ihnen das nach der Betrachtung des Gefühlsmandalas bewusst wird, können Sie in der Gegenwart darauf achten, diesen Gefühlen wieder Ausdruck zu geben. Gewähren Sie angenehmen Gefühlen Aufmerksamkeit, verstärken Sie diese und profitieren Sie von der Kraft, die dadurch frei wird!

Organbeschwerden sind verbunden mit Neurotransmitter- und/ oder Hormonstörungen, mit vorhersehbaren körperlichen Symptomen und Problemen im Gefühlsbereich. Wenn Sie den Zusammenhang von Organstörungen zu einschränkenden Gefühlen mithilfe der Tabellen gezielt herstellen und zu den damit verbundenen Umständen hinspüren, können geeignete Sätze zu den Gefühlen „beklopft“ werden. Diese Vorgehensweise kann oft sehr schnell eine Verbesserung der Organleistung bewirken.

In der Arbeit mit den Mentalfeld-Techniken kann das Benennen möglicher Gefühle, die man selbst hat, aber nicht verbalisieren kann, anhand solcher vorgegebener Übersichten, wie diese Mandalas sie bieten, hilfreich sein, wenn die eigene Wahrnehmung durch unterschiedliche Faktoren gehemmt ist. Dabei hat sich unsere Arbeitsweise in den letzten Jahren verändert: Während wir früher vor allem mit negativen, einschränkenden Gefühlen arbeiteten, haben wir uns in der Begleitung unserer Klienten immer mehr zu einer Arbeit auch mit positiv empfundenen Gefühlen hin entwickelt. Nach unseren Erfahrungen verläuft der Prozess der inneren Erkenntnis und Entwicklung damit schneller, angenehmer und es „fließt“ besser. In der Selbsthilfe können Sie diese Möglichkeiten gut für sich nutzen.

Beispiel: Atembeschwerden

Frau S. hat Atemprobleme, und nachdem rein organische Störungen ausgeschlossen werden konnten, sucht sie nach möglichen psychischen Ursachen.

Im Gefühlsmandala fühlt sie sich unter „Lunge" von dem Gefühl „sich Raum nehmen" angesprochen. Dabei wird ihr allmählich klar: Den Kindern zuliebe hat sie auf viele eigene Aktivitäten verzichtet und nimmt sich nicht mehr den Raum für ihre Interessen. Darüber hinaus hat sie ihr Zimmer als Kinderzimmer „geopfert".

Nachdem sie diese Zusammenhänge verstanden hat, beginnt sie, sich Zeit für die Verwirklichung eigener Wünsche und Träume zu sichern und konsequent Raum für einen Sprachkurs zu schaffen, und sie belegt ein Theaterabonnement, um sich ihr Bedürfnis nach Kultur regelmäßig zu erfüllen.

Das *gemalte* Gefühlsmandala

Einschränkende Gefühle hindern uns daran, mit voller Kraft unser Leben zu genießen. Mit bildhaften Darstellungen ist es möglich, Gefühle umzuwandeln. Wir haben eine Mandalaform entwickelt, um diese Verwandlung in einer klaren, festgelegten Weise zu unterstützen.

Das Gefühlsmandala bietet sozusagen einen Rahmen, in den Sie sowohl einschränkende als auch ausgleichende Gefühlsqualitäten malen können. Jedem Halbkreis wird ein Gefühl zugeordnet, das farblich und formal frei gestaltet werden kann. Sie können jeweils ein Symbol oder ein Wort hinzufügen. Die Mandalaform macht es möglich, dass unterschiedliche Gefühlszustände gleichzeitig gesehen und geachtet werden, und hilft dabei, die innere Mitte zu finden.

Grundschema ist ein Kreis mit einer Unterteilung, umgrenzt von einem Quadrat. Das hier abgedruckte Schema kann bei Bedarf vergrößert und für den Eigengebrauch kopiert werden. (PDF-Datei zum Herunterladen: www.ink.ag)

So arbeiten Sie mit dem Gefühlsmandala:

1. Welche *störenden* Emotionen sind gerade spürbar? Wählen Sie das wichtigste Gefühl aus (Neid, Eifersucht, Wut, Aggression ...) und gestalten Sie den linken Halbkreis mit Farben, Bildern, Symbolen, die Ihnen dazu einfallen.

Gefühlsmandala

nach A. Schmeer-Maurer

Anleitung zum Zeichnen:

1. Welche störenden Emotionen sind gerade spürbar? Wählen Sie das wichtigste Gefühl aus (Neid, Eifersucht, Wut, Trauer ...) und gestalten Sie den linken Halbkreis mit Farben, Bildern, Symbolen, die Ihnen dazu einfallen.
2. Welches Gefühl könnte ausgleichend wirken (Vertrauen, Offenheit, Wertschätzung ...)?
   Benennen und gestalten Sie dieses Gefühl ebenfalls und achten Sie auf Erkenntnisse beim Zeichnen.
   Es dürfen auch Verbindungen zwischen den Feldern gezeichnet werden.
   Am Fuß des Blattes finden Sie drei Zeilen zum Aufschreiben von Ideen und neuen Glaubenssätzen.

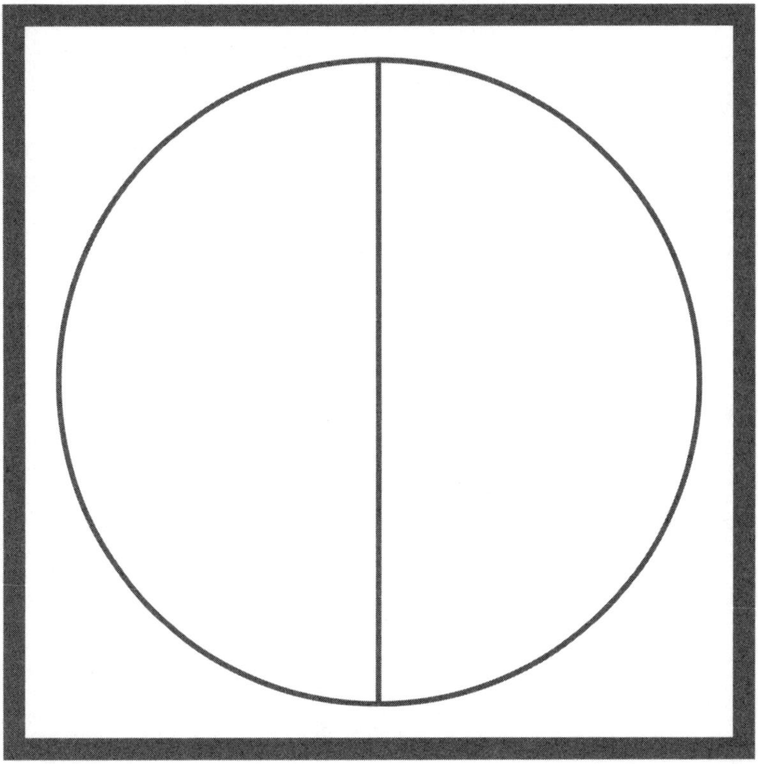

Affirmationen: ______________________________

2. Welche Gefühle könnten *ausgleichend* auf die belastenden Emotionen wirken (Vertrauen, Verständnis, Gelassenheit, Liebe …)? Benennen und gestalten Sie eines dieser Gefühle im rechten Halbkreis und achten Sie auf Erkenntnisse beim Zeichnen. Es dürfen auch Verbindungen zwischen den Feldern gezeichnet werden.

Am Fuß des Blattes finden Sie drei Zeilen zum Aufschreiben von Ideen und neuen Glaubenssätzen.

Und so gehen Sie vor, wenn Sie *keinen* Vordruck (keine Kopie) zur Verfügung haben:

Ein Kreis wird in der Mitte durch einen Strich halbiert. Dieses Grundschema wird mithilfe eines Zirkels oder eines kreisförmigen Gegenstands und eines Lineals vorbereitet und aufgemalt. (Das umgrenzende Quadrat ist nicht unbedingt erforderlich.)

*

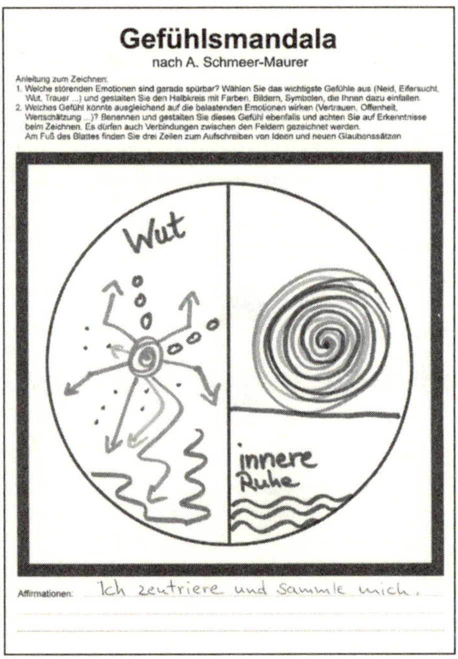

Gefühlsmandala

nach A. Schmeer-Maurer

Anleitung zum Zeichnen:

1. Welche störenden Emotionen sind gerade spürbar? Wählen Sie das wichtigste Gefühle aus (Neid, Eifersucht, Wut, Trauer …) und gestalten Sie den Halbkreis mit Farben, Bildern, Symbolen, die Ihnen dazu einfallen.
2. Welches Gefühl könnte ausgleichend auf die belastenden Emotionen wirken (Vertrauen, Offenheit, Wertschätzung …)? Benennen und gestalten Sie dieses Gefühl ebenfalls und achten Sie auf Erkenntnisse beim Zeichnen. Es dürfen auch Verbindungen zwischen den Feldern gezeichnet werden.

Am Fuß des Blattes finden Sie drei Zeilen zum Aufschreiben von Ideen und neuen Glaubenssätzen

Affirmationen: Ich zentriere und sammle mich.

Die Malerin zeichnet die die Wut über ihren Chef und die Kolleginnen mit Pfeilen, Blitzen und Kringeln, die ihre energetischen Störungen ausdrücken. Als Ausgleich dazu malt sie sich selbst als bunte Spirale, darunter Wellenlinien für einen gewünschten Zustand von innerer Ruhe. Glaubenssatz: Ich zentriere und sammle mich.

Im Anschluss an diese Bildarbeit überlegen Sie heilsame Worte und Lösungsansätze, die Sie unterhalb des Bildes aufschreiben; aus diesen Notizen können Sie Affirmationen bilden.

Der quadratische Rahmen des Mandalas symbolisiert das Göttliche, das den Menschen mit seinen emotionalen Sorgen (im Kreis) liebevoll trägt.

Um eine energetisch-körperliche Verbindung zu schaffen, wird das fertige Bild in seiner Gesamtheit betrachtet, dann werden die Körperlinien nacheinander beklopft.

Zusammenfassung: Gefühlsmandalas

… können dabei helfen, einem erkrankten Organ eine oder mehrere Emotionen zuzuordnen. Dies können Stressgefühle oder Kraft gebende Gefühle sein. Beispiel bei Herzbeschwerden: Einschränkendes Gefühl = Freudlosigkeit, Kraft gebendes Gefühl = Willkommensein.

Mithilfe der Mandalas können emotionale Ursachen von Krankheiten schneller gefunden und bearbeitet werden. Die Ursachenfindung ist häufig entscheidend dafür, dass die „richtigen" Themen bearbeitet werden. Wenn Sie also auf ein zugeordnetes Gefühl emotional oder mit einem Aha-Erlebnis reagieren, können Sie sich erst einmal „beklopfen" und dann leichter herausfinden, welche mit dem Gefühl verbundenen Erlebnisse noch mit weiteren geeigneten Mentalfeld-Techniken vertieft werden sollten.

Das *gemalte Gefühlsmandala* bietet auf einem halbierten Kreis in einem Rahmen Raum zum Zeichnen und Verwandeln von Gefühlen. Sie zeichnen zunächst links eine störende Emotion und dann rechts ein ausgleichendes Gefühl. Das Malen und Spüren, dass es *beide* Gefühle gibt, hat entlastende und verwandelnde Wirkung.

10. Unangenehme Empfindungen *direkt* umwandeln

Hindernisse können mich nicht aufhalten; Entschlossenheit bringt jedes Hindernis zu Fall.

LEONARDO DA VINCI

Die *direkte Methode* ist eine Selbstheilungsmethode, die in vielen Kulturen angewendet wird. Mit ihr lassen sich Schmerzen, heftige Gefühle und bedrängende energetische Wahrnehmungen auf sanfte Weise selbst behandeln: „Energetische" Störungen können Sie *direkt mithilfe Ihrer Vorstellungskraft verändern!* Damit meinen wir Folgendes: Gefühle, die beschrieben werden, *als ob* ein Kloß im Hals steckte oder *als ob* Feuer in der Brust wäre oder *als ob* etwas Schweres auf den Schultern lastete, *als ob* eine Faust im Magen alles zusammenzöge – solche Empfindungen sind eher *energetische* als körperliche Wahrnehmungen.

Bei dieser Methode wird die Aufmerksamkeit direkt auf die Wahrnehmung (beispielsweise vom Kloß im Hals) gelenkt und diese dann gedanklich bewusst verändert und aus dem Körper herausbewegt. Wir können uns in diesem Falle vorstellen, dass der Kloß, der zunächst fest und zäh erscheint, langsam aufweicht, über die Speiseröhre in den Magen weitertransportiert wird, sich weiter verflüssigt, durch Dünn- und Dickdarm fließt und zuletzt ausgeschieden wird. Wir können die Steuerung unserer Körpervorgänge so teilweise wieder selbst übernehmen. Aufgrund körperlicher oder psychischer Verletzungen ist das *energetische* Organ, also der Teil im Energiefeld, der dieses Organ mit Energie versorgt, oft nicht deckungsgleich mit oder nahe bei dem *körperlichen* Organ. Es kann sich im umgebenden Raum weiter wegbewegen und daher das körperliche Organ nicht mehr optimal mit Energie versorgen. Wenn Ihnen ein Organ Beschwerden bereitet, beklopfen Sie es deshalb an der Körperoberfläche mit allen Fingern. Dadurch verbinden sich der körperliche und der energetische Anteil des Organs wieder miteinander.

Das Vorgehen bei der direkten Methode:

- Sie schließen die Augen und erspüren genau Ihre energetischen Wahrnehmungen, Empfindungen oder Gefühle. Über folgende Fragen stimmen Sie sich noch detaillierter auf die Wahrnehmungen ein:
- Wo im Körper oder außerhalb des Körpers ist die Wahrnehmung, die Sie als erste ausgewählt haben?
- Wenn sie eine Form hätte, wie sähe sie aus? (Beispiele: wie eine Kugel, ein Würfel, ein Kloß im Hals, ein Messer im Rücken …?)
- Wenn Sie der Wahrnehmung oder Empfindung ein Material zuordnen sollten, aus welchem Material wäre sie? (Aus Stahl, Holz, Zahnpasta, Watte …?)
- Wenn Sie ihr eine Farbe geben sollten, welche wäre das?

Seien Sie sich bewusst, dass der Verstand Macht über die energetischen Systeme unseres Körpers hat und alle Energiemuster selbst erzeugt oder geduldet hat und sie daher auch jederzeit verändern kann. Lassen Sie die besagte energetische Wahrnehmung gedanklich „zerfließen“ und nehmen Sie aufmerksam jede Veränderung wahr. Oft ändert sich zuerst die Farbe, dann die Konsistenz, dann die Form. Das Ganze können Sie entweder von innen nach außen lenken, also aus dem Körper immer weiter hinaus, oder zunächst von oben nach unten, um es dann über die Ausscheidungsorgane oder die Füße loszuwerden. Die wahrgenommene Konsistenz bewegt sich vielleicht von hart nach weich, von fest nach flüssig und schließlich in Richtung gasförmig oder ätherisch.

Folgen Sie so lange der Wahrnehmung und der inneren Bewegung, bis die unerwünschte Energie in den Raum um Sie herum abfließt und sich dort auflöst. Bleibt der Prozess stecken und das Gefühl oder die energetische Wahrnehmung kommt nicht ins Fließen, setzen wir Klopfakupressur ein, etwa so: „Obwohl ich das Gefühl habe, dass der Kloß im Hals/der Stein im Magen stecken bleibt, achte ich mich …“ Damit machen wir einen Klopfdurchgang. Meist geht es dann mit Leichtigkeit weiter bis zur Lösung.

Beispiel: Magenschmerzen

Agnes leider unter krampfartigen Magenschmerzen. Sie konzentriert sich genau auf den Schmerzbereich, nimmt ihn wahr wie eine dunkle Eisenkralle, die sich zusammenzieht und wieder öffnet. Sie stellt sich vor, dass diese Bewegung sich verlangsamt und die „Kralle" vom Material her weicher wird, eher wie formbarer Ton, farblich heller, dann länglich biegsam wird und weiterwandert in den Dünndarm. Dort rollt sich das Gebilde noch einmal zusammen und zwickt etwas, wieder wird es durch die Vorstellungskraft aufgeweicht, wird schließlich flüssig und kann wie Stuhlgang ausgeschieden werden.

Durch diese aufmerksame Wahrnehmungsübung kann Agnes die Schmerzempfindungen vollständig auflösen und freut sich, dass sie es ohne Schmerzmittel selbst geschafft hat.

Zusammenfassung: Direkte Methode

Die *direkte Methode* eignet sich vor allem bei Schmerzen oder unangenehmen energetischen Wahrnehmungen. Die ganze Aufmerksamkeit wird dabei auf die schmerzhafte oder störende Wahrnehmung gelenkt. Konsistenz, Farbe und Form werden genau erspürt. Kraft der Vorstellung können Sie zunächst Hartes aufweichen, Dunkles heller werden lassen und nach unten oder außen ins Energiefeld ableiten oder ausscheiden. Durch diese Übung können Beschwerden sich vollständig auflösen.

11. Mit Symbolen innere Zustände verändern

Hinter dem Symbol und durch das Bild hindurch schimmern und leuchten die ewigen Wahrheiten des Glaubens.

WILHELM BOUSSET

Bei der Symbolarbeit benutzt man ein äußeres Bild, um einen inneren Seinszustand zu berühren und anzuheben. In vielen traditionellen Heilungssystemen wurden Symbole erfolgreich eingesetzt. Für uns gehört die Arbeit mit Symbolen auf die vierte Ebene (siehe Teil I, Kapitel 1), sie ermöglicht die Begegnung und den Austausch mit höheren Seelenanteilen.

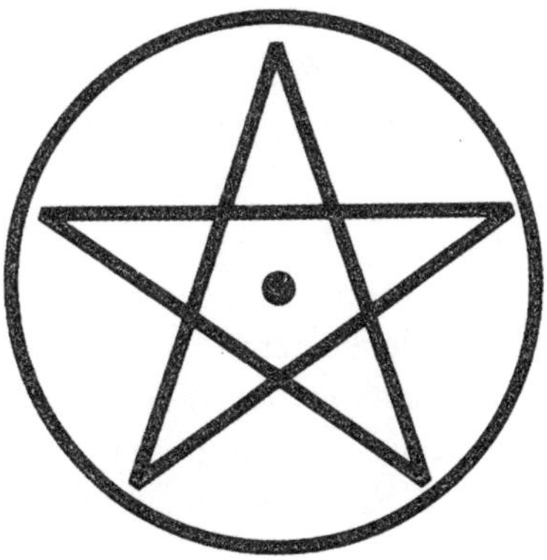

Ein Symbol als Beispiel: Das Pentagramm als Schutz vor Anfeindungen

Das Pentagramm ist ein altes kabbalistisches Schutzsymbol und symbolisiert die Vereinigung der Elemente. Die Spitzen des Fünfsterns zeigen die Beine und die Arme eines stehenden Menschen und oben den Kopf.

Der etwa 7000 Jahre alte mumifizierte Steinzeitmensch „Ötzi", der auf einem Pass in Südtirol gefunden wurde, ist an mehreren Körperstellen mit Strichen und Kreuzen bemalt. Bei genauerer Untersuchung ergab sich, dass gerade diese Körperteile Verletzungen aufwiesen. Die Symbole waren offensichtlich als Heilmittel gegen Schmerzen verwendet worden. Heute werden diese Zeichen bei der sogenannten Körbler-Methode angewendet und haben bemerkenswerte Heilungseffekte.[13]

Andere alte Systeme, in denen Symbole für Heilungszwecke gedient haben, sind die Runen der Kelten, die Hildegardmedizin, Labyrinthe oder Irrgärten und Yantras, also gezeichnete Symbolbilder, die vor allem in der östlichen Heilkunde bekannt sind. Auch Mandalas, die in religiösen Ritualen ihren Ursprung haben, sind objektiv wirksame Symbole. Auf Wandbildern oder mit mühevoll hergestellten Sandmandalas wird die Ganzheit des Menschen im Universum sinnbildlich dargestellt und dem Betrachter gespiegelt, um ihn wieder an das Erleben dieser Qualität zu führen. Die Wirkung von Symbolen und Mandalas wird in dem folgenden Zitat treffend beschrieben: „Die Wirkung entfaltet sich nicht über intellektuelles Verstehen, sondern über eine höhere Ordnung, die Symbolen und Ritualen innewohnt. Aber nur mit Hingabe erlebt kann es unmittelbare, intuitive Erkenntnisse vermitteln, die, Körper und Geist wandelnd, zu einer Erkenntnisstufe führen, die mit Worten nicht mehr fassbar ist.“[14]

Auf Seite 153 zeigen wir einige ausgewählte Symbole, die sich in unserer Praxis als besonders hilfreich erwiesen haben.

Die Anwendung von Symbolen hat sich auch in der Selbsthilfe bewährt. Und so setzen Sie Symbole ein:

Bei einem schwierigen Thema spüren Sie in sich hinein, ob es ein Symbol für die aktuelle Situation gibt, ein Sinnbild oder Zeichen, das Sie mit dem Thema verbinden. Dieses Symbol kann aufgemalt oder visualisiert werden. Beispielsweise können Sie über dem Herzen eine liegende Acht mit dem Finger in die Luft „malen“, um Störungen in diesem Bereich auszugleichen.

Oder Sie wählen ein zur Situation passendes Symbol aus einem Kartenset. Es gibt im Buchhandel ein reichhaltiges Angebot an Sets mit Symbolkarten.[17] Dort können Sie die Symbole auswählen, von denen Sie sich persönlich angesprochen fühlen.

Gerade wenn Sie alleine arbeiten, kommen Ihnen durch die Symbole und die begleitenden Texte oft intuitiv hilfreiche Anregungen in den Sinn. Das Anschauen von Symbolen kann den Geist öffnen. Sie können ein Symbol entsprechend Ihrem Problem auswählen, beispielsweise Schockauflösung, Identitätsschutz, Schlafprobleme … Sie betrachten das Symbol, atmen tief durch und achten auf innere Prozesse, legen dann das Symbol entweder auf den Körper oder in Blicknähe. Gegebenenfalls können Sie mit anderen Mentalfeld-Techniken weiterarbeiten, während das Symbol seine Wirkung entfaltet.

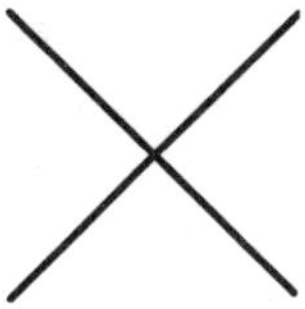

Das **Andreaskreuz** ist ein Kreuz aus zwei *diagonal* verlaufenden Balken. Der Name verweist darauf, dass der Apostel Andreas an einem solchen Kreuz gekreuzigt worden sein soll. Wir verwenden das Symbol zur Neutralisation oder zum Löschen von Informationen. Auch zum Entstören von Erdstrahlen ist es geeignet.

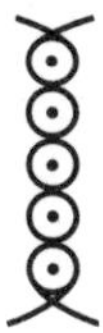

Karmaauflösung: Die Wirkung dieses Symbols liegt in der Auflösung karmischer Schuld. Es besteht aus fünf Kreisen mit mittigen Punkten. Man kann auch gegenläufige Sinuswellen darin entdecken.

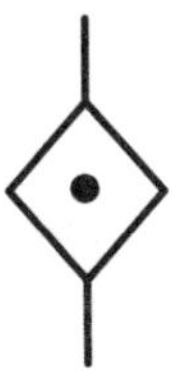

Zur **Narbenentstörung** wird das Symbol einer Raute verwendet, die mit einer Linie nach oben und unten verlängert ist. Das Symbol kann gut auf eine Narbe aufgemalt werden.

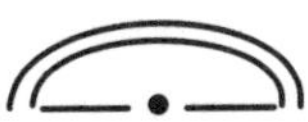

Bei **Schlafstörungen** kann dieses Symbol helfen: eine durch einen Punkt unterbrochene Linie, eingefasst von einer halbovalen Doppellinie.

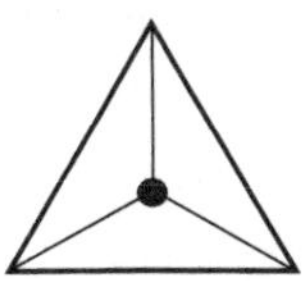

Ein Dreieck, das drei kleinere Dreiecke in sich vereint, wirkt unterstützend bei spirituellen Fragen. Es fördert **Weisheit, Wille und Liebe**.[15]

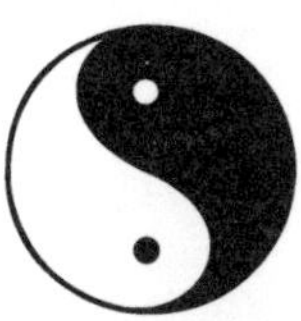

Yin und Yang bezeichnen Gegensätze in ihrer wechselseitigen Bezogenheit. Daher können sie zur Erklärung von Wandlungsvorgängen und Prozessen und zur Darstellung der gegenseitigen Begrenzung und Wiederkehr von Dingen benutzt werden. Wir nutzen das Symbol, um Polaritäten und Gegensätze in uns und außerhalb von uns zu vereinigen.

Symbolkarte der erweiterten Körbler-Zeichen. Die Vereinigung von drei Spiralen in einem Kreis symbolisiert **das dreifache Sein**. Es unterstützt die harmonische Verbindung und Einheit von Körper, Seele und Geist: Du bist alles und du bist in allem.[16]

Sie können auch ein Kartenset mischen, ausbreiten und mit der linken Hand eine Symbolkarte ziehen oder ein Buch mit Heilungssymbolen nach dem Zufallsprinzip aufschlagen. Es folgt eine Betrachtung in Ruhe und das Lesen des begleitenden Textes. Der Inhalt wird aufgenommen, gleichzeitig vertrauen wir auf eine Wirkung jenseits von Worten.

Symbole können Behandlungsblockaden auflösen, neue Impulse geben und eine Sitzung in besonderer Weise abrunden. Symbole können auch zu einem bestimmten Thema, einer Beziehung oder für den jeweiligen Tag gezogen werden.

Beispiel: Quälende Träume

Sigrid arbeitet schon seit Längerem daran, sich von belastenden Bildern, die immer wieder in Träumen auftauchen, zu befreien. Nach dem Aufwachen fühlt sie sich angespannt und beunruhigt. In den Träumen geht es um Gewalt, Opfersein und Schmerz.

Sie zieht aus einem Kartenset die Karte „Karmaauflösung" und lässt sie auf sich wirken. Sofort hat sie das Gefühl der Erleichterung. Sie kopiert diese Karte und trägt sie in den nächsten Tagen in der Tasche bei sich. Insgesamt fühlt sie sich freier und die Träume werden deutlich freundlicher.

Zusammenfassung: Symbole einsetzen

Symbole sind Zeichen und Bilder, die auf der vierten Ebene, also im intuitiven Raum, heilsam wirken. Sie können thematisch gezielt oder nach dem Zufallssystem ausgewählt werden und entfalten ihre Kraft durch Betrachten, Auflegen, Aufmalen oder Einschwingen mit Quantenwellen (vgl. Kapitel 20).

Anleitung zum Umgang mit Symbolen:

- Ein Symbol zu einem bestimmten Thema aus einem Kartenset oder Buch auswählen, verbunden mit der Bitte um Unterstützung.
- Das Symbol eingehend betrachten oder auf den Körper auflegen – die Wirkung abwarten.
- Den beschreibenden Text lesen und darüber nachdenken oder diesen Impuls aufgreifen und mit anderen Mentalfeld-Techniken weiterarbeiten.
- Dankbarkeit spüren für die Unterstützung durch das Symbol.

12. Sich mit Atemtechniken zentrieren

Im Atemholen sind zweierlei Gnaden:
Die Luft einziehen, sich ihrer entladen;
jenes bedrängt, dieses erfrischt;
so wunderbar ist das Leben gemischt.
Du danke Gott, wenn er dich preßt,
und dank ihm, wenn er dich wieder entläßt!
Johann Wolfgang von Goethe

Die Atmung ist ein wichtiges Bindeglied zwischen Körper und Geist. Richtiges Atmen unterstützt uns dabei, in die eigene Mitte zu kommen. Für die Selbstheilung ist das Zentrieren und Erden sehr wichtig. Bewusstes Atmen kann vorbereitend zu einer Sitzung oder währenddessen angewendet werden, um Gefühle zu vertiefen. Atemübungen können Sie auch als eigenständige Übung im Alltag öfter einbauen und praktizieren.

Atmen Sie doch jetzt gleich einmal tief durch und spüren Sie, wie gut das tut. Vielleicht ist das Durchatmen zunächst etwas oberflächlich; dann wird die folgende Atemtechnik Sie unterstützen: Atmen Sie durch die Nase regelmäßig langsam und tief ein und lenken Sie mit der Ausatmung Kraft und Energie in die eigene Mitte, um die Kraftquelle in Ihrer Mitte aufzuladen. Bleiben Sie entspannt, das Becken sollte aufrecht sein, aber nicht im Hohlkreuz nach hinten gedrückt. Fahren Sie mit der Übung fort, bis Sie sich etwas gesammelt haben. Nehmen Sie gleichzeitig den Kontakt der Füße mit dem Boden wahr. Stellen Sie sich vor, dass aus den Füßen Wurzeln tief in die Erde wachsen und dass Sie aus der Erde Ihre Nahrung ziehen. Während Sie die Kraft der Erde und den Atem, der auch als Gabe des Himmels bezeichnet wird, in sich aufnehmen, versuchen Sie innerlich zu lächeln (wieder ein Beispiel für die Drei-Punkt-Aufmerksamkeit).

Atem und Bewusstseinszustände sind eng miteinander verbunden. Wenn wir erschrecken, halten wir den Atem an. Wenn der Schreck vorbei ist, atmen wir erst einmal tief aus. Sind wir erregt, so atmen wir schneller, in Ruhe eher langsam. In der Yogatradition verwendete man schon vor Jahrtausenden Atemtechniken, um Bewusstseinszustände zu beeinflussen oder zu verändern. Die im Folgenden beschriebenen Atemtechniken sind während einer MFT-Sitzung (auch wenn Sie MFT alleine praktizieren) oft hilfreich. Eine Erfahrung dazu aus unserer therapeutischen Arbeit:

In therapeutischen Sitzungen beobachten wir oft, dass ein Klient langsamer und flacher atmet oder kurzzeitig aufhört zu atmen, wenn die Annäherung an einen Konflikt stattfindet. Der angehaltene Atem ist ein unbewusster Mechanismus, mit dem der Klient vermeidet, tiefer in die Problematik einzutauchen oder schmerzhafte Gefühle zu reaktivieren.

Trauen Sie sich also, mit offenem Mund etwas tiefer und schneller zu atmen. Das bringt oft unterdrückte Erinnerungen, Wahrnehmungen und Gefühle an die Oberfläche. Dann kann die MFT-Sitzung weiter voranschreiten. Je stärker Erinnerungen und Gefühle aktiviert sind, desto heilsamer sind die Lösungen. Bei der Selbstbehandlung ist es wichtig, dass Sie einen Strahl der Aufmerksamkeit auf der eigenen Atmung behalten. Wenn der Atem zu flach wird, ist das ein Hinweis darauf, dass Gefühle und Gedanken unbewusst unterdrückt werden.

Wie Sie Atemtechniken in Ihre Selbsthilfepraktiken einbauen können

1. Wählen Sie ein Problem aus, das Sie bearbeiten möchten
2. Halten Sie Gedanken und Gefühle zu diesem Thema in Ihrem Geist.
3. Atmen Sie tief, bewusst und regelmäßig. Beobachten Sie Ihre Gedanken und Gefühle, nehmen Sie sie an und arbeiten Sie mit einer anderen geeigneten Technik weiter. Wenn die Gefühle zu stark werden, machen Sie einen Klopfdurchgang.

Der Schüttelatem

Manchmal brauchen wir Bewegung, um alte Gefühle „abzuschütteln". Wenn wir gleichzeitig tief atmen, kommt unsere Energie ins Fließen. Der Schüttelatem bietet dazu gute Möglichkeiten.

Anleitung:

Legen Sie, wenn möglich, eine CD mit Trommelmusik und schnellem Rhythmus auf. Stellen Sie sich innerlich auf unangenehme, häufig wiederkehrende Gedanken ein, atmen Sie bewusst ein und aus und schütteln Sie gleichzeitig im bewegten Stehen den ganzen Körper durch. Stellen Sie sich vor, dass Sie jegliche Stressspeicher aus allen versteckten Körperarealen heraus- und „abschütteln" und dass alle dadurch gebundenen Energien frei werden. Diese Übung können Sie für 15 bis 20 Minuten durchführen. Sie aktiviert (– sollte also eher morgens angewendet werden) und bringt körperliche und mentale Erleichterung.

Zusammenfassung: Atemtechniken

Tiefe Atmung kann Sie zu verborgenen Gefühlen hinführen. Indem Sie nur flach atmen, vermeiden Sie unbewusst, dass Gefühle wahrgenommen werden.

Schüttelatmung ist eine Methode, bei der Sie durch körperliche Bewegung alle versteckten Stressspeicher abschütteln und gleichzeitig für viel Sauerstoff sorgen können.

13. Mit Ordnungsyoga die innere Ordnung wiederherstellen

Ruhe wirkt Ordnung.
LAOTSE

Das Ordnungsyoga, eine Atem- und Bewegungsübung, stammt aus der ayurvedischen Medizin und ist wahrscheinlich mehr als 10 000 Jahre alt. Es dient nicht nur der körperlichen Beweglichkeit, sondern vor allem dem Lösen von Blockaden. Die innere Ordnung, die durch Switching – also körperliche, emotionale oder mentale „Fehlleistungen" durcheinandergeraten ist – wird wieder hergestellt. Überkreuzbewegungen verbinden dabei die rechte und die linke Gehirnhälfte – sie sind hilfreich für alle Lernvorgänge. Auch wenn die genauen Ursachen für Blockaden nicht bekannt sind, können sie kurzfristig auf die folgende einfache Weise behoben werden:

- Halten Sie Ihre beiden Ohrläppchen, indem Sie Ihre Arme vor dem Körper kreuzen – die Daumen sollen außen an den Ohrläppchen liegen. Der Arm mit Ihrer *dominanten* Hand sollte zunächst *vor* dem anderen gehalten werden, später wird gewechselt.
- Machen Sie Kniebeugen, so tief, wie die Gelenke es erlauben. Beim Beugen atmen Sie durch die Nase ein – beim Strecken durch den Mund aus …
- Bewegen Sie sich etwa 45 Sekunden lang mit dieser ersten Handstellung, dann 45 Sekunden lang mit dem nichtdominanten Arm vor dem anderen.
- Zum Abschluss streicheln Sie liebevoll Ihr Gesicht (über Kreuz!), während Sie mit Dankbarkeit sich selbst und anderen vergeben.

Diese Übung sollten Sie dreimal am Tag anwenden, damit sich Ihr Körper, das Nervensystem und die Denkfähigkeit optimieren. Außerdem erhöhen Sie – als willkommenen Nebeneffekt – Ihre Fitness. Insbesondere als Einstimmung, bevor Sie andere Mentalfeld-Techniken anwenden, oder vor anspruchsvollen Terminen verbessern Sie mit dem Ordnungsyoga die Bedingungen für optimales Gelingen

Ihrer Vorhaben. Vor der Einnahme von Medikamenten unterstützt die Übung die optimale Aufnahmefähigkeit und Verwertung der Heilmittel. Das Ordnungsyoga bringt langfristig Klarheit, Ausgeglichenheit und mehr Ordnung in Ihr Leben.

Wenn Ihnen Kniebeugen aufgrund von Bewegungseinschränkungen nicht möglich sind, überkreuzen Sie im Stehen einfach die Beine – nach 45 Sekunden kommt das hintere Bein nach vorne. Gleichzeitig wird der äußere Rand des Ohrs mit überkreuzten Armen von oben nach unten massiert. Dann kneten Sie ausgiebig das Ohrläppchen und anschließend entlang der Rinne wieder nach oben. Das wiederholen Sie mehrfach hintereinander. Der Daumen drückt dabei von vorne, Zeige- und Mittelfinger massieren von hinten. Auch die Arme werden nach 45 Sekunden anders herum überkreuzt. Am äußeren Bereich des Ohrs und am Ohrläppchen liegen viele Akupunkturpunkte, die das Gehirn und das Drüsensystem unterstützen, Ängste abbauen und Stress reduzieren. Die Ohrmassage können Sie auch als eigene, aktivierende Übung herausgreifen, und sich während der Arbeit am Computer damit etwas aufmuntern.

Die fünf Schritte des Ordnungsyogas helfen dabei, das Nervensystem in einen ausgeglichenen, optimierten Zustand zu bringen. Dadurch erhöht sich die Leistungsfähigkeit des Gehirns.

Beispiel: Angst vor einem Teamgespräch

Lisa hat Angst vor einem Teamgespräch, weil sie sich vorgenommen hat, einige Kritikpunkte anzusprechen. Schon Stunden vorher ist sie überaus nervös, die Gedanken überschlagen sich und sie befürchtet, dass sie keinen gescheiten Satz formulieren kann. Sie zieht sich zurück und macht für wenige Minuten das Ordnungsyoga. Danach fühlt sie sich gesammelt und es gelingt ihr, dem Team klar und überzeugend die eigenen Ansichten mitzuteilen.

14. Sich in der Dankbarkeitsmeditation üben

Komm, oh komm – ich bin doch hier
Spür mein Herz, es schlägt in dir
Ich bin dein Atem und die Luft
Ich bin die Wiese und der Duft

Aus dem Lied „*Für Tosh*" von D. Klinghardt

Meditationen dienen der Innenschau, der Sammlung, der Entspannung und Zentrierung und manchmal der Hinwendung zum Göttlichen. Zum Meditieren sollten Ruhe und ein geschützter, störungsfreier Raum gewährleistet sein. Ruhe und Entspannung wirken sich sofort auf die Bewegungen im Gehirn aus: Die Frequenz der Gehirnwellen verändert sich. Das normale Tagesbewusstsein wird als Beta-Rhythmus bezeichnet und hat eine Gehirnwellenfrequenz von 13 bis 25 Hertz. (Ein Hertz entspricht 1 Schwingung pro Sekunde.) In einem meditativen Zustand beruhigt sich die Gehirnwellenfrequenz, es stellt sich eine Art leichter Trance ein, der sogenannte Alpha-Zustand mit einer Frequenz von 8 bis 12 Hertz oder sogar eine tiefere Trance mit dem Thetarhythmus von 4 bis 7 Hertz.

Welche Hilfsmittel gibt es, um in diese langsamen Schwingungen zu kommen? In Teil II (bei der „inneren Haltung") wurde die Drei-Punkt-Aufmerksamkeit als therapeutischer Kunstgriff beschrieben. Auch beim Meditieren kann man diese Technik nutzen, indem man dem Verstand mehrere Aufgaben gibt, beispielsweise die Beobachtung des Atems, das Zählen der Atemzüge, das Visualisieren von Licht und gleichzeitiges Sprechen eines Mantras. Sie können sich auch vorstellen, Licht des Schöpfers einzuatmen und Dunkles auszuatmen.

Meditationen sind besonders empfehlenswert bei Unruhezuständen, in Belastungssituationen, bei Konzentrationsstörungen und wenn man nicht weiß, wie es weitergehen soll; dann helfen sie, sich erst einmal zu sammeln. Auch körperlich eingeschränkte Menschen haben über die Meditation die Möglichkeit, die Grenzenlosigkeit ihres Geistes zu spüren, als Ausgleich zu den Grenzen, die auf körperlicher Ebene bestehen.

Im Zusammenhang mit den Mentalfeld-Techniken benutzen wir den Verstand, um Einsichten, Selbstannahme und dadurch eine Änderung der Gefühlslage zu erreichen. Bei der Meditation geht es darum, den immer regen Verstand mit seiner Flut von Gedanken zu beruhigen. Anstatt von Gedanken und damit verbundenen Gefühlen überschwemmt zu werden, bleibt man aufmerksam und innerlich wach und beobachtet, wie Gedanken kommen und gehen, ohne an ihnen zu haften.

Die Produkte des Verstandes, also die Vorstellungen, die wir uns zu gewissen Lebensthemen machen, werden oft als das angesehen, was wir wirklich *sind.* In jedem Menschen gibt es nach unserer Vorstellung ein geistiges, lichtvolles Wesen, jenseits der Gedanken und Gefühle. In meditativer Versenkung können manchmal diesbezügliche Erfahrungen gemacht werden, die als erweiterte Bewusstseinszustände, Lichterlebnisse oder gedankenfreier Friede beschrieben werden. Geborgenheit in einem großen Ganzen kann erlebt werden oder Auflösung der Grenzen des Ichs in ein Gefühl von Einssein und Liebe zu allem, was ist.

Vipassana-Meditation (Einsichtsmeditation)

In der Tradition von *Vipassana,* einer buddhistischen Meditationsrichtung, wird der Atem beobachtet, still und ohne einzugreifen. Beim Einatmen hebt sich die Bauchdecke, beim Ausatmen senkt er sich. Während der Atem (oder auch ein Objekt, zum Beispiel eine Kerze oder eine Blume) beobachtet wird, achtet der Meditierende auf Folgendes:

1. Neutral und entspannt bleiben: Die Aufmerksamkeit wird gehalten, während mentale und emotionale Geschehnisse beobachtet werden, ohne Anstrengung und ohne darauf zu reagieren.
2. „Zensurfreiheit“ anstreben: Alle Gedanken, Gefühle und Empfindungen dürfen sein und werden bewusst wahrgenommen, ohne bewertet oder festgehalten zu werden. Sie dürfen kommen und gehen.
3. Sich als „Zeuge“ seiner eigenen Erfahrung verstehen: Dazu braucht es die Fähigkeit, innerlich zurückzutreten und objektiv

zu beobachten, was man erlebt, während man es erlebt. Deshalb sollte für diese Methode eine gewisse Stabilität der Persönlichkeit vorhanden sein.

Ziel ist die absichtslose Beobachtung innerer Vorgänge und nicht die Befriedigung von Wünschen und Erwartungen.

Eine zusätzliche Möglichkeit ist das Wiederholen (in Gedanken) eines zweisilbigen Wortes wie Frie-de, Freu-de, Le-ben, Wei-te …, wobei zur ersten Silbe eingeatmet, zur zweiten Silbe ausgeatmet wird. Nach einer Heilungssitzung, bei der Versöhnung und Frieden angestrebt wurden, kann eine Friedensmeditation ein schöner Abschluss sein.

Dankbarkeitsmeditation

Unsere innere Haltung dem Leben gegenüber wirkt sich bedeutsam auf das körperliche und das seelische Befinden aus. Dankbarkeit für alles, was wir haben oder benutzen dürfen, ist dabei ein wichtiger Ausdruck davon, dass wir die Schönheit und Vollkommenheit der Schöpfung sehen und achten. Die Dankbarkeitsmeditation ist eine innere Hinwendung zu den Qualitäten unseres Lebens. Sie könnte folgendermaßen aussehen:

Ich bin …

… dankbar, wenn ich morgens aufwache, dass ich ein Dach über dem Kopf habe, ein warmes Bett, eine Heizung, ein Telefon, eine funktionierende Internetverbindung

… dankbar für meinen Körper, der schon so viel ertragen hat und immer noch mitmacht

… dankbar für meine Freunde, Partner, Kinder, Eltern, Geschwister

… dankbar für meinen Beruf und für alles, was mir beruflich gelingt

… dankbar, dass sich auch in schwierigen Situationen immer wieder Wege zeigen

… dankbar für die Vielfalt und Schönheit der Natur und dafür, dass ich Schönheit sehen und empfinden kann

Zusammenfassung: Meditation

Um den immer regen Verstand und die Gedanken zu beruhigen, empfehlen wir regelmäßiges Meditieren.

Vipassana-Meditation: Achten Sie bei jedem Atemzug auf den Atem, zählen Sie die Atemzüge, sprechen Sie Mantren – in betonten Silben, dies beschäftigt den Verstand so, das schließlich tiefe Ruhe eintreten kann.

Mit der *Dankbarkeitsmeditation* werden Sie sich Ihres inneren und äußeren Reichtums bewusst.

15. Den inneren Dialog mit gestörten Organen aufnehmen

Der beste Weg, einen Menschen zu ehren, ist, ihm zuzuhören.
ANTOINE DE SAINT-EXUPÉRY

Bei dieser Methode lernen Sie, mit einem erkrankten Körperteil oder Organ zu kommunizieren. Hat jemand etwa eine erkrankte Leber, so gehen wir davon aus, dass die Leber sich in gewisser Weise vom Gesamtsystem abgekoppelt hat. Sie spricht nicht mehr richtig auf Impulse des Immunsystems oder Nervensystems an und dient nur noch eingeschränkt dem Wohl des Gesamtorganismus. Die Leber führt dann in gewisser Weise ein Eigendasein und hat sich vom Gesamtverbund des Organismus gelöst. Es ist natürlich besser, diese Methode bereits im Vorfeld einer medizinischen Erkrankung anzuwenden, also wenn sich die ersten Warnzeichen auf gefühlsmäßiger oder körperlicher Ebene zeigen. Ähnlich wie bei Auseinandersetzungen und Streitigkeiten im Familiensystem beugt eine schnelle Konfliktlösung dem Abbruch der Beziehungen vor.

Wenn Ihnen ein Organ Sorgen bereitet, etwa die Leber, nehmen Sie Kontakt mit ihr auf, als wäre sie ein unabhängiges Wesen. Stellen Sie dem Organ Fragen wie: „Was brauchst du, damit es dir besser geht? Was willst du mir sagen?" Spüren Sie in sich hinein, wie die Leber Ihnen auf ihre Weise antwortet. Umgekehrt teilen Sie der Leber mit, dass Sie sie unbedingt zum Leben brauchen, sprechen Sie Ihre Dankbarkeit aus, für die Arbeit, die die Leber bis dahin geleistet hat, und entschuldigen Sie sich für eventuelle „Exzesse" in der Vergangenheit.

Dieser innere Dialog lässt sich bei jedem Körpersymptom, jedem Gefühl, jedem „Als-ob-Gefühl" (wie ein „Kloß" im Bauch …), für jede Körpergegend (Organe, Gelenke, Zähne, Krebsgeschwulste usw.) anwenden.

Mit unserem Verstand (Mentalkörper) können wir vieles, was sich auf der Körperebene abspielt, in den Griff bekommen. Der innere Dialog erlaubt eine Klärung innerer Zusammenhänge, die sich hinter einem Symptom verstecken. Die Lösung ist immer verbunden mit einem Lernprozess. Sie lernen, auf Ihre inneren Bedürfnisse zu achten, und auch, dass die Missachtung der Bedürfnisse Konsequenzen hat, die oft schmerzhaft und lebenslang sein können. Sie lernen auch, dass ein „Egotrip", also ein Leben im Alleingang als Individuum, das die Anforderungen der Gesellschaft oder Familie nicht mit einbezieht, dem einzelnen Menschen und der Gemeinschaft Schaden zufügen kann. Deshalb haben wir die Möglichkeit, uns über die Sprache auszutauschen, um Hilfe zu bitten und Hilfe anzubieten.

Auf dem Hintergrund dieser Gedanken wird es für Sie nun vielleicht plausibel, dass beispielsweise auch Organe miteinander „sprechen" können. Kinder wenden diese Methode gerne an und es fällt ihnen leicht, spielerische und doch ernste Gespräche mit ihrem Körper zu führen, die oft erstaunliche Lösungen bringen.

Beispiel: Blasenentzündung

Maria leidet seit drei Tagen an einer Blasenentzündung mit brennendem Schmerz. Sie schließt die Augen und nimmt mit ihrer Blase Kontakt auf: „Ich spüre deinen brennenden Schmerz – was für ein Problem hast du, was willst du mir mitteilen?" Die Blase versucht vielleicht etwas auszudrücken, was Maria schon geahnt hat: „Ich bin so verzweifelt, weil du dem Erwin immer wieder erlaubst, dich zu bedrängen. Ich mag das nicht und deshalb brenne ich."

Maria überlegt: Vor fünf Tagen hat ihr Freund Erwin unbedingt mit ihr schlafen wollen; wie so oft hat sie ohne eigene Lust nachgegeben und sich danach vor sich selbst geekelt. Dann hat sie es wieder vergessen, die Blase aber nicht. „Was soll ich denn machen?", fragt Maria ihre Blase und spürt genau zu ihr hin.

Intuitiv kommen Hinweise als Antwort: „Sag dem Erwin, dass du genauso mit Lust und Freude Sex haben möchtest wie er, dass er sich und dir aber Zeit dafür lassen soll, statt dich zu bedrängen. Sag ihm, was dir gefällt, und sag ihm, wenn du keine Lust hast. Das soll er respektieren."

Maria wundert sich über die Sätze, die in ihr hochgekommen sind, und ist beeindruckt von dieser Klarheit. Schon lange spürte sie, dass etwas in ihrer Beziehung nicht stimmte, traute sich aber nicht, es anzusprechen, aus Angst, Erwin zu verlieren. Durch den inneren Dialog mit ihrer Blase fühlt sie sich gestärkt und kann ein klärendes Gespräch mit ihrem Freund führen: Dadurch kommt es zu mehr Nähe und Verständnis füreinander.

Zusammenfassung: Innerer Dialog

Beim inneren Dialog findet ein Gespräch mit erkrankten Körperteilen statt. Die Methode eignet sich vor allem bei Schmerzen oder Funktionsstörungen eines Organs. Sie können einem Körperteil Fragen stellen und sich vorstellen, was er Ihnen gerne mitteilen würde, wenn er sprechen könnte … Die Antworten, die intuitiv hochsteigen, können auf Hintergründe von Störungen hinweisen und Lösungswege angeben.

16. Bei Ihrem inneren Heiler Unterstützung suchen

Die Weisheit ist schöner als die Sonne, sie übertrifft jedes Sternbild. Sie strahlt heller als Licht, das auf die Nacht folgt. Über die Weisheit kann keine Bosheit siegen.

Aus dem Alten Testament

Diese Selbstheilungstechnik von Sandi Radomski ist ebenso einfach wie wirkungsvoll, wenn sie mit Achtsamkeit und voll Vertrauen angewendet wird. Sie kann bei allen körperlichen Beschwerden angewendet werden, aber auch emotionale Themen sprechen häufig auf diese Methode an. Besonders gut sind die Erfolge, wenn die Themen vorher bereits mit anderen Mentalfeld-Techniken beleuchtet wurden.

In jedem von uns Menschen stecken innere Kräfte, die uns antreiben und die bewirken, dass wir gewisse Entscheidungen in unserem Leben treffen. Das sind kreative, schöpferische Kräfte, die entweder destruktiv oder konstruktiv für uns arbeiten. Jeder kennt bei sich den inneren Saboteur, der sich verweigern und das Schöne im Leben manchmal zerstören kann. Einschränkende Glaubenssätze liebt diese verneinende innere Kraft. Wenn wir dieser Kraft folgen, geht vieles schief, wir arbeiten gegen uns selbst und unsere Bedürfnisse.

Auf der anderen Seite gibt es aber aufbauende, weise Kräfte in uns, die uns gute Impulse und „Ratschläge" geben, die uns mit nährender Energie versorgen und uns darin unterstützen, unser höchstes Glück bei bester Gesundheit und in bester Gesellschaft zu erleben. Diesen Teil in uns bezeichnen wir als den „inneren Heiler" (die „innere Heilerin"). Wann immer Sie sich mit dem inneren Heiler verbinden, werden Sie feststellen, dass Sie das Leben mit mehr Zuversicht, mehr Freude und Selbstvertrauen genießen können. Mit seiner Hilfe können Sie Ihre Selbstheilungskräfte optimal stärken. Diesen inneren Heiler können Sie auch im Alltag öfter mal befragen, welche Entscheidungen Sie zu Ihrem Wohl treffen sollten.

Dazu nehmen Sie Kontakt auf zu dem weisen Persönlichkeitsteil in Ihnen selbst und erhalten dadurch eine Verbindung zu der Quelle des Wissens über Ihre Bedürfnisse und Ihren ganz persönlichen Heilungsweg.

Vorgehen:

1. Mit geschlossenen Augen konzentrieren Sie sich auf das Problem (Symptom, seelischer Konflikt, traurige Erinnerung, einschränkender Glaubenssatz …). Sie sprechen sinngemäß – innerlich gesammelt – Sätze wie die folgenden:

Es gibt einen alten, weisen Teil in mir, der jetzt schon weiß, wie dieser Konflikt erfolgreich und für immer gelöst werden kann (oder wie dieses Symptom jetzt heilen darf).

Dieser Teil ist willig, den Rest von mir jetzt zu informieren.

Und er tut dies in diesem Augenblick mit Freude und Leichtigkeit.

Mein Körper, meine Zellen, alle meine Gewebe, mein Herz, mein Verstand und mein persönliches Feld empfangen diese Information jetzt.

Die Informationsübertragung ist jetzt abgeschlossen.

2. In der nun folgenden Phase achten Sie auf innere Wahrnehmungen und Reaktionen: Was empfinden, spüren und denken Sie?

Bei dieser Methode wird Kontakt zum inneren Heiler hergestellt, der gebeten wird, mit seinem Wissen dazu beizutragen, dass Krankheiten und seelische Belastungen heilen können. Das folgende Beispiel demonstriert die Vorgehensweise:

Beispiel: Rückenschmerzen und Depressionen

Erika, 48 Jahre alt, hat nach einem Autounfall schwere Rückenschmerzen, die auch nach zwei Operationen nicht verschwinden. Der behandelnde Arzt meint, sie müsse damit leben. Als Folge davon leidet sie zusätzlich unter Depressionen.

Sie kann sich mit der Technik des inneren Heilers folgendermaßen helfen: Sie konzentriert sich auf die ständigen Rückenschmerzen, die Verzweiflung, die Traurigkeit und die Aussichtslosigkeit. Als das Bild ganz präsent ist, spricht sie folgende Sätze langsam nach:

„Es gibt einen alten, weisen Teil in mir, der jetzt schon weiß, wie diese Schmerzen, die Traurigkeit und die Hoffnungslosigkeit erfolgreich und für immer gelöst werden können. Dieser Teil ist willig, den Rest von mir jetzt zu informieren. Und er tut dies in diesem Augenblick mit Freude und Leichtigkeit. Mein Körper, meine Zellen, insbesondere mein Rücken, meine Wirbelsäule, alle meine Gewebe, mein Herz, mein Verstand und mein persönlicher Raum empfangen diese Information jetzt. – Die Informationsübertragung ist jetzt abgeschlossen."

Sie atmet tief durch und spürt in den Körper hinein. Als Wirkung dieser Technik beschreibt sie, dass sie so etwas wahrgenommen hat, als ob ein verlorener Teil von ihr sich ihrer Person wieder angeschlossen hätte. Dadurch hat sie sich wieder ganz und komplett gefühlt. Nach wenigen Wochen sind sowohl die Rückenschmerzen als auch die Depressionen verschwunden …

17. Helfende Kräfte oder sichere Orte visualisieren

Kraft muß wollen, oder sie ist keine Kraft.
Immanuel Kant

Es gibt nach unserer Auffassung helfende Kräfte, die *in uns* wirken, und helfende Kräfte, die wir uns *von außen* einladen dürfen. (Vgl. unsere Ausführungen über die Verbindung zu höheren Kräften und das Beten in Kapitel 19, Seite 178) Das geschieht durch eine genaue Vorstellung von dem, was wir gerade benötigen: Brauchen wir einen unterstützenden Gesprächspartner, um die richtige Lösung zu einem Problem zu finden? Brauchen wir jemanden, der uns stärkt, indem er uns seine Hand reicht oder den Rücken stützt? Oder brauchen wir eine geistige Instanz auf übergeordneter Ebene, die wir um Unterstützung bitten möchten?

Es kann eine Person aus der Familie sein, ein Freund, ein Vorbild, eine Persönlichkeit, die wir aus den Medien kennen, ein Heiler, eine religiöse Instanz, ein Engel, die göttliche Quelle von allem … (Wählen Sie aus, was Ihrem Welt- und Menschenbild am besten entspricht.) Je nach Situation können wir die passende helfende Kraft um Hilfe bitten. Für diese Hilfe sollten wir auch danken.

Beispiel: Der Großvater als Tröster

Claudia (50 Jahre alt) fühlt sich traurig und allein, während sie die Verletzungen ihres inneren Kindes spürt. Sie überlegt, wer ihr in der Kindheit geholfen hat. Der Opa war damals der Einzige, der Zeit für sie hatte, sie tröstete, wenn sie traurig war, und ihr oft seine kräftigen Hände auf die Schulter legte. Sie erinnert sich genau daran, wie wohltuend das war. Claudia stellt sich vor, der Großvater stehe hinter ihr, lege beide Hände auf ihre Schultern und sie höre ihn sagen: „Ich bin bei dir, meine liebe Claudia."

Sofort spürt sie voll Dankbarkeit, wie sich etwas in ihr beruhigt und wie die Worte als Balsam für ihre Seele wirken. Nach dieser Erfahrung bittet sie den Großvater öfter um Unterstützung und hat in ihm einen zuverlässigen Helfer gefunden

Ein sicherer Ort

Es gibt Orte, an denen wir uns besonders wohl, geschützt und geborgen fühlen. Solch einen Ort können wir uns jederzeit vorstellen, visualisieren, wenn wir Schutz suchen. Das kann eine versteckte Höhle in einer Berglandschaft sein, ein einsamer Strand oder eine kleine Lichtung in einem dichten Wald. oder eine bequeme Bank an einem ruhigen, lauschigen Platz in einem Park oder in einer stimmungsvollen Ecke der Stadt. Hier ist die Anwesenheit eines Menschen, eines Gesprächspartners nicht nötig; dieser „Kraftplatz“ selbst bietet uns als solcher schon Geborgenheit und Schutz in schwierigen Situationen. Es ist sinnvoll, dass Sie sich einen solchen Ort schon in einer Zeit auswählen oder „erschaffen“, wenn es Ihnen gut geht, sodass Sie ihn in Notsituationen schnell aufsuchen (visualisieren) zu können.

Zusammenfassung: Visualisieren von Helfern oder sicheren Orten

Kraft unserer Vorstellung können wir in schwierigen Situationen sichere, Schutz bietende Orte oder Helfer visualisieren. Dieses Bild wirkt, wenn die Kraft des Ortes oder der Person auch *gefühlt* werden kann. Kraftvolle Orte können Sie imaginativ, in der Vorstellung aufsuchen, um aufzutanken und sich in Sicherheit zu fühlen.

Wenn Sie sich weitere Unterstützung wünschen, spüren Sie in sich hinein, wer Ihnen jetzt gut täte. Diese Menschen oder geistigen Helfer bitten Sie, zu Ihnen zu kommen. Wenn Sie deren Nähe wahrnehmen, können Sie auf geistige Art mit ihnen „sprechen" oder sich vorstellen, dass diese Helfer Sie halten oder Ihnen den Rücken stützen. Eine schöne Vorstellung könnte auch sein, dass Sie, während Sie gehalten werden, sowohl mit mütterlich-nährender als auch mit väterlich-schützender und geistig inspirierender Energie versorgt werden. Nachdem Sie die Hilfe angenommen haben, bedanken Sie sich.

18. Mit der eigenen Seele ins Gespräch kommen

Schweige und höre.
Aus der Regel des Benediktinerordens

Die Bezeichnung „Seele" wird oft für den Teil des Menschen gebraucht, der erhalten bleibt, wenn der Körper stirbt. Es ist der Teil des Menschen, der in früheren Leben bereits Erfahrungen gesammelt hat, vielleicht in einem späteren Leben wieder einen Körper „beseelt" oder zur göttlichen Quelle zurückkehrt. Im Kontakt mit der Seele können wir uns mit unserem eigenen Ursprung und diesen Erfahrungen und der über lange Zeit erworbenen Weisheit verbinden und dadurch einen tieferen Sinn unseres Erdendaseins erahnen. Für viele Menschen ist es leichter, schwierige Zeiten im Leben durchzustehen, wenn ein Sinn oder eine persönliche Aufgabe auch in leidvollen Erfahrungen gesehen werden kann.

Viele Wahrnehmungen, die wir vielleicht als Seeleninhalte gedeutet haben, beruhen tatsächlich auf Erlebnissen im Mutterleib oder auf ganz frühen Erfahrungen aus einer Zeit, als der Fötus oder das Kleinkind noch keine Sprache hatten. Es kann aber auch sein, dass Sie schon Wahrnehmungen hatten, die sich nur metaphysisch erklären lassen: als Botschaften von einer tieferen Seele, die in Kontakt ist mit allem, was es je gab, mit allem, was ist, und mit allem, was es je geben wird. Oft beschreiben wir diese Eingebungen mit dem Wort „Intuition".

Die Seele ist ein wichtiger, beständiger, manchmal sehr geduldiger Teil in uns, der genauso einbezogen und gehört werden möchte, wie das innere Kind, der innere Ratgeber und der innere Heiler.

Beschwerden aller Art beruhen häufig auf einem Aufschrei der Seele, weil deren Bedürfnisse nicht gehört oder lange ignoriert worden sind. Als Seele bezeichnen wir hier den inneren, weisen Kern, der unsere Aufgabe kennt, der genau weiß, was wir tun sollten, der sich über tiefe Gefühle von Gewissheit ausdrückt, den wir spüren, wenn wir in unserer Mitte sind, und der uns strahlen lässt, wenn wir genau das tun, was uns große Freude bereitet.

Die Seele offenbart sich in einem Zustand von Entspannung, wenn wir uns die Zeit nehmen, ohne Druck auf die inneren Bewegungen zu achten, zu spüren, zu lauschen und zu staunen, welche Impulse, Wünsche, Bedürfnisse oder Warnungen von dort kommen. Sie zeigt sich auch als innere Stimme, wenn verschiedene Handlungsalternativen erwogen werden. Dabei ist auf den ersten Impuls zu achten. Abschwächende, oft gegenteilige Erwägungen kommen meist vom Verstand oder aus einem „unbedingten Wollen" heraus, das die zarten Äußerungen der Seele unterdrückt. Die Seele möchte im Einklang mit dem göttlichen Willen existieren und kann sich gut einem Gemeinwohl unterordnen. Sie orientiert sich nicht an Qualitäten wie Zeit und Besitz. Höhere Ziele oder Aufgaben stehen im Raum, aber es besteht keine Eile, diese zu erreichen. Dagegen will das „Ego" alles möglichst sofort haben, eigener Besitz ist wichtig, das Ego sagt *mein* Haus, *mein* Kind, *mein* Geld. Diesem Drang nach materiellem Vermögen wird sogar oft die eigene Lebensaufgabe untergeordnet.

Die höhere Aufgabe könnte darin bestehen, zu lernen, wie Leiden überwunden, eine unterbrochene Verbindung wieder hergestellt, wie Liebe gelebt und wie Vergebung gelernt werden kann. Das sind Prozesse, die nicht in wenigen Wochen erfahren werden können. Das sind Lebensaufgaben, die ganz viel Geduld, Achtsamkeit und Jasagen zum eigenen Schicksal bedeuten. Das Ego geht gerne den leichteren Weg mit dem Gewinn von kurzfristigen Freuden und manchmal dem Verlust von sich eins fühlen mit einer höheren Ordnung. Wenn Sie sich allein fühlen im Sinne von „all-ein", also verbunden mit allem, hat das eine andere Qualität als die Einsamkeit im Erleben von Getrenntsein. Die Seele sehnt sich nach Verbindungen und Vernetzungen zu anderen Seelen oder Menschen, die als ganz natürlich und gut, aber auch als fremd und unerreichbar erlebt werden können. Stress und Überforderung, übermäßiges Hören auf das, was andere sagen, aber auch Abwehr gegen uneingestandene eigene Wünsche gehören zu den Hauptursachen für eine Entfremdung. Diese führt dazu, dass eine Person selbst nicht mehr weiß, was ihre Seele will.

Falls es Ihnen schwerfällt, Kontakt zu Ihrer Seele herzustellen, können Sie sich folgende Fragen stellen, eventuell bei gleichzeitigem Halten der „Pose“:

Wenn Sie Ihrer Seele eine Stimme gäben, was würde sie dazu sagen, dass es so wenig Verbindung zwischen Ihnen und Ihrer Seele gibt?

Wie fühlt sich Ihre Seele, wenn Sie schlecht von sich sprechen oder denken?

Wenn Sie zu Ihrer Seele hinspüren, was braucht sie, um glücklich zu sein? Wann fühlt sie sich bei Ihnen zu Hause?

Wohnt Ihre Seele vollständig in Ihrem Körper?

Sind Seelenanteile mit einem Verstorbenen mitgegangen? Oder ist ein Teil noch bei einer anderen Person, den Eltern oder früheren Partnern. Haben Sie diesen Seelenanteil vielleicht verschenkt, wurde er Ihnen geraubt?

Hier ist auch die Technik mit *Quantenwellen* sehr effektiv (siehe unten, Kapitel 20). Wenden Sie sie mit folgender Intention an:

Füllen Sie den Energieball zwischen Ihren Händen mit der Absicht, dass erstens alle fremden Seelenanteile zu ihrem Ursprung oder rechtmäßigen Platz zurückkehren und zweitens alle eigenen Seelenanteile eingeladen werden, wieder vollständig bei Ihnen zu wohnen.

Oft ist es erst dann möglich, die eigenen Seelenwünsche zu spüren, wenn man sich wieder *vollständig* fühlt. Um sich mit den eigenen, ursprünglichen Aufgaben und Wünschen zu verbinden, können Sie sich fragen:

„Gibt es etwas, was ich in diesem Leben noch erreichen will?“ Oder: „Was waren früher meine Ziele für das Leben?“

Aus der eigenen Quelle bekommen Sie dann Informationen, die für die Heilung oder anstehende Entscheidungen richtungweisend sein können.

Fragen Sie sich: „Zu welchen Menschen, zu welcher Beschäftigung, zu welcher Aufgabe zieht es mich hin?“

Die Seele drückt sich über das Prinzip des Sogs aus, sie zieht das Gewünschte gewissermaßen an. Wenn Sie sich dagegen unter Druck setzen und etwas unbedingt wollen, geht der Kontakt verloren und die Seele verstummt.

Der Seelenkontakt wird durch Aufmerksamkeit, Horchen auf innere Impulse und tägliche Übung liebevoller Selbstannahme hergestellt. Meditationen und Ruhezeiten begünstigen die Verbindung zur Seele.

Zusammenfassung: Seelenkontakt

Beschwerden aller Art sind häufig ein Aufschrei der Seele, weil deren Bedürfnisse nicht gehört oder lange ignoriert worden sind. Als Seele bezeichnen wir hier den inneren, weisen Kern, der unsere Aufgabe kennt und diese auch erfüllen möchte.

Vorgehensweise: Kommen Sie zunächst zur Ruhe und spüren Sie hin zum inneren Seelenbereich. Stellen Sie der Seele Fragen wie die, ob sie sich bei Ihnen zu Hause fühlt, ob sie sich vollständig und gut behandelt fühlt. Fragen Sie, was sich die Seele im Kontakt zu Ihnen, zu anderen Menschen und zum Beruf wünscht. Nehmen Sie die *intuitiv* empfangenen Aussagen ernst und handeln Sie, soweit möglich, im Einklang mit den Wünschen Ihrer Seele.

19. Die Verbindung zu höheren Kräften und das Gebet einbeziehen

In zahlreichen Studien wurde belegt, dass gläubige Menschen mit schwierigen Lebenssituationen wie Trennung, Krankheit und Tod von Angehörigen deutlich besser zurechtkommen als Menschen, die nicht an eine höhere, unterstützende Kraft glauben. Gebete sind eine wirkungsvolle Art, die eigene Absicht auf das Wesentliche und auf gewünschte Veränderungen zu konzentrieren. Es geht sowohl den Betenden besser als auch denjenigen, für die gebetet wurde. Dies wurde in empirischen Untersuchungen bestätigt.

Die Verbindung zu Gott, zu einer göttlichen Dimension oder Instanz, ist seit Menschengedenken ein Grundpfeiler des menschlichen Denkens, Fühlens und Handelns. Älteste Funde weisen auf die Verehrung weiblicher oder männlicher Gottheiten hin, denen sorgfältig hergestellte Kultgegenstände dargebracht wurden.

Jedes Gebet ist eine mentale Hinwendung zu einem Kraftfeld, das unterschiedlich benannt werden kann. Betende drücken sich aus durch Worte, Singen und manchmal durch eine bestimmte Gebetshaltung wie das Falten der Hände. In unserem Kulturkreis werden meist Christus, Maria, Heilige oder Gott um Unterstützung gebeten. In anderen Kulturen sind es beispielsweise der Große Geist, Allah oder Krishna. Bereits bei kleinen Kindern wird mit Tisch-, Schutzengel- oder Gute-Nacht-Gebeten die Grundlage für den Glauben gelegt. Menschen in Not besinnen sich auf vorhandene Werte und können am Glauben ihrer Kindheit anknüpfen – manchmal nach Jahrzehnten ohne Gebet. Nach Meinung der Autoren nehmen wir beim Beten Kontakt auf zu wirklich vorhandenen Kraftfeldern, die größer und wissender sind als wir. Andere meinen, dass der Glaube eine Fantasie oder Wunschvorstellung sei, die durchaus hilfreich sein könne, verleugnen aber die Existenz einer göttlichen Realität.

Das Gebet kann – je nach den individuellen Bedürfnissen – als gemeinschaftliches Ritual oder alleine gesprochen werden. Der Glaube daran, dass Gebete erhört werden, stärkt nicht nur das Vertrauen in

Gott, sondern auch das Vertrauen in die eigene schöpferische Kraft und in die unterstützende Kraft von Himmel und Erde.

Erfahrungsgemäß sind Dankgebete energiereicher als Bittgebete. Im Danken wird gewürdigt, was wir bereits *haben*. Im Bitten fühlen und benennen wir den Mangel und die Unvollständigkeit. Beim Beten *sprechen* wir mit Gott, während wir in der Stille der *Meditation* die Stimme Gottes wahrnehmen können.

Grundsätzlich wird vorwiegend in den vier bekannten Gebetsformen gebetet:[18]

1. *Das umgangssprachliche oder persönliche Gebet*
   Es drückt in eigenen Worten die Hingebung an Gott aus. Beispiel: „Lieber Gott, wenn du mir dabei hilfst, diese Arbeitsstelle zu bekommen, will ich etwas Gutes aus meinem Leben machen."
2. *Das Bittgebet*
   Der Betende wendet sich bittend oder fordernd an den Schöpfer. Beispiel: „Herr, bitte heile meine Schmerzen."
3. *Das rituelle Gebet*
   Gebete wie das *Vaterunser* oder das *Ave Maria*, bestehend aus festgelegten Worten, werden wiederholt. Auch Tischgebete gehören dazu. Beispiel: „Komm, Herr Jesus, sei unser Gast und segne, was du uns bescheret hast."
4. *Das meditative Gebet*
   Diese Art des Betens geschieht jenseits von Worten. Wir sitzen still und öffnen uns, während wir uns der Gegenwart der Schöpferkraft bewusst sind.

Über diese bekannten Gebetsformen hinaus beschreibt Gregg Braden in seinem Buch *Verlorene Geheimnisse des Betens* eine fünfte Gebetsform, die nach alten Texten der Essener wiederbelebt wurde.[19] Es folgt ein (von uns übersetzter) Ausschnitt aus einem Interview für die Zeitschrift *Maat of Spirit* mit G. Braden über sein Buch:

„Die fünfte Gebetsform ist eine aktive Art, zu beten, die sich in der Technologie des menschlichen Fühlens begründet. Anstatt zu denken ‚Bitte erhöre dieses Gebet', lädt uns diese fünfte Gebetsform dazu ein, uns so zu fühlen, als ob das Gebet schon erhört worden wäre. (...) Es ist die Sprache des Gefühls, welche die Schöpfung beantwortet. In diesem Zustand des Fühlens haben wir die Fähigkeit, die Schöpfung und die Welt um uns her mittels Gebet zu berühren. (...) In der fünften Gebetsform wird das Gebet – unser Herzenswunsch – zu einer verkörperten Bewusstheit, anstatt nur eine zeitweilig ausgeführte Handlung zu sein. Wir halten das Gefühl unseres erfüllten Herzenswunsches Tag aus, Tag ein fest, anstatt nur ein paar Minuten zu beten (...). Die fünfte Gebetsform ermächtigt uns, in der Gegenwart des Leidens das Leben zu wählen, indem wir das Denken verändern, das uns erst in das Leiden hineinmanövriert hat."

Wir empfehlen diese Form des Betens unter Einbeziehung aller Sinne. Sie hat nicht nur einen hohen spirituellen Wert, indem das Vertrauen auf die ständige Gegenwart Gottes gestärkt wird, sondern auch einen therapeutischen Wert, indem kreative und lebensbejahende Kräfte unterstützt werden.

Die 33-Sekunden-Technik

Schon seit vielen Jahren haben wir den Effekt eines sinnlich erlebten, vorweggenommen Erfolgserlebnisses in die Therapie eingebaut. Wir nennen das die *33-Sekunden-Technik.*

Anleitung

Das Thema wird benannt und mit Klopfakupressur werden alle Hindernisse bearbeitet, die sich bezüglich des erwünschten Ergebnisses zeigen. Wenn innerlich der Weg zu dem Ziel, beispielsweise zu einer bestandenen Prüfung oder einem erfolgreichen Vorstellungsgespräch, frei erscheint, wird das Bild aufgebaut, voll Dankbarkeit, dass alles wunschgemäß verlaufen ist. Dieses Bild wird 33 Sekunden im Bewusstsein gehalten, mit all den Gefühlen, die mit der Erfüllung des Wunsches verbunden sind. 33 Sekunden konzentrierte Aufmerksamkeit ist die Zeit, die das Gehirn braucht, um einen neuen Eindruck in der Tiefe zu speichern und das Ergebnis zu fixieren oder zu „bezeugen“. Das Bezeugen einer vorweggenommenen Heilung durch deren aktive Visualisierung mit allen dazugehörigen Gefühlen – beispielsweise durch die Vorstellung einer geheilten Krankheit mit der Freude über die wiedergewonnenen Kräfte oder die Vorstellung einer erfüllten beruflichen Tätigkeit– kann große persönliche Veränderungen auslösen.

Beispiel: Prüfungsangst

Karin hat große Angst, ihre Abschlussprüfung nicht zu bestehen. Je öfter sie sich vorstellt, durchzufallen, desto hoffnungsloser fühlt sie sich. Dann fasst sie neuen Mut und wendet die 33-Sekunden-Technik an. Zunächst klopft sie: „Obwohl ich mich hoffnungslos fühle und immer wieder das Bild auftaucht, dass ich durchfalle, achte ich mich und entscheide mich jetzt zu sehen, dass ich die Prüfung erfolgreich bestehe.″ – „Ich bin es wert, Erfolg zu haben.″ – „Auch wenn meine Mutter ihr Berufsziel nicht erreicht hat, darf ich erfolgreich sein.″

Jetzt visualisiert sie den Prüfungsraum, sie bekommt die Prüfungsfragen, liest sie ruhig durch und weiß auf jede Frage die richtige Antwort. Dann stellt sie sich vor, wie sie mit einem guten Gefühl den Zettel abgibt und dann auch eine sehr gute Bewertung bekommt. Sie sieht schon die neue Berufsbezeichnung an ihrem Türschild …

Diese Bildabfolge hält sie 33 Sekunden möglichst farbig und emotional beteiligt in ihrer Vorstellung. Nach dieser Sitzung kann sie sich ruhig auf die Prüfung vorbereiten. Wenn kleine Unsicherheiten auftreten, holt sie das Bild der bestandenen Prüfung wieder her und beruhigt sich schnell. Sie besteht die Prüfung mit großem Erfolg.

Bei Themen von allgemeinem Interesse (wie Weltfriede oder gesunde Umwelt) ist der Effekt umso größer, je mehr Menschen dieses Bild von Frieden so oft wie möglich für 33 Sekunden „fühlend erschaffen“. Jeder kann seinen Beitrag dazu leisten. Wir würden uns freuen, wenn dieses Buch dazu beitrüge, dass viele Menschen das Bild eines friedlichen und liebevollen Zusammenlebens aller Völker aufgreifen und häufig in ihrem Geist halten.

20. Mit Quantenwellen energetisch und geistig heilen

In der Tradition des Qigong gibt es viele Techniken, bei denen gelehrt wird, zwischen den Händen freie Energie zu konzentrieren und mit dieser Energie sich selbst und andere zu heilen. Mit den Quantenwellen, die ebenso zwischen den Händen aufgebaut werden und energetisch verdichtete Informationen enthalten, öffnen wir uns auch für Seinszustände, die uns jenseits der Gedanken mit höheren Ebenen verbinden.

Bei vielen bisher vorgestellten Mentalfeld-Techniken benutzen wir unsere *Gedanken*, um unser Feld zu verändern. Durch die Wechselwirkung dieses Feldes mit unserem Wesen und unserem Körper kann Heilung entstehen. Bei der Quantenwellen-Technik arbeiten wir direkt an der *Energetik* und der *Struktur* des Feldes. Dadurch verändern wir Inhalt und Qualität der Gedanken und damit die Informationen, die auf den Körper und das Leben wirken. Die Technik eignet sich besonders bei Themen, die ihren Ursprung in der Energetik haben oder sich hier schwächend auswirken.

Quanten sind Photonen, die kleinsten Einheiten von Biophotonen, also von unsichtbarem Licht. Sie sind in der Lage, viele Informationen zu speichern, die für das menschliche Überleben und die Speicherung von Wissen notwendig sind. Quantenwellen wirken auf das den Körper umgebende Energiefeld und werden durch die Formulierung einer klaren Absicht als energetische Impulse vom Anwender zum Empfänger geschickt. In der Selbsthilfe bauen Sie die Energie für sich selbst auf und empfangen sie auch – das kann sich wie die Bewegung einer Welle anfühlen. Deshalb bezeichnen wir diese Energiearbeit als Quantenwelle.[20]

Quantenwellen können Sie für sich selbst und für andere aufbauen: Zwischen Ihren beiden Händen, die Sie horizontal vor den Körper halten, wird ein Energiefeld aufgebaut und zu einem „Ball" verdichtet. Diese Energie wird „informiert", indem Sie sich vorstellen, dass die gesamte Energie in dem Ball angefüllt wird mit einer geistig formulierten Intention, beispielsweise mit dem Wunsch, Heilungshindernisse umzuwandeln oder aufzulösen. Der Wunsch nach einer heilsamen Veränderung wird als Absicht im Geist und energetisch in den Händen gehalten, während Sie ruhig weiteratmen, bis nach einer Weile (zwischen 10 Sekunden und mehreren Minuten) ein Impuls kommt, die informierte „Welle" zum Bestimmungsort in Ihnen selbst oder beim Partner zu entlassen. Das geschieht durch bewusstes Ausatmen. Das Energiefeld entlädt sich, breitet sich (manchmal spürbar) aus und es kann eine als wellenartig empfundene energetische Wahrnehmung eintreten, vielleicht spüren Sie auch etwas ganz anderes, ein Kribbeln, ein tiefes Durchatmen, Ruhe … Als Folge dieser „Welle" kann es unmittelbar zu Veränderungen im Körperempfinden oder im Gefühlsbereich kommen. Je genauer eine Absicht formuliert wird, desto gezielter können Hindernisse transformiert und gestörte Verbindungen in der Informationsübertragung „repariert" werden. Die Veränderungen können im geistig-mentalen Bereich liegen und vielleicht zunächst nicht spürbar sein. Das Maß der momentanen Wahrnehmung ist nicht entscheidend für die Wirkung, die sich später noch entfalten kann.

Um die Sensibilität der Hände zu erhöhen, können Sie diese zuerst aneinander reiben und dann mit etwas Abstand (etwa 30 bis 50 Zentimeter) horizontal aufeinander zu bewegen. Dabei können Sie zwischen den Händen in der Regel eine „Verdichtung" der Energie wahrnehmen, die manche als Kribbeln, andere einfach als Kreisen oder Strömen eines Wirbels empfinden. Wenn man diesen Energiewirbel vor sein Herz, also vor den Brustkorb hält, wird die Energie nicht nur mit der vorher festgelegten Absicht gefüllt, sondern auch mit Liebe. Bei dieser Anwendung ist es wichtig, auf die eigene Schöpferkraft zu vertrauen.

Vorsichtsmaßnahmen: Setzen oder legen Sie sich während der Selbstbehandlung hin. Wenn Sie mit einem Partner arbeiten, sollte dieser liegen oder sitzen. Quantenwellen können das menschliche Feld kurzfristig irritieren, sodass eine stehende Person ins Schwanken kommen kann. Grundsätzlich gilt ja, wie jeder weiß: Jede Art von Veränderung ist mit einer Neuordnung verbunden – das kann vorübergehend zu Unsicherheit, Angstgefühlen und Instabilität führen. Wie bei jeder wirksamen Behandlungsform sind kurzfristige Nebenwirkungen möglich. In diesem Fall schicken Sie sich gleich noch eine Welle mit dem Auftrag: *Nebenwirkungen neutralisieren!* Erwünschte Begleiterscheinungen, die auf die Wirksamkeit hinweisen, sind Gähnen, Müdigkeit und Entspannung. Auch kurzzeitiges Zittern ist möglich, wenn an Stress gebundene Energien frei werden. Schwitzen ist ein Zeichen dafür, dass der Körper reagiert. Wenden Sie diese Methode nur an, wenn Sie sich innerlich stabil fühlen, damit Sie die Wirkung der Quantenwellen gut verarbeiten können.

Anleitung

Um die Technik durchzuführen, gehen Sie nach den folgenden vier Schritten vor:

1. Gliedern und Ordnen der Gedanken: Wo will ich hin, was ist meine Absicht? Dann spüren Sie den Energiewirbel zwischen Ihren Händen und „informieren“ diesen mit ihrer Intention. Die „Welle“ entlassen Sie zum Empfänger, während Sie ausatmen.
2. Hindernisse spüren und loslassen. Nehmen Sie wahr, was Ihrer Absicht im Wege steht, und stellen Sie sich bei der nächsten Welle vor, dass sich diese Hindernisse transformieren.
3. Den Weg innerlich gehen. Unterstützen Sie sich mit einer „Kraftwelle“ auf diesem neuen Weg.
4. Offenheit für Neues. Veränderung kann nur eintreten, wenn Sie sich dafür öffnen. Sie können sich also eine weitere Welle mit der Absicht „Bereitschaft zur Veränderung“ geben.

Beispiel: Magenbeschwerden

Karin hat stressbedingte Magenbeschwerden. Sie durchläuft zunächst gedanklich die vier Schritte:

Sie möchte die Magenschmerzen heilen. (Aufbau der ersten Welle mit der Absicht: *Bitte um Heilung der Schmerzen*)

Sie hat die Erfahrung gemacht, dass die Schmerzen sich bei Stress verstärken. Als Hindernisse für Heilung kann sie spüren: Ehrgeiz, Druck von der Familie, zu wenig Abgrenzung.

(Zweite Welle: *Bitte um Transformation ihres Ehrgeizes,* dritte Welle: *Bitte um Abgrenzung vom Druck/von den Anforderungen der Familie,* vierte Welle: *Bitte um Transformation aller Faktoren, die den Stress und den Schmerz festhalten*)

Ihr wird bewusst, dass die Magenschmerzen ihr dabei helfen wollen, den Weg vom Stress weg und hin zu mehr innerer Ruhe zu finden.

(Fünfte Welle: *Verbindung zu Ruhe und Entspannung*)

Sie öffnet sich dafür, die Druckfaktoren zu verändern und ihr Leben mit neuen Prioritäten zu gestalten.

(Sechste Welle: *Dem Neuen im Leben vertrauen und zustimmen*)

Beheben kann man mit Quantenwellen auch Störungen des Fließens der Energie, die durch *Narben* verursacht werden. Eine Narbe kann energetisch entstört werden, indem eine Hand des Anwenders diese berührt, die andere im Energiefeld oder am Körper einen zweiten Punkt findet. Zwischen diesen Punkten wird der Energieball wahrgenommen. Die Intention beim ersten Schritt lautet: *Bitte um Entstörung der Narbe.* Das Bewusstsein und die volle Aufmerksamkeit werden darauf gelenkt. Wenn die Narbe im Zusammenhang mit einer Operation entstanden ist, kann eine zweite Welle aufgebaut werden: *Bitte um Transformation der Narkosemittel.*

Beispiel: Umgang mit Emotionen

Klara leidet unter Neidgefühlen gegenüber ihrer Schwester, weil diese sich ein schönes Haus gekauft hat. Diese störenden Gefühle möchte sie loswerden.

Sie hält im Sitzen die Hände vor sich hin. Sie stellt sich den Energieball vor, bis sie ihn wirklich spürt.

Sie „informiert" den Energieball nacheinander mit den fünf Schritten: Selbstannahme, Absichtserklärung, Auflösung emotionaler Hindernisse wie Konkurrenz und Minderwertigkeit, Vertiefung und Stärkung der eigenen Kraft:

Selbstannahme: *Ich akzeptiere, dass ich neidisch bin.*

Absicht: *Ich bitte darum, dass sich Neid und Missgunst transformieren.*

Hindernisse: *Ich bitte um die Auflösung aller Konkurrenzgefühle zu meiner Schwester für Vergangenheit, Gegenwart und Zukunft.*

Vertiefung: *Ich bitte darum, dass ich alle Gefühle von Minderwertigkeit loslassen und transformieren kann.*

Kraft holen: Klara verbindet sich abschließend mit dem Gefühl: *„Ich habe alles, was ich brauche."*

Nachdem sie die Schritte 1 und 2 gemacht hat, sieht Klara Bilder, wie sie als Kind neidisch auf ihre Schwester war, als der Vater diese bevorzugte und ihr oft wertvollere Geschenke gab. Durch die Selbstbehandlung und den damit verbundenen inneren Prozess fühlt sie sich gelassener und zufriedener mit sich und ihrer kleinen, gemütlichen Wohnung.

Die Intention bei der Arbeit mit Quantenwellen ist, wie bei der Klopfakupressur, schrittweise mentale oder körperliche Blockaden abzubauen, zu transformieren und sich mit den gewünschten Kraftquellen zu verbinden. Mit Quantenwellen kann also der Wunsch oder Auftrag aufgebaut werden, etwas loszulassen und zu transformieren oder sich mit etwas Erwünschtem zu verbinden. Wie immer bei Wünschen können wir den *Zeitpunkt* der Wunscherfüllung nicht bestimmen, sondern lassen los, damit er sich *zur rechten Zeit* erfüllen kann.

Hilfe aus der geistigen Welt

Religiös orientierten Menschen können wir aus eigener Erfahrung folgende weitere Möglichkeit empfehlen: Auch in der Selbstbehandlung dürfen wir uns unterstützen lassen, indem wir eine geistige Instanz um Beistand bitten, beispielsweise Jesus Christus. Gemäß den überlieferten Darstellungen im *Neuen Testament* war Jesus Christus nicht nur ein herausragender Heiler, sondern auch ein Meister im Umgang mit Fremdenergien und Versuchungen durch dunkle Mächte. Daher ist er in unserem Kulturkreis als geistiger Helfer besonders geeignet. Wir haben die Erfahrung gemacht, dass vieles besser gelingt, wenn wir uns beim Bemühen um Heilung etwa mit Jesus Christus verbinden.

Anleitung

Die Welle wird mit einem Wunsch nach Heilung aufgebaut. Gleichzeitig wird Christus um Unterstützung gebeten, er möge Licht aus seinem Herzen in alle kranken oder dunklen Stellen im Körper lenken. Verstärkt wird die Christuskraft, wenn Sie sich vorstellen, dass es *seine* Hände sind, die den Energieimpuls aussenden (etwa entsprechend dem Lied „Ich leg's in deine Hände …").

Folgende Schritte haben sich bewährt, wenn schwierige Situationen und Fremdeinflüsse behandelt werden sollen.

Schritt 1: Hinsetzen, die Hände vor sich halten, Vorstellung vom Aufbau einer Energiewelle

Schritt 2: Die Absicht formulieren

Schritt 3: Christus anrufen und um Hilfe und Unterstützung bitten

Schritt 4: Die heilende Energie hinlenken …
… zu allen dunklen, kranken oder schwachen Stellen des persönlichen Raumes oder

… zu Beziehungen, Partnern, Kindern,
… zu privaten und beruflichen Umständen,
… zu Fremdeinflüssen oder Manipulationen.

Schritt 5: Bitte um Transformation eigener dunkler, manipulativer Gedanken, Suggestionen und Handlungen

Schritt 6: mit der Absicht: Sich selbst diese Eigenschaften vergeben

Schritt 7: mit der Absicht: Dem anderen voll und ganz sein Verhalten vergeben

Schritt 8: Alles Fremde loslassen und um dessen Rückkehr zum richtigen Ort bitten

Schritt 9: Den eigenen Raum füllen mit Kraft und eigenen Persönlichkeits- und Seelenanteilen

Schritt 10: Göttliche Gnade und Heilung annehmen

Nach jedem Schritt sollte eine kurze Pause eingelegt werden, damit die Wirkung der Welle und vielleicht neue Gefühlsqualitäten wahrgenommen werden können.

Quantenmeditation

Den Heilungsprozess können Sie auch meditativ unterstützen.

Anleitung:

Sie setzen sich an einen ruhigen Platz und suchen …

- Kontakt zu einem erkrankten oder schmerzhaften Körperteil. Im inneren Raum spüren Sie, ob sich der gefühlte, energetische Teil mit dem organischen, stofflichen Teil deckt. Manchmal sind schmerzende, drückende oder prickelnde Wahrnehmungen nach vorne, hinten oder seitlich verschoben; in einem solchen Fall wird zunächst das Organ oder der Körperbereich (Leber, Magen, Kopf …) beklopft, um den abgewanderten energetischen Teil „zurückzuholen“.

- Jetzt bitten Sie Jesus Christus in seiner Funktion als Heiler um Hilfe und Unterstützung. Stellen Sie sich vor, dass er Ihnen seine volle Zuwendung gibt. Eine Hand von Christus liegt *vor* dem Organ, die andere Hand liegt *hinter* dem Organ. Er baut zwischen seinen Händen Heilenergie auf, die goldene Farbe hat und alles transformieren kann. Er hält sie eine Weile und lässt sie dann als Welle in das Organ fließen. Während Sie sich für diese Behandlung öffnen, stellen Sie sich vor, wie das Organ jetzt in seiner körperlichen Funktion optimal unterstützt wird, wie Entzündungen heilen, Ablagerungen sich auflösen, wie Entgiftung stattfindet, Keime ausgeschieden und alle körpereigenen Heilkräfte aktiviert werden. Verweilen Sie so lange wie möglich in der geistigen Verbindung zu Christus, die auf zeit- und raumloser Ebene existiert.
- Danken Sie ihm für die Unterstützung und nehmen Sie die Gnade der Heilung an.
- Je nach Tiefe der Hinwendung, nach Symptomatik und Vorgeschichte der Beschwerden sollte diese Meditation mehrmals wiederholt werden. Dadurch öffnen Sie sich zunehmend für die Kraft von Jesus Christus, der nicht nur den Körper, sondern auch den Geist heilt.

Zusammenfassung: Quantenwellen

Quantenwellen entstehen durch die energetische Verdichtung, die Sie zwischen Ihren Händen bewusst spüren können, wenn Sie sie horizontal vor den Körper halten oder den Körper berühren. Diese Energie wird „informiert“ mit dem Wunsch nach einer heilsamen Veränderung, bezogen auf das zu behandelnde Thema. Diese Absicht wird im Geist gehalten, während Sie ruhig weiteratmen, zwischen 10 Sekunden und mehreren Minuten. Wenn ein Impuls kommt, wird die informierte Welle zum „Bestimmungsort“ (in Ihnen selbst oder beim Partner) entlassen. Das geschieht mit bewusstem Ausatmen. Der Heilungsprozess wird in mehreren Schritten mit Quantenwellen unterstützt:

1. Was ist meine Absicht?
2. Hindernisse spüren und loslassen
3. Den durch die Absicht formulierten Weg innerlich gehen
4. Offenheit auch für unerwartete Veränderungen im Leben zeigen.

Religiös orientierte Leser können eine geistige Instanz wie Jesus Christus um Hilfe bitten, etwa in der Quantenmeditation: Zunächst Kontakt zu einem erkrankten oder schmerzhaften Körperteil aufnehmen und spüren, ob er energetisch am rechten Platz ist, sonst „beklopfen“. Dann bitten Sie Christus in seiner Funktion als Heiler um Hilfe und stellen sich vor, dass er eine Hand *vor* das Organ, die andere Hand *hinter* das Organ legt und zwischen seinen Händen heilende Energie aufbaut. Er hält sie eine Weile und lässt sie dann als Welle in das Organ fließen. Sie nehmen die Heilung dankbar an.

Vorsorge für schwierige Situationen bei Selbsthilfe und Beratung

Durch Wechselbeistand kann
auch Not die Not vertreiben,
so wie einander warm
zwei kalte Hände reiben.

FRIEDRICH RÜCKERT

Während einer guten Sitzung kommen oft starke Gefühle an die Oberfläche. Auch bei Selbsthilfe ist es absolut wichtig und richtig, dass Sie, wenn belastende Erinnerungen aufkommen, mit einem Teil Ihres Bewusstseins im Hier und Jetzt bleiben. Einerseits sollten Sie die unangenehmen, vielleicht quälenden Gefühle zulassen und ertragen, andererseits mit etwas Abstand Zeuge des Ereignisses sein.

Es gibt einige Hilfsmittel, die Ihnen dabei helfen können, „hierzubleiben", wenn Sie befürchten, in unangenehme Zustände „abzurutschen". Wenn Sie also bei sich merken, dass eine Erinnerung hochkommt, mit der Sie in der Vergangenheit schlecht umgehen konnten oder die Sie emotional übermäßig mitnimmt, denken Sie daran, dass die Mentalfeld-Techniken viele geeignete Möglichkeiten bieten, Stress zu reduzieren. Hier finden Sie auf einen Blick die wichtigsten **Soforthilfemaßnahmen:**

- Lassen Sie die Augen offen, da Sie mit offenen Augen die Situation besser unter Kontrolle haben. Versichern Sie sich selbst, dass Sie im Moment nicht in Gefahr sind und dass alles in Ordnung ist.
- Nehmen Sie sich ein Handtuch oder Kissen, um Wut abzureagieren (– eventuell das Handtuch „würgen" …).
- Beklopfen Sie die „Klopflinien" und *summen* Sie dabei. (Vgl. Seite 74)
- Falls Sie sich einen Satz Farbbrillen zugelegt haben, wie in Kapitel 1 dieses Buchteils von uns empfohlen, dann setzen Sie hier im vorliegenden Fall die indigofarbene Brille auf, um sich schnell wieder zu beruhigen.

- Führen Sie seitliche Augenbewegungen durch. (Vgl. Seite 94ff.)
- Fragen Sie sich: „Wo bin ich? Welcher Tag ist heute? Welches Datum?" …
- Lassen Sie Ihren Atem flacher und langsamer werden.
- Legen Sie sich die Hände auf Solarplexus, Herzgegend oder Nacken und Stirn.
- Schreiben Sie die belastenden Erinnerungen auf.
- Rufen Sie einen Freund/eine Freundin an, die Ihnen zuhören.
- Nehmen Sie Rescue-Tropfen aus dem Sortiment der Bach-Blütenessenzen ein.
- Stellen Sie sich einen sicheren Ort vor, an dem Sie sich erholen können. (Vgl. Seite 171ff.)
- Machen Sie ganz gewöhnliche Verrichtungen wie: aufräumen, Wäsche waschen, Fenster putzen.
- Wenden Sie das Ordnungsyoga an (Seite 159ff.).
- Setzen Sie frei werdende Energie um in Körperaktivitäten wie Joggen oder Radfahren.

Seien Sie gewiss, dass der unangenehme Zustand begrenzt ist und wieder vergehen wird. Vertrauen Sie auf die Ordnung, Selbstorganisation und Heilung fördernden Kräfte in Ihnen selbst!

Teil IV

Anwendungsbeispiele für ausgewählte Themenbereiche

Einführung

Lebenskrisen, unbefriedigende Lebensumstände und körperliche oder psychische Beschwerden und Belastungen sind im Allgemeinen das Resultat einer längeren „Fehlsteuerung“. Wenn man mit den Mentalfeld-Techniken die Spuren zurückverfolgt, findet man in der Regel den Auslöser oder das Ursprungserlebnis, bei dem eine Verletzung des Körpers, eine Verletzung der Gefühle oder ein mentaler Übergriff stattgefunden hat. Um zum Ursprungsereignis zurückzukommen, versuchen Sie, bei sich selbst (oder gegebenenfalls bei der Person, der Sie helfen möchten oder mit der Sie arbeiten) einen durchgehenden Faden in der Geschichte der Beschwerden und wiederkehrender Gefühle und Gedanken aufzuspüren. Achten Sie dabei auch auf Versuche (Ihrerseits oder des Partners), tiefer liegende, vielleicht besonders schmerzhafte Inhalte zu beschönigen.

Mögliche Ängste empfehlen wir in Neugier umzudeuten, indem Sie sich mit Interesse fragen: „Was liegt wohl hinter den geschützten Mauern der Kindheit verborgen?“ Oft liegt hier nicht nur Schmerzhaftes, Wut oder Trauer, sondern auch ein großer Reichtum an Gefühlen vergraben, die verdrängt wurden, zum eigenen Schutz, in einer Zeit, in der man abhängig und sehr verletzlich war. Mit den Mentalfeld-Techniken können Sie zum „Schatzgräber“ von Gefühlen wie Liebe und Vertrauen, Geborgenheit, Selbstbewusstsein und Lebensfreude werden.

In diesem Teil des Buches beschreiben wir *exemplarisch* Konfliktfelder aus verschiedenen Lebensbereichen und machen Vorschläge zur Bearbeitung, Abhilfe oder Lösung. Aus unserer langjährigen therapeutischen Erfahrung führen wir einige Beispiele an, die als Hinweise für die Selbsthilfe dienen sollen.

Grundsätzlich gibt es drei verschiedene Arten von *Sätzen*, die bei den Mentalfeld-Techniken immer wieder auftauchen:

- die *MFT-Klopfsätze* für die Anwendung der Klopfakupressur,
- die *Glaubenssätze* mit wenigen Worten, die wie Affirmationen verwendet werden, und
- die *heilenden Sätze*, die wir vorschlagen, wenn gestörte Verbindungen innerhalb des Familiensystems bearbeitet werden.

Darüber hinaus weisen wir auf andere Techniken hin, an die Sie bei bestimmten Themen denken sollten. Grundsätzlich können jedoch die meisten Techniken bei *jedem* Thema eingesetzt werden und zum Variieren bei der Arbeit dienen. Die Umsetzung der in diesem Buch beschriebenen Methoden wird auf diese Weise konkret und anschaulich demonstriert. Wir zeigen, wie die verschiedenen methodischen Verfahren (etwa mit heilenden Sätzen, mit Bildern oder mit Klopfakupressur) Hand in Hand gehen, wie sie einander ergänzen und wie alles zusammen zur Gesundung von körperlichen und psychischen Belastungen beiträgt.

Sie können sich von den angeführten Beispielen inspirieren lassen und Ideen für die eigene Bearbeitung ähnlicher Themen sammeln. Selbstverständlich muss Ihr spezielles Anliegen auf dem Hintergrund Ihrer persönlichen Voraussetzungen beurteilt und angegangen werden. Oft ist nicht nur ein einziges Thema zu bearbeiten, sondern es geht darum, die verschiedenen Lebensbereiche harmonisch zu verbinden: Familie, Beruf, Gesundheit und individuelle Bedürfnisse sollten „unter einen Hut" gebracht werden. Das ist ein Balanceakt, der gerade dann schwierig wird, wenn die gewohnte Fitness oder Belastbarkeit aus beruflichen oder gesundheitlichen Gründen nachlässt.

Körper – Gesundheit – Süchte

Gespeicherte Erinnerungen sind wie Mikrochips, die darauf programmiert sind, eine immer gleiche Botschaft zu senden. Wenn Sie feststellen, dass Sie immer wieder dieselbe Reaktion zeigen, findet ein solcher Sendevorgang statt.

DEEPAK CHOPRA

Wie gehen Sie mit Ihrem Körper um? Behandeln Sie ihn liebevoll, achten auf seine Bedürfnisse nach Bewegung und Ruhe, versorgen ihn mit gesunder Nahrung? Oder behandeln Sie ihn sorglos, geben ihm nur das Nötigste, verschleißen ihn und werten ihn ab, wenn er nicht optimal funktioniert?

Viele Menschen lehnen ihren Körper aus unterschiedlichen Gründen ab. Wenn es darum geht, Probleme zu bearbeiten und alte Glaubensmuster aufzulösen, können Sie sich mit gut gewählten „Klopfsätzen" bei der Selbstakzeptanz unterstützen. Es geht darum, das, was abgelehnt wird, zu benennen, den Schmerz darüber zu würdigen und dennoch zu versuchen, das vermeintlich „Unperfekte" als Teil von uns selbst anzunehmen.

Essstörungen

Als Folge von Unzufriedenheit mit sich selbst und dem Körper zeigen manche Menschen Essstörungen, die mit Unter- oder Übergewicht einhergehen. Sie essen zu wenig oder zu viel, nehmen Appetitzügler, Abführmittel oder Ähnliches und verlieren das natürliche Maß beim Essen.

Wenn Sie oder jemand, dem Sie helfen möchten, an Untergewicht und Magersucht leiden, sollten Sie die verschiedenen möglichen Funktionen beachten, die diese Essstörung haben kann:

- Geht es darum, *Macht* über andere auszuüben? Wen erpressen Sie mit ihrem Hungern?
- Wie viel Beachtung bekommen Sie dadurch? Welche Verletzungen hat es in der Kindheit gegeben? Da diese Störungen vor allem

bei Frauen auftreten: Schützen Sie sich vielleicht vor weiteren Verletzungen, indem Sie mit der Essstörung ihr Frausein verweigern?

- Können Sie sich abgrenzen, etwa von Ihrer Mutter?
- Wird durch einen extrem schlanken Körper Ihr Gefühl von Wertlosigkeit ausgeglichen?
- Opfern Sie sich vielleicht für ein höheres Ziel, etwa das, die Familie zusammenzuhalten?
- Weichen Sie mithilfe Ihrer Krankheit anderen Konflikten aus?

Die Erkenntnisse werden in MFT-Klopfsätzen formuliert (= Sätze, die bei der Klopfakupressur gesprochen werden).

MFT-Klopfsatz:

„Auch wenn ich hungere, damit ich von … Aufmerksamkeit bekomme, und auch wenn ich mich selbst zerstöre und die ganze Familie darunter leidet, achte ich mich und meinen Körper von Tag zu Tag mehr."

Glaubenssätze:

Ich sorge gut für mich.

Ich gebe meinem Körper das, was er braucht.

Wie eine gütige Mutter/ein gütiger Vater sorge ich jeden Tag für mein inneres Kind.

Übergewicht ist ein „Zuviel" an Gewicht, das meist ein „Zuwenig" an Selbstwert, Schutz oder Zufriedenheit ausgleichen soll. Übergewicht kann psychische, genetische oder stoffwechselbedingte Ursachen haben. Häufig kommt es zur Gewichtszunahme, wenn Nahrungsmittel gegessen werden, für die eine nicht erkannte Unverträglichkeit besteht. Unabhängig von der Ursache haben Gewichtsprobleme großen Einfluss auf das psychische Befinden; dennoch fehlt oft die Disziplin, eine Diät erfolgreich durchzuhalten.

MFT-Klopfsatz:

„Obwohl ich mir Kummerspeck angegessen habe und meinen Körper jetzt ablehne, achte ich mich … und ich entscheide mich, meinen Körper liebevoll zu betrachten und ihm die Nahrung zu geben, die ihm guttut."

Glaubenssätze:

Ich liebe mich und meinen Körper und finde das richtige Maß beim Essen.

Ich darf das Zarte an mir zeigen.

Ich nehme mir Zeit zum Kochen und zum Essen.

Ich höre auf die Bedürfnisse und Signale meines Körpers.

Alkoholprobleme und andere Süchte

Suchtprobleme werden oft lange nicht wahrgenommen oder ignoriert, da sie sich langsam als „Genuss" einschleichen und erst nach einer Weile eine körperliche und psychische Abhängigkeit entsteht. In allen Gesellschaftsschichten gibt es mehr oder weniger akzeptierte Genussmittel und Drogen, die süchtig machen können. Dazu gehören Alkohol, Zigaretten, Marihuana, Modedrogen wie Crack und Spice, Aufputschmittel und Medikamente. Manchmal ist es sinnvoll und nötig, den Freundeskreis zu verändern, um davon loszukommen. Unterstützung finden Suchtgefährdete in Selbsthilfegruppen, die auch für die oft koabhängigen Angehörigen hilfreich sind, die sich mit der Rolle als „unersetzliche" Helfer identifizieren.

Süchte schleichen sich oft in wichtigen *Krisenzeiten* ein – diese Thematik kann aufgegriffen und mit MFT bearbeitet werden. Bedeutsam sind einerseits die Faktoren, die „schlimm" waren und zu der Flucht etwa in den Alkohol führten. Therapeutisch noch wichtiger sind jedoch die Kräfte und Potenziale, die Ihnen bzw. den Betroffenen immer wieder geholfen haben, schwierige Situationen zu bewältigen. Das sind die Ressourcen, die in die Beratungsarbeit und Selbsthilfe mit einfließen sollten.

MFT vermindert Entzugserscheinungen und kann in Krisensituationen einen Rückfall verhindern. Es wird nicht nur der psychologische, sondern auch der körperliche Aspekt der Sucht vermindert. Der körperliche Entzug dauert bei radikaler Abstinenz nur wenige

Tage, der psychologische Entzug dauert mehrere Monate. In Japan werden traditionell große Dosen Chlorellaalgen zum Alkoholentzug verwendet. (Während des körperlichen Entzugs empfehlen wir 25 bis 30 Presslinge Chlorella drei- oder viermal täglich mit viel Wasser. Die gleiche Empfehlung hat sich bei der Entwöhnung von Drogen und Medikamenten bewährt.)

Suchtkranke Menschen sind häufig abgespalten von ihren Gefühlen und können Schmerz schwer aushalten.

Oft liegen die Ursachen für ein Alkoholproblem in unbewältigten Themen der Kindheit oder in schwierigen Familiensituationen. Hier können Sie über den Kontakt zum inneren Kind mehr erfahren; heilende Sätze können dazu dienen, Erwartungen an die Familie loszulassen und dafür Angebote anzunehmen, die es gibt.

Beispiel: Alkoholprobleme

Der Vater von Erik (28 Jahre alt) ist alkoholkrank, seit er einen Autounfall hatte, bei dem ein Mensch zu Tode kam. Das hat er nicht verkraftet. Erik trinkt auch regelmäßig zu viel Alkohol und möchte das ändern. Er sagt zu seinem Vater, dem er in seiner Vorstellung in die Augen schaut: „Lieber Papa, ich sehe deinen Schmerz und deine Schuldgefühle und ich sehe das Opfer. Ich lasse das Schwere und das Alkoholproblem mit Achtung bei dir. Ich sorge jetzt gut für mich und meine Gesundheit."

MFT-Klopfsätze:

„Auch wenn mein Körper nach dem Suchtmittel verlangt und ich diese Empfindungen … (Symptome genau beschreiben!) … kaum aushalte, achte ich mich …"

„Auch wenn ich Angst habe vor den dunklen Gefühlen, die in mir hochkommen, wenn ich *nicht* trinke, achte ich mich und vertraue darauf, dass ich jetzt stark bin und mich für Handlungen entscheide, die mir guttun."

„Auch wenn ich schon mehrfach rückfällig geworden bin, achte ich mich und entscheide mich dafür, diesmal stark zu sein.“

Glaubenssätze:

Ich bin bereit, meine Probleme anzuschauen und in kleinen Schritten Lösungen zu finden.

Ich bin bereit, alle meine Gefühle auszuhalten.

Ich kann ein gutes Leben führen, frei von Alkohol und Drogen.

Auch wenn ich keine Drogen nehme, gehöre ich dazu und kann auf gesunde Art Spaß haben.

Krankheit – Schmerz – Operation

Mitunter sitzt die ganze Seele
In eines Zahnes dunkler Höhle …

Wilhelm Busch

Jedes Leiden, das Schmerzen, Schwäche oder den Verlust eines Organs mit sich bringt, ist schwer zu akzeptieren. Dennoch ist das Annehmen der Umstände der erste Schritt zur Heilung. Wir versuchen, die Erkrankung mit ihren Begleitfaktoren genau zu erspüren und zu benennen. Alle Aspekte, Beschwerden und Ängste können mit Klopfakupressur behandelt werden, damit die Selbstakzeptanz trotz aller leidvollen Erfahrungen umfassend gestärkt wird. Jedes Leiden stellt an den Leidenden die Aufgabe, etwas über sich selbst, ein Leben mit Einschränkungen und den Umgang mit Hilfe von außen zu lernen.

Das heutige Krankheitsbild hat sich im Gegensatz zu früheren sehr gewandelt. In der Vergangenheit gab es überwiegend akute Krankheiten, Unfälle, Infektionskrankheiten – wegen mangelnder Medikamente oft mit hoch dramatischem Verlauf. Heute überwiegen aufgrund von Antibiotika, besserer Hygiene und schneller ärztlicher Versorgung die chronischen Krankheiten wie Krebs, Borreliose, chronische Müdigkeit und andere neurologische Erkrankungen. Diese über Jahre und Jahrzehnte andauernden Prozesse mit vielen leidvollen Erlebnissen (Schmerzen, Diagnosen, Krankenhausaufenthalte ...) zeitigen zahlreiche Aspekte, die in Behandlungen mit einbezogen werden sollten.

Krebserkrankungen

Ärzte und Familienmitglieder glauben nach einer Krebsdiagnose oft, dass der Patient „bald" sterben werde. Diese Erwartungshaltung wirkt wie ein Fluch. Das Immunsystem des Betroffenen verhält sich entsprechend diesen Erwartungen. Der vielleicht wichtigste Schritt bei der Krebserkrankung ist es deshalb, diesen Einfluss zu vermindern. Dabei können die Mentalfeld-Techniken helfen, negative Erwartungen und Befürchtungen zu entkoppeln und dahinter verborgene Einstellungen und Glaubensmuster aufzudecken und zu entschärfen. An dieser Stelle sei erwähnt, dass die Ursache für Krebserkrankungen unserer Erfahrung nach eine *Mischung* aus giftigen Umwelteinflüssen (wie Pestizide, Quecksilber), Parasiten, Viren, Elektrosmog und seelischem Stress ist.

Anleitung:

- Alle Zweifel, die Sie in sich spüren, sollten Sie mit Klopfakupressur bearbeiten, bis sich eine positive, zuversichtliche Stimmung einstellt.
- Alle negativen Äußerungen von „Experten" und Familienangehörigen sollten Sie mit Klopfakupresssur neutralisieren. Beispiel: „Auch wenn der Arzt gesagt hat, dass meine Krebserkrankung unheilbar ist, achte ich mich und nehme mich so an, wie ich bin, und vertraue in meine Selbstheilungskräfte und entscheide mich fürs Leben."
- Alle negativen Informationen über bestimmte Medikamente, die Sie einnehmen oder erwägen einzunehmen, sollten Sie mit Klopfakupresssur neutralisieren.

- Verbessern Sie den therapeutischen Effekt von Heilmitteln und Chemotherapeutika mit MFT: Am besten geeignet ist dafür die Meditation mit der Kopfhaltetechnik, die Vorstellung, das Medikament sei ein *Lebenselixier*, und ein entsprechender heilender Satz, der so klingen könnte:

  Ich gebe dem Mittel XY die Erlaubnis, alle Tumorzellen abzubauen, sie aufzulösen oder sie dazu bewegen, meinen Körper zu verlassen.

- Der *innere Dialog* ist eine Kommunikation mit dem Tumor selbst: Eine Hand legen Sie auf die entsprechende Körpergegend. Empfinden Sie von innen heraus, was der Tumor mitzuteilen hat. Oft kommt wertvolles, unerwartetes Material an die Oberfläche, das dann wiederum mit MFT bearbeitet wird. Wenn Sie den Brusttumor beispielsweise fragen, wofür er da ist, kann es sein, dass er sinngemäß antwortet: „Ich stehe für das Kind, dass du vor drei Jahren in der Schwangerschaft verloren hast. Nimm den Verlust an und lebe weiter für deinen lebenden Sohn.“ Oder der Gehirntumor könnte antworten: „Ich mag die Telefone nicht, die ständig in meiner Nähe funken …“ Hintergründe und Einsichten werden erkennbar und es können wertvolle Therapiehinweise und Vorschläge kommen.

- Bitten Sie Ihre göttliche Kraft oder Ihre unsichtbaren geistigen Helfer um Hilfe: Es ist bekannt, dass Gebete die Selbstheilungskräfte anregen. Oft kommen Kranke mit einer ernsten Diagnose wieder in Kontakt zu einer höheren Kraft und finden im Glauben Halt und Trost.

Akute und chronische Schmerzerkrankungen

Chronische Schmerzen sind quälend. Akute Schmerzen sind oft besser zu ertragen, weil man weiß, dass sie bald vorüber sind. Chronische Schmerzen hingegen sind verbunden mit Hoffnungslosigkeit, Enttäuschung, mit der Erinnerung an ungezählte schlaflose Nächte; sie haben vielleicht die Beziehung zum Partner zermürbt, man hat den Arbeitsplatz verloren, man hat Sehnsüchte und Träume für das eigene Leben oft bereits aufgegeben oder erheblich eingeschränkt …

Bei Schmerzen wünscht jeder sich ein verständnisvolles Umfeld. Interessanterweise hat die Heidelberger Schmerzforscherin Herta Flor in Versuchen herausgefunden, dass Menschen mit chronischen Rückenschmerzen, die einfühlsame Partner hatten, mehr Schmerzen empfanden als solche, deren Lebensgefährten von dem fremden Leid nichts wissen wollten. Aus den Versuchen lässt sich schließen, *dass zu viel Aufmerksamkeit Schmerzen steigert.*[21] Anders verhält es sich bei den Mentalfeld-Techniken, wenn den Körperempfindungen kurze Zeit intensive Aufmerksamkeit geschenkt wird, aber gleichzeitig alle Erinnerungen und Gefühle, die mit den Schmerzen in Zusammenhang stehen, benannt werden und sich dadurch die Konfliktenergie verteilt.

Chronische Schmerzen sind, wie chronische Erkrankungen überhaupt, oft als „schlechte Gewohnheiten" des Gehirns zu verstehen. Diese alten, schlechten Erfahrungen werden wir nur los, wenn wir sie im Gedächtnis mit einer neuen, besseren Erfahrung „überschreiben" und damit die Programmierung des Nervensystems auflösen.

Klopfakupressur ist ein besonders effektives Verfahren bei der Behandlung von Schmerzen; eventuell können mehrere Techniken kombiniert werden, um die körperlichen, energetischen und psychischen Anteile der Problematik zu erkennen und zu lindern.

Folgende Einstiege bieten sich an:

- *Über den Körper:* Gehen Sie in die schmerzhafte Position, beschreiben Sie die Empfindung genau und erfassen Sie sie auf der Gefühlsskala.
- *Über die Erinnerung:* Denken Sie an die schlimmsten Schmerzempfindungen. Was für Gedanken kommen Ihnen dazu? Wovon hält der Schmerz Sie ab? Wann war das erste Mal? Gab es jemanden in der Familie, der ähnlich gelitten hat?
- *Über das Gefühl:* Gibt es hinter den Schmerzen vielleicht ein Gefühl? Wenn es ein Organschmerz ist, können Sie dazu ein Gefühlsmandala zur Hilfe nehmen.

Bringen Sie mit Klopfakupressur den Energiefluss wieder in Gang, der durch ungelöste, seelische Konflikte blockiert wurde.

MFT-Klopfsätze:

„Obwohl ich mich durch die Erkrankung sehr eingeschränkt fühle, achte ich mich und entscheide mich, trotzdem meine Träume für die Zukunft zu behalten und die Schritte zu tun, die notwendig sind, um sie zu verwirklichen."

„Auch wenn es mir schwerfällt zu akzeptieren, dass ich diese Krankheit habe, achte ich mich und nehme mich mit der Erkrankung an."

„Auch wenn ich mich im Schmerz oft verlassen gefühlt habe, vertraue ich tief in mir darauf, dass ich im großen Ganzen geborgen bin."

Glaubenssätze:

Ich lenke meine Aufmerksamkeit auf Schönes in meinem Leben.

Ich bin bereit, alle krank machenden Überzeugungen zu erkennen und mich davon zu befreien.

Ich bin dankbar, dass alle versteckten Ursachen für meine Schmerzen jetzt heilen dürfen.

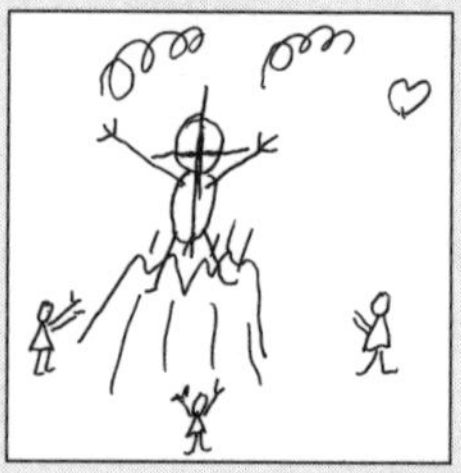

Beispiel: **Schuldgefühle** Der 63-jährige Markus leidet an Schüttellähmung. Er zeichnet seine Schuldgefühle gegenüber der Ehefrau, die ihn wegen eines Seitensprungs aus dem gemeinsamen Haus verwiesen hat. Er sieht sich als Strafe auf einem Scheiterhaufen schmoren.

Man könnte sagen, dass das Lebensthema dieses Mannes schwierige Dreierbeziehungen waren – zwei Ehen gingen wegen einer anderen Frau auseinander. Seine Schuldgefühle gegenüber den verlassenen Frauen plagen ihn sehr und sind möglicherweise an der Entstehung seiner Krankheit beteiligt. Er bestraft sich durch die Erkrankung mit starkem Zittern der Arme und Steifigkeit selbst.

In einem Ritual mit der Kopfhaltetechnik bittet er die Frauen, die er verlassen hat, um Verzeihung. Er fühlt sich fast verantwortlich für das Leid *aller Frauen.* Er verzeiht sich selbst, beschließt, die Märtyrer- und Opferhaltung aufzugeben, und bittet seine Frau um ihren Segen für seine Gesundheit.

Operationsvorbereitung

Vorbereitung und Nachbehandlung von Operationen sind ein wichtiger Einsatzbereich für MFT. Krankenschwestern oder Arzthelferinnen, die in der Vorbereitung tätig sind, aber natürlich auch Angehörige der Betroffenen können hier viel bewirken. Es geht darum, die Ängste der Patienten zu erfassen, um dann mit individuell passenden Sätzen dazu zu „klopfen". Diese Art Stressabbau im Vorfeld einer Operation dient der schnelleren Heilung der Wunden. Vor Operationen und unangenehmen Eingriffen hat sich Klopfakupressur mit folgenden Sätzen bewährt:

MFT-Klopfsätze:

„Auch wenn ich etwas Angst habe, stimme ich der Operation zu."

„Auch wenn ich Angst vor Spritzen habe, achte ich mich und nehme mich so an, wie ich bin."

„Auch wenn ich Angst habe, während der Narkose die Kontrolle über meinen Körper aufzugeben, achte ich mich und nehme mich so an, wie ich bin, und ich entscheide mich, entspannt zu vertrauen."

Glaubenssätze:

Ich vertraue darauf, dass die Operation optimal ausgeführt wird.

Ich gebe meinem Körper den Auftrag, die Narben – auch die inneren – bestmöglich auszuheilen.

Auch das *Malen* von Krankheiten und Schmerzzuständen führt oft zu wichtigen Einsichten: Werde ich von außen angegriffen oder attackiere ich mich selbst? Was bekomme ich durch die Krankheit, was ich mir auf anderem Weg nicht ermöglichen konnte, und warum? Welchen Schmerz meiner Seele habe ich bisher überhört? Wie gehe ich mit mir um und wie verkraftet meine Seele den Verlust eines Organs, eines Zahnes …? Wie kann ich den Verlust ausgleichen? Welche Hilfe kann ich erbitten? Was werde ich anders machen, wenn ich wieder gesund bin?

Beziehungen – Sexualität – Schwangerschaft

Bedenke, dass die beste Beziehung die ist, in der jeder den anderen mehr liebt als braucht.

DALAI LAMA

Wie können Sie sich in einer Beziehung mitteilen? Welche Gemeinsamkeiten teilen Sie? Wie werden Sie wahr- und ernst genommen? Wie nehmen Sie Ihren Partner wahr? Werden Ihre Wünsche respektiert?

Jede Beziehung hat zu tun mit Kommunikation. Je nachdem, welche Kommunikationsformen in der Kindheit erlernt wurden, gelingen Beziehungen besser oder schlechter. Es lohnt sich, die Wünsche an den Partner zu äußern und im Gespräch herauszufinden, ob und wie diese verwirklicht werden können. Unausgesprochene oder nicht erfüllbare Erwartungen der Partner aneinander sind oft Ursachen für Konflikte. Das Nichterfüllen von Erwartungen wird gleichgesetzt mit dem Gefühl, nicht geliebt zu werden. Dieser fatale Irrtum lässt viele Beziehungen scheitern. Jeder Partner ist überfordert mit dem Anspruch, alle Defizite aus der Kindheit seines Partners ausgleichen zu müssen. Oft werden die Partner unbewusst mit dem gegengeschlechtlichen Elternteil verwechselt und es gibt eher kindliche Beziehungswünsche oder Versorgungsansprüche. Letzten Endes ist jeder für sich und die Erfüllung seiner Bedürfnisse selbst verantwortlich. Bekommt man viel Liebe von seinem Partner oder der Partnerin, so ist das ein Geschenk, das in keinem Falle eingefordert werden kann – Achtung hingegen schon. Wenn es gelingt, Achtung und Respekt herzustellen und den Partner *mit* seinen Verletzungen anzunehmen, können alte Wunden heilen und gemeinsames Wachstum wird möglich.

Darüber hinaus lohnt es sich, zu erspüren, welche Seiten man am Partner kritisiert. Oft werden eigene Schwächen auf den Partner projiziert, das heißt, um die eigenen unerträglichen Gefühle oder geheimen Wünsche nicht sehen zu müssen, werden ähnliche Schwachstellen beim Partner gesucht oder auf ihn geschoben. Dabei kommt es zu unnötigen Schuldzuweisungen und Verletzungen der Achtung.

Um die Besonderheiten einer Beziehung besser verstehen zu lernen, können Sie die folgenden Fragen für sich beantworten:

- Was trennt uns und was verbindet uns, was trägt oder hält zusammen, wer strebt weg?
- Gibt es Ängste, Befürchtungen, Schuldgefühle, Störungen von außen, Nebenbeziehungen, starke Bindungen an frühere Partner oder an die Eltern (Muttersöhnchen)?
- Wer fühlt sich abhängig, hilflos, als Opfer – wer hat mehr Macht, Eigenständigkeit, Kontrolle?
- Wie werden Aggressionen gelebt, gibt es Gewalt oder Boshaftigkeit? Wer liebt mehr, wer braucht mehr?

MFT-Klopfsätze:

„Auch wenn mich mein Mann verletzt hat und ich ihm im Moment nicht vertrauen kann, achte ich mich und entscheide mich, das Vertrauen wieder wachsen zu lassen."

„Obwohl ich die Liebe zu meiner Frau gerade nicht spüren kann, achte ich mich und gebe meiner Frau die Achtung, die sie verdient."

Glaubenssätze:

Ich bin es wert, als Frau geachtet zu werden.

Ich kann meine Bedürfnisse mitteilen und werde geliebt.

Ich zeige meine Größe.

Trennung oder Scheidung

Bei Trennung und Scheidung sind Verletzungen der Partner fast unvermeidlich. Meistens liebt *ein* Partner mehr, kann deshalb schwerer loslassen. Und dennoch ist es gerade dann wichtig, die Trennung und die Entscheidung des anderen vollständig zu akzeptieren. Gleichzeitig sollte der eigene Selbstwert gestärkt werden.

MFT-Klopfsätze:

„Obwohl ich das Gefühl habe, in der Beziehung mehr gegeben zu haben, als ich bekommen habe, bin ich bereit, Frieden zu schließen, ohne den anderen bestrafen zu müssen."

„Obwohl ich mich jetzt einsam und enttäuscht fühle und Angst vor der Zukunft habe, bin ich willig loszulassen."

Glaubenssätze:

Auch wenn mein Partner gegangen ist, bin ich wertvoll und liebenswert.

Ich kann ohne meinen Mann ein erfülltes Leben genießen.

Ich bin bereit, den Schmerz der Vergangenheit loszulassen, und öffne mich für Neues und Schönes in meinem Leben.

Beispiel: Unverzeihlich?

Sabine (48 Jahre alt) leidet darunter, dass sie ihrem Mann eine Affäre nicht verzeihen kann, die 10 Jahre her ist. Damals waren sie wegen einer beruflichen Fortbildung für einige Monate örtlich getrennt. Als Folge der Affäre geht sie schlecht mit ihm um und die Zuwendung, die sie sich eigentlich wünscht, bekommt sie nicht von ihm. Der Stresslevel liegt bei 9.

Erster Klopfdurchgang: „Auch wenn ich meinem Mann nicht verzeihen kann, dass er mich betrogen hat, achte ich mich und nehme mich so an, wie ich bin."

Zweiter Klopfdurchgang: „Auch wenn ich mir Zuwendung von meinem Mann wünsche, die ich selbst nicht geben kann, achte ich mich und nehme mich so an, wie ich bin."

Auf die Frage, welcher Umstand es so schwer mache, zu verzeihen, sagt sie, dass sie damals so viel Mitleid mit ihm gehabt habe, weil er gejammert habe, wie schlimm die Zeit alleine sei. Deshalb fühle sie sich besonders betrogen.

Dritter Klopfdurchgang: „Obwohl ich mich betrogen fühle, weil ich meinem Mann vertraute und Mitleid hatte mit ihm, während er eine andere Frau hatte, und ich ihm das immer noch nicht verzeihen kann, achte ich mich und nehme mich so an, wie ich bin."

Nach dem Klopfen spürt sie eine große Erleichterung. Der Stress ist bei 5.

Vierter Klopfdurchgang: „Obwohl ich irgendwann beschlossen habe, meinem Mann nie zu verzeihen, achte ich mich und entscheide mich, jetzt, nach 20 Jahren, eine neue Entscheidung zu fällen und meinem Mann doch zu verzeihen."

Es fällt ihr schwer, diesen Satz auszusprechen, und sie spürt, dass sie vielleicht noch etwas Zeit braucht. Als „Hausaufgabe" bekommt sie den Satz: *Ich lasse mein Nicht-verzeihen-Können jetzt los.*

Hier bietet sich auch die Kopfhaltetechnik an. Während sie die „Pose" hält, geht Sabine meditativ durch folgende Schritte:

Ich sehe meinen Schmerz darüber, dass mich mein Mann betrogen hat.

Ich bin bereit für Veränderung. Ich lasse mein Nicht-verzeihen-Können meinem Mann gegenüber los.

Ich verzeihe mir selbst, dass ich nachtragend war und die Liebe meines Mannes nicht annehmen konnte.

Sexualität

Damit erfüllte Sexualität gelingt, ist eine offene Kommunikation über die jeweiligen Wünsche und Vorstellungen wichtig. Schamgefühle und die Angst, abgewiesen zu werden, behindern oft diesen Austausch, durch den erst echte Nähe entstehen kann. Es gibt zahlreiche Faktoren, die sich belastend auf die Sexualität auswirken können: das Vorbild, wie die Eltern Liebe und Sexualität vorgelebt haben; hormonelle Störungen; die Angst, zu versagen; religiöse Dogmen; Erlebnisse in der Kindheit; Gewalterfahrungen, verbale, körperliche oder emotionale Übergriffe und Grenzüberschreitungen.

Wenn es sexuelle Übergriffe in der Kindheit gab, sollten Sie unbedingt dem *inneren, verletzten Kind* dieser Zeit viel liebevolle Aufmerksamkeit widmen, damit die Wunden durch die Fürsorge des heute Erwachsenen die kindlichen Wunden heilen kann. Auch die Technik des *inneren Heilers* kann Ihnen dabei helfen. Oft ist es auch entlastend, einen inneren, geschützten *Kraftplatz* zu kreieren, an dem man sich wohl fühlt, sich sicher und geborgen fühlen kann.

Ein Beispiel für einen heilenden Satz an denjenigen, der Sie möglicherweise verletzt hat: *Ich kann deine Tat nicht verstehen, ich war noch so klein. Die Verantwortung für alles, was geschehen ist, lasse ich bei dir. Ich bin unschuldig.*

Beispiel: Würde verloren

Vera hat eine Blasenentzündung, die bei jeder kleinsten Verkühlung wieder auftritt. Sie möchte die Hintergründe herausfinden und liest im Gefühlsmandala nach. Das Wort *Würde* versetzt ihr einen inneren Stich. Sie erinnert sich an eine schmerzhafte sexuelle Belästigung als junge Frau, nach der sie das Gefühl hatte, jede Würde verloren zu haben. Jede einzelne Erinnerung an diesen Vorfall kann Vera jetzt mit der Klopftechnik bearbeiten. Zuletzt wendet sie die Kopfhaltetechnik zur Vergebung an. Darauf hin fühlt sie sich friedlich und es beruhigt sich auch der Schmerz in der Blase.

MFT-Klopfsätze:

„Obwohl ich schlechte Erfahrungen mit Männern gemacht und Angst habe, wieder verletzt zu werden, achte ich mich so, wie ich bin, und entscheide mich, ausgewählten Männern zu vertrauen."

„Auch wenn in meiner Herkunftsfamilie die Freude an der Sexualität aufgrund der ablehnenden Einstellung der Kirche verurteilt und unterdrückt wurde, darf ich freudvollen Sex erleben."

„Obwohl ich Angst habe, beim Sex zu versagen, achte ich mich und entscheide mich, entspannt zu bleiben und über meine Ängste zu reden."

Glaubenssätze:

Ich bejahe meine Lust/Sinnlichkeit/Körperlichkeit.

Ich gebe mich hin und vertraue meinem Partner. Ich darf meine sexuellen Bedürfnisse äußern.

Ich kann guten Sex haben und gleichzeitig spirituell orientiert sein.

Der Unterschied zwischen meiner Frau und meiner Mutter ist mir bewusst.

Schwangerschaft

Bei Krisen und Ängsten in der Schwangerschaft hat die Klopfakupressur sich als nebenwirkungsfreie Methode sehr bewährt. Bei Mutter und Kind kann die Bindung verbessert und der Stresslevel herabgesetzt werden. Oft meldet sich in Verbindung mit der Schwangerschaft das bedürftige innere Kind der Mutter. Es ist wichtig, auch diesem Kind Verständnis und Liebe entgegenzubringen, da jede Reifung kindlicher Bedürftigkeit und Abhängigkeit (beispielsweise von der ständigen Zuwendung des Partners) zu mehr Souveränität und Selbstbewusstsein als Mutter führt.

MFT-Klopfsätze:

„Auch wenn ich mein Kind noch nicht ganz annehmen kann, achte ich mich und öffne mein Herz jeden Tag mehr für die Beziehung zu meinem Kind."

„Auch wenn ich Angst habe, dass mein Kind behindert ist, und ich mir ständig Sorgen mache, achte ich mich und vertraue darauf, dass ich ihm alles geben kann, was es für seine Gesundheit braucht."

„Auch wenn mir übel ist und ich mich schwach fühle, achte ich mich und gebe meinem Körper den Auftrag, die Nahrung für mich und mein Kind optimal aufzunehmen."

Glaubenssatz:

Ich vertraue auf die Zukunft.

Kinder – Erziehung – Schule

Erziehung ist Beispiel und Liebe, sonst nichts.
Friedrich Fröbel

Für Kinder gilt nach unserer Auffassung das Gebot der Achtung genauso wie bei erwachsenen Familienmitgliedern. Kinder sollten sozusagen als erwachsene Seelen in einem kindlichen Körper behandelt werden, mit Respekt vor ihrer Individualität und mit einer Haltung der Neugier: Wer bist du? Andererseits darf auch von den Sprösslingen Achtung und Respekt verlangt werden. Sonst besteht die Gefahr, dass sich das Kräfteverhältnis in der Weise umdreht, dass das Kind sich mächtiger fühlt als die Eltern und aus dieser Position heraus das ganze Familienleben bestimmt. Kinder brauchen Halt – den sie nur dann spüren, wenn ihnen liebevoll Grenzen gesetzt werden. Außerdem brauchen sie die Gewissheit, dass sie sich auf die Erwachsenen verlassen und deren Worten Vertrauen schenken können.

Wenn Ihre Kinder Probleme haben, stellen Sie sich selbst folgende Fragen: „Wie war ich als Kind? Habe ich Achtung oder Missachtung erlebt? Gab es jemanden in der Familie, der ein ähnliches Problem hatte, und wie ist man damit umgegangen?"

Wenn Sie Ihre Kinder darin schulen wollen, ihre Autonomie zu stärken und Selbsthilfetechniken für sich zu lernen, hat sich gerade bei Schmerzen und Missempfindungen die *direkte Methode* bewährt.

Sie wird von Kindern gut angenommen, wenn sie beispielsweise Bauchschmerzen haben. Indem sie ihre Aufmerksamkeit auf Form, Farbe und Qualität des Schmerzes lenken, können sie Veränderungen wahrnehmen und die Beschwerden nach unten und außen ableiten. Es ist für Kinder und Jugendliche ein großer Gewinn, früh zu lernen, dass sie selbst etwas gegen Beschwerden, Ängste oder Unsicherheiten tun können. Dieses Handwerkszeug unterstützt ihr Selbstvertrauen und bringt mehr als manches Schulwissen.

Kinder werden häufig von unterschiedlichen Ängsten geplagt: Angst, verlassen zu werden; Angst vor schlimmen Träumen, Geistern und anderen unsichtbaren Wesen; Angst vor Hunden; Angst, dass sich die Eltern trennen könnten; Angst vor der Schule, vor Krieg, Tod oder Umweltkatastrophen ... Da Kinder gerne malen, können Sie Ihren Kindern Papier und Stifte anbieten und ihre Ängste bildlich darstellen lassen. Die Bilder schauen Sie dann gemeinsam an, besprechen sie und „klopfen“ eventuell noch zusätzlich. Auf diese Weise werden die Ängste gewürdigt und können leichter losgelassen werden. Vielleicht möchten Sie auch Spielfiguren zu dem Bild einsetzen und mit dem Kind zusammen eine Geschichte erfinden, die zu einem guten Ende führt.

Bei Schulproblemen können folgende Sätze Entlastung bringen:

MFT-Klopfsätze:

„Auch wenn ich nicht so gute Noten schreibe wie meine Schwester, mag ich mich so, wie ich bin.“

„Auch wenn ich schlechte Noten schreibe, haben meine Eltern mich lieb.“

„Auch wenn ich mich bei Tests von dem Gelernten wie abgeschnitten fühle, achte ich mich und gebe meinem Gehirn den Auftrag, mir die richtigen Lösungen zu zeigen.“

Glaubenssätze zu Prüfungen:

Ich lerne mit Leichtigkeit und Freude.

Ich kann mir das Gelernte optimal merken.

Bei der Prüfung steht mir alles Wissen zur Verfügung.

Ich bin wertvoll.

Beispiel: Trennungsschmerz

Petra, 6 Jahre alt, leidet seit einigen Monaten unter Ängsten und traut sich nicht, allein zu Hause zu bleiben. Ihr Vater hat sich ein Jahr zuvor von ihrer Mutter getrennt. Petra fühlt sich alleingelassen und zeigt Atemprobleme. Die Mutter leitet sie an mit MFT-Klopfsätzen:

Schritt 1: „Obwohl der Papa sich von der Mama getrennt hat und ich mich alleingelassen fühle, Angst habe und wenig Luft bekomme, mag ich mich so, wie ich bin."

Schritt 2: „Obwohl der Papa sich von der Mama getrennt hat, weiß ich, dass er mich lieb hat."

Schritt 3: „Obwohl ich nur schwer durchatmen kann und den Trennungsschmerz nicht spüren möchte, mag ich mich so, wie ich bin."

Petra fühlt sich danach leichter, meint aber, dass ihr die Mama mit all den Sorgen leid tue. Die Mutter sagt dem Kind, dass sie nach der Trennung eine schwere Zeit gehabt habe und vielleicht auch Petra zu sehr mit ihrem Kummer belastet habe. Jetzt gehe es ihr besser und sie sei in der Lage, ihre Sorgen selbst zu tragen. Symbolisch kann das Kind einen schweren Stein an die Mutter zurückgeben und die Mutter sagt:

„Ich möchte meinen Schmerz jetzt selbst tragen – du bist frei."

Das Zurückgeben übernommener Gefühle ist manchmal nicht direkt möglich, weil die Sorge besteht, der andere könne es nicht tragen. Dann kann ein geistiger Helfer zu Hilfe geholt werden. Ihm wird symbolisch das Schwere übergeben, damit es heilen kann.

Hausaufgabe: *Ich bin zu Hause in Sicherheit. Ich nehme die Liebe von Papa und Mama an.*

Stress und seine Bewältigung

Gelassenheit ist Einsicht in die Vergänglichkeit.
ANDREAS TENZER

Viele Menschen leiden unter Stress: bei der Arbeit, während der Ausbildung, in den Beziehungen zu anderen Menschen. Manche Menschen wirken gehetzt, als seien sie auf der Flucht vor einer wirklichen Begegnung oder vor sich selbst. Es gibt auch unbewussten Stress durch Umweltgifte im Körper, durch die Belastung mit elektromagnetischen Feldern vom Handysendefunk oder durch Lebensmittelallergien. Nicht alle Beschwerden sind Folgen einer schwierigen Kindheit; manchmal müssen tatsächliche Überbelastungen in der aktuellen Lebenssituation berücksichtigt werden. Sowohl die „Altlasten" als auch aktueller Druck und dessen Auswirkungen auf den Körper können mit Mentalfeld-Techniken und einfachen Atemübungen, also bewusstes Stärken der inneren Mitte durch tiefes Durchatmen in den Bauch hinein, gemindert werden.

Wir reagieren auf Stress, indem wir versuchen, aus der Situation zu flüchten (beispielsweise durch Krankheit, Erschöpfung, Computerspiele, Essen), oder indem wir ihn bekämpfen. Ob wir „kämpfen" oder „flüchten", das ist vor allem abhängig von der Bewertung einer Situation als bedrohlich. Dann reagiert der Körper mit Erregung. Hilfe kann dementsprechend an einer *Neubewertung der belastenden Ereignisse*, an einer *Veränderung der körperlichen Erregung* oder an einer *besseren Planung der Pflichten* ansetzen.

Problematisch wird es dann, wenn Menschen *chronisch* gestresst sind und dadurch körperlich und seelisch beeinträchtigt werden. Deshalb sind Bewältigungsstrategien von besonderer Bedeutung. Darunter versteht man Mechanismen, die uns helfen, Stress zu reduzieren. Grundsätzlich gibt es dafür zwei Möglichkeiten:

1. *Die Ursache der Belastung beseitigen*
   Beispielsweise braucht eine mit Berufstätigkeit, Pflege und Kindererziehung überlastete Frau eine Pflegehilfe für ihre kranke Mutter.

2. *Bewertungen und Gefühle zu einer Stress auslösenden Situation verändern*
   Beispiel: Ein Angestellter bekommt immer dann Schweißausbrüche, wenn der Chef ins Büro kommt, der ihn (unbewusst) an seinen gewalttätigen Vater erinnert. Klopfakupressur mit Sätzen wie: „Auch wenn ich vor meinem Vater Angst hatte, bin ich jetzt groß und darf mich wehren; ich kenne den Unterschied zwischen meinem Vater und meinem Chef.“, kann ihm helfen, überflüssigen Stress mit dem Chef abzubauen.

Wenn eine bedrohliche Situation *nicht* geändert werden kann und wenn Stress oder auftretende Panik schnell behoben werden müssen, helfen am besten *gefühls*orientierte Strategien. Bei MFT-Klopfsätzen werden daher die Gefühle benannt: „Obwohl ich auf meine Schwiegermutter wütend bin und mir das Magenschmerzen bereitet, achte ich mich und nehmen mich so an, wie ich bin.“

Auch die *Schreibtechnik* oder regelmäßige Tagebucheinträge sind geeignet, belastenden Stress abzubauen. Oder das *Malen eines Bildes:* Welches innere Bild haben Sie zur aktuellen Situation? Malen Sie es! Beklopfen Sie alle MFT-Linien neun Mal. Malen Sie ein zweites Bild so, wie eine mögliche Lösung aussehen könnte, und klopfen Sie wieder. Lösungen sind meist nur dadurch zu erreichen, dass Bedürfnisse geäußert werden. Das ist oft mit Angst vor Ablehnung verbunden, deshalb sollte auch beim Lösungsbild der mit diesen Befürchtungen verbundene Stress „weggeklopft“ werden. (Siehe unten, Kapitel über Depression)

Im Übrigen nennen wir hier exemplarisch einige bewährte Tipps, wie sie bereits in vielen Ratgebern zum Stressabbau verbreitet wurden:

- Als schnelle Hilfe empfehlen wir erst einmal tiefes Durchatmen, damit Sie wieder in die eigene Mitte kommen. Sie können die Atemhilfsmuskulatur betätigen, indem Sie beim Einatmen die Arme öffnen, beim Ausatmen wieder schließen. Trotz aller Belastungen sollten Sie sich selbst *spüren*. Damit Sie es schaffen, Ihre notwendigen Pflichten zu erledigen, ist es hilfreich, die Tagesplanung zu verbessern, um unnötige Energieverluste zu erkennen und zu vermeiden.

- Mit den wichtigsten oder unangenehmsten Aufgaben beginnen
- Störfaktoren, Zeiträuber, Ablenkungen erkennen und vermeiden
- Einen Teil des Tages gar nicht verplanen
- Problemlösungen *aufschreiben*, damit man den Kopf frei hat
- Mut zur Lücke – Aufgaben abschließen und innerlich loslassen
- Nicht auf die „richtige Stimmung" warten, sondern gleich anfangen!

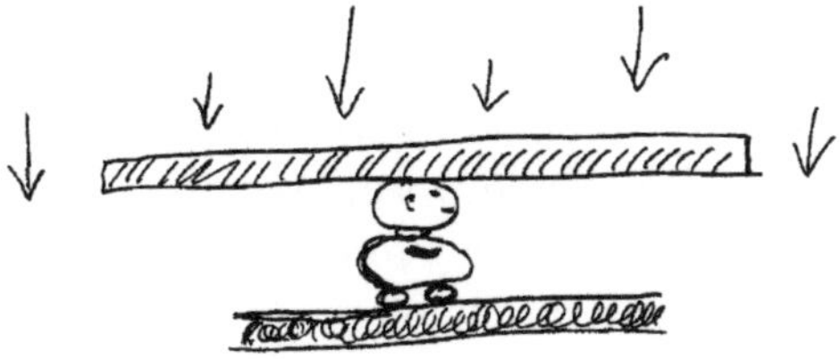

Beispiel: Unter Druck

Gudrun fühlt sich unter Druck. Auf dem Bild schaut sie als kleines Männchen in die Zukunft, auf ihr lastet eine schwere Betonplatte. Sechs Pfeile stehen für unterschiedliche Belastungen im Leben, darunter übermäßiger Stress durch eine Gerichtsverhandlung.

Durch Klopfen und Fragen erschließt sich das Bild und Gudrun erinnert sich an die schreckliche Zeit in der DDR, nachdem sie einen Ausreiseantrag gestellt hat.

MFT-Klopfsatz: „Obwohl ich in der DDR Angst hatte vor Verhören und vor dem Gericht und obwohl das die schlimmste Zeit in meinem Leben war, achte ich mich und entscheide mich, zu sehen, dass ich jetzt in Sicherheit und Freiheit bin."

Gudrun ist nach dem Klopfen sehr entlastet und sieht vor sich das Bild, wie zwei an Ketten befestigte Schlagbäume sich öffnen. Der Weg (in den Westen) ist jetzt wirklich frei …

Ablösung von den Eltern und Versöhnung

Ein abgefallenes Blatt kehrt nicht zum Baum zurück.
SPRICHWORT AUS RHODESIEN

Damit wir in unsere ureigene Kraft kommen, ist es notwendig, dass wir uns von den Einflüssen unserer Eltern lösen. Wir brauchen unsere eigenen Gedanken und Gefühle, um für unsere Lebensgestaltung die richtigen Entscheidungen zu treffen. Damit die Ablösung von den Eltern gut gelingt, ist es zunächst wichtig anzuerkennen, dass wir genetisch zu 50 Prozent unsere Mutter und zu 50 Prozent unser Vater sind. Oft werden die Eltern innerlich abgelehnt und für alle Missstände im Leben verantwortlich gemacht. Es ist manchmal schwierig zu unterscheiden, ob Probleme das Ergebnis aktueller Umstände oder eine Wiederholung von „Mustern" der Eltern sind.

Folgende Schritte empfehlen wir für eine gesunde Ablösung

1. *Das Trennende:* Wenn es Gefühle wie Wut, Ärger, Vorwürfe gegenüber den Eltern gibt, nehmen Sie diese wahr. Versuchen Sie zu akzeptieren, dass es viele unerfüllte Wünsche an die Eltern gab und gibt.

2. *Das Verbindende:* Spüren Sie trotz aller schwierigen Gefühle das Verbindende und die Liebe zwischen Ihnen. Nehmen Sie sich dafür genug Zeit.

3. *Ablösung und „Entschmelzung":* Nehmen Sie bewusst das Unterschiedliche zwischen Ihnen und Ihren Eltern wahr, mit der Bereitschaft, das „Verschmolzene" oder die Identifizierungen jetzt zu lösen. Der Münchner Psychiater Dr. Robert Langlotz hat Techniken der „Entschmelzung" bei Identifikation entwickelt und verwendet die folgenden Sätze (– schauen Sie dabei z. B. der nicht anwesenden, aber vorgestellten Mutter in die Augen):

   Du bist du und ich bin ich.
   Dein Leben ist dein Leben und mein Leben ist mein Leben.
   Dein Schicksal ist dein Schicksal und mein Schicksal ist mein Schicksal.
   Dein Weg ist dein Weg und mein Weg ist mein Weg.

4. *Übernommene Last zurückgeben:* Schauen Sie den Eltern in die Augen und sagen Sie: „Das Schwere lass ich jetzt bei dir. Es gehört zu dir und zu deinem Schicksal. Die Liebe nehme ich gerne von dir."
   Oder: „Hiermit entferne ich alle Energien und Speicherungen, die mir meinen Raum nehmen und mein Selbst verdrängen, aus allen Ebenen, aus meinem Körper, meinen Zellen, aus meinem gesamten persönlichen Raum, und schicke sie dorthin zurück, woher sie gekommen sind und wohin sie gehören und wo sie heilen, für jetzt und alle Zeiten. Ich nehme meine ursprüngliche Kraft, mein Selbst, meine Seele, alle meine Energien, die gebunden sind und waren, wieder an den richtigen Ort, zu mir selbst und in mich selbst zurück."
5. *Versöhnung:* Danken Sie Ihren Eltern für das Leben. Wenn möglich, bitten Sie um ihren Segen.

Erst wenn wir mit den Eltern versöhnt sind und die Verantwortung für unser Leben übernehmen, können wir selbstständig und frei handeln. Die alten Muster können leichter abgelegt werden, wenn eine liebevolle Verbindung zu den Eltern besteht.

Beispiel: Versöhnung mit dem Vater

Alisa (48 Jahre alt) will sich mit ihrem Vater versöhnen, der schon 8 Jahre tot ist. Sie spürt immer noch Wut und Ärger darüber, dass er in der Kindheit zwar anwesend, aber nicht wirklich für sie da war und ihr nie gesagt hat, dass er sie lieb habe.

Erst klopft sie zu diesem Ärger alle Punkte und sagt: „Obwohl ich die Liebe meines Vaters nicht fühlen konnte, weil er innerlich abwesend war, und wütend darüber bin, achte ich mich ...)"

Dann spürt sie die tiefe Liebe und Sehnsucht zu ihm und ihre Versuche, den Vater nahe zu sein, indem sie sich selbst oft in ihrem eigenen, abwesenden Raum abgekapselt hat. Sie stellt sich vor, dass sie sich von etwa 20 Meter Entfernung auf ihren Vater zubewegt. Auf diesem Weg sagt sie alles zu ihm, was ihr auf der Seele lastet: „Lieber Papa, ich bin so weit weg von dir und möchte dir eigentlich nah sein. Es ist wie ein Abgrund zwischen uns, den ich nicht überqueren kann. Ich bin so wütend und eigentlich traurig, dass ich dir nie wirklich begegnen konnte. Ich baue jetzt eine Brücke aus meiner Liebe und Sehnsucht zu dir, damit ich dir näher kommen kann. Auch wenn du mir deine Liebe nicht ausdrücken konntest, vielleicht weil deine Eltern so streng und spröde waren, möchte ich dir sagen, wie sehr ich dich liebe und auch brauche. Du hattest immer eine Art Schutzkreis um dich, der mich daran gehindert hat, dich zu erreichen. Dort, wo du jetzt bist, brauchst du diesen Schutz nicht mehr. Ich komme jetzt als deine Tochter, um deinem Herzen zu begegnen. Danke, dass ich jetzt deine Nähe und deine Liebe spüren darf."

Nach dieser Hinbewegung zum Vater, bei der viele Tränen geflossen sind, fühlt sie sich bereichert und versöhnt. Sie sagt zu ihm: „Du bist du und ich bin ich. Mit deiner Liebe im Herzen öffne ich mich jetzt für die Nähe zu meinem Mann und meinen Kindern."

Ängste – Depressionen – Schlafstörungen

Angst sieht immer Gott zu klein und das, was nicht Gott ist, zu groß.
FRIEDRICH KARL OEHLER

Angststörungen

Das Erleben von Angst gehört zu den existenziellen Lebenserfahrungen und begleitet uns von der Geburt bis zum Tod. Unter besonderen Umständen kann Angst wichtig sein, wenn sie uns vor einer reellen Gefahr warnt.

Im Zusammenhang mit eigenen schlimmen Erfahrungen, Familiendramen, Horrorfilmen, Gewalt im Fernsehen und Ähnlichem entwickeln Menschen häufig eine veränderte Wahrnehmung der Wirklichkeit und möglicher Bedrohungen von außen. Unter Angststörung versteht man ein Erleben, bei dem Angst ohne objektivierbaren Grund besteht und bei dem die eigenen Bewältigungsmöglichkeiten nicht mehr dazu ausreichen, auf eine subjektiv empfundene Bedrohung *angemessen* zu reagieren.

Angst wird oft in Situationen erlebt, in denen objektiv keine innere oder äußere Gefahr besteht. Als Körpersymptome zeigen sich zum Beispiel Schweißausbruch, Zittern, Schwäche, Herzrasen, Atemnot, Schwindel, Übelkeit, Durchfall, Harndrang, Schlafstörungen.

Ob es sich um Angst vor Krankheit, vor Spinnen, vor Menschen, vor Verlust oder vor Prüfungen handelt – mit MFT bieten sich gute Möglichkeiten der Behandlung. Die Körpersymptome im Zusammenhang mit Ängsten werden bei MFT immer benannt, damit die Angst vor den Symptomen der Angst entkräftet wird. Dann werden Bewältigungsstrategien erarbeitet, die im Zusammenhang mit den Ängsten hilfreich sind, um ein Gefühl von Sicherheit aufzubauen und Gegenkräfte wie Mut, Vertrauen, Erkenntnis, Macht, Hoffnung und Liebe zu aktivieren.

Durch die Angst können Geheimnisse verdeckt, Ansprüche von außen vermieden und eigene Entwicklungsbedürfnisse unterdrückt werden. Der Ursprung der Angst kann bereits Generationen zurückliegen, wie beispielsweise bei den Nachwirkungen von Kriegen. Nach über 60 Jahren Frieden gibt es auch heute wieder Ängste vor gesellschaftlichen Krisenzeiten, Bankrott, Natur- und Umweltkatastrophen. Viele Ängste bestimmen unerkannt unser Leben, wirken wie eine Schranke, die wichtige Entwicklungsschritte nicht erlaubt. Beispielsweise erlebt eine Frau, dass ihre Partnerschaften *immer in einem sicheren Abstand* verlaufen: nah genug, um eine Verbindung zu spüren, und distanziert genug, um Hingabe und tiefe Geborgenheit zu vermeiden. Dahinter versteckt sich die Angst vor Nähe, Abhängigkeit und Hingabe.

Wenn Sie sich mit eigenen Ängsten auseinandersetzen, ist die Verbindung zum ängstlichen *inneren Kind* besonders wichtig. (Vgl. Teil III, Kapitel 6) Der Kontakt zum inneren Kind könnte so aussehen: *Ich sehe genau, wie viel Angst du damals hattest, und ich bin jetzt ganz für dich da, um dich zu schützen.*

Das innere Kind hat normalerweise Strategien entwickelt, mit seinen Ängsten zu leben oder zu überleben. Das kann innere Anspannung sein, körperliche Abwehrhaltung oder übermäßiger Kontrollzwang. Es kann eine Fassade von Sonnenschein und Optimismus sein, aber auch der Rückzug in eine eigene, enge innere Welt, in der tiefe Beziehungen, Offenheit und Lebendigkeit wenig Platz haben.

Wenn wir als Erwachsene das ängstliche Kind in uns spüren, bekommen wir den Zugang zur Quelle der Angst. Wenn Sie beispielsweise das vor Angst erstarrte Kind in sich spüren, das den betrunkenen Vater fürchtet und sich innerlich vor seiner möglichen Gewalttätigkeit schützt, können Sie im Kontakt und im Gespräch mit diesem verstörten Kind die Wunden heilen, indem Sie dem Kind liebevolle Zuwendung und Vertrauen geben. Stellen Sie ihm Fragen wie: „Wo hättest du dir mehr Nähe, Geborgenheit, Aufmerksamkeit gewünscht? Welche Enttäuschungen hast du erlebt? Wie hast du diesen Mangel bewältigt?“ Dann vergleichen Sie Ihre *heutigen* Bewältigungsstrategien. Erkennen Sie kindliche Muster? Wie könnten Sie „erwachsener“ mit Enttäuschungen und Ängsten umgehen?

Eine weitere Möglichkeit, sich dem Ursprung von Ängsten zu nähern, ist das *Malen* dieser Gefühle: Indem Sie die Angst vor dem Vater, vor Hunden, vor Menschen, vor Einbrechern oder vor einem Geist zu Papier bringen, können Sie sie anschauen, verstehen und auch bannen. Ein selbst gemaltes Bild aus der Sicht des inneren Kindes ist also eine gute Möglichkeit, sich dessen Ängsten und Befürchtungen zu nähern. Sie können sich auch mental einen Schutz bietenden Platz erschaffen, auf dem Sie sich sicher fühlen.

MFT-Klopfsätze:

„Auch wenn ich mich aus Angst vor den Menschen immer mehr zurückgezogen habe, achte ich mich und öffne mich für neue Kontakte."

„Auch wenn ich Angst habe, abgelehnt zu werden, achte ich mich und öffne mich für neue Erfahrungen von Nähe und Geborgenheit."

„Obwohl mich mein Partner in meiner Angst oft nicht versteht, achte ich mich und entscheide mich, meinen Partner trotzdem weiter zu lieben und gesund zu werden."

Glaubenssätze:

Ich bin sicher.

Ich vertraue dem Fluss des Lebens.

Ich kann und darf ausgewählten Menschen vertrauen.

Traurigkeit und Depression

Traurigkeit ist als Dauerzustand schwer zu ertragen. Umso wichtiger ist es, herauszufinden, wo der Ursprung davon liegt, welcher Verlust in der Vergangenheit vielleicht nicht betrauert wurde, wann man sich in der Kindheit von der natürlichen Lebensfreude abgeschnitten hat oder wo die Verbindung zur inneren Kraft verloren gegangen ist.

Als vorübergehende Phase von einigen Stunden oder Tagen ist Traurigkeit kein Problem. Wenn dieses Lebensgefühl jedoch zum Dauerzustand wird, ist Hilfe nötig. Je nach Schweregrad sollten Sie sich selbst einschätzen, ob professionelle Unterstützung nötig ist (beispielsweise bei wiederkehrenden Selbstmordfantasien) oder ob sie alleine zurechtkommen.

Depressive Verstimmungen treten häufig im Zusammenhang mit Überlastung, mit Krankheiten, unerwarteten Diagnosen, beruflichen Einbrüchen oder nach einer Trennung auf. Sie können auch die Folge von Erregern und Giften im Körper sein. In diesem Fall ist parallel zur psychischen Entlastung eine Ausleitung dringend erforderlich.

Stimmungstiefs mit dem Gefühl von Überforderung sind oft die Folge einer Missachtung der eigenen Bedürfnisse und der gesunden Grenzen. Deshalb ist es ein wichtiger erster Schritt, sich bewusst zu werden, was Sie für andere tun und welche Gegenleistungen erbracht werden. Es ist hilfreich, sich zu überlegen, zu welchen Personen ein gesunder Ausgleich von Geben und Nehmen stattfindet oder wo versteckter Ärger über ein Ungleichgewicht besteht. Jede Überforderung durch andere beginnt damit, dass man nicht rechtzeitig nein gesagt hat und die Grenze der eigenen Belastbarkeit überschritten wurde. Depressiv veranlagte Menschen neigen dazu, ihren berechtigten Ärger lange Zeit zu unterdrücken. Oft werden auch fehlende Anerkennung für erbrachte Leistung oder die Missachtung ihrer Würde viel zu lange erduldet. Um solchen „Energieräubern" auf die Spur zu kommen, suchen Sie ehrliche Antworten auf folgende Fragen:

- Wie viel tue ich für andere?
- Was tun andere für mich?
- Kann ich Hilfe annehmen?
- Traue ich mich, meine Bedürfnisse zu zeigen und zu benennen?
- Habe ich Angst, mit meinem Anliegen abgewiesen zu werden?
- Wie zeige ich meine Grenzen?
- Was kann ich tun, um das zu erreichen, was ich mir wünsche?
- Wie geht der erste Schritt?

Lichttherapie mit oder ohne Farben ist anerkanntermaßen sehr erfolgreich bei Stimmungstiefs. Auch ohne teure Geräte können Sie nach dem Erwerb von *Farbbrillen* zu Hause eine Lichttherapie durchführen. Es gibt Therapiebrillen mit großen Gläsern, aber auch sportlich aussehende Energiebrillen, die beim Fahrradfahren oder Spazierengehen verwendet werden können. (Bezugsquellen: Vgl. Hinweis am Schluss des Buches.)

Bei trauriger Stimmung empfehlen sich die Farben Gelb (stimmungsaufhellend) oder Orange (Verbindung zu den „Bauchgefühlen“), die Blautöne (beruhigend) oder Grün (ausgleichend).

Klopfakupressur: Bei Depressionen genügen geringe Reize für eine Besserung. Sie können sanfter klopfen zur Aktivierung und etwas schneller als bei anderen Erkrankungen, damit Sie aus dem „Loch“ wieder herauskommen. Viele Punkte könnten auch mit aufgesetzter Brille beklopft werden.

MFT-Klopfsätze:

„Obwohl ich mir nicht vorstellen kann, aus diesem tiefen Loch jemals wieder herauszukommen, achte ich mich und entscheide mich, einen kleinen Schritt nach dem anderen in Richtung Heilung zu gehen.“

„Auch wenn ich mich schäme, arbeitslos zu sein, bin ich wertvoll.“

Glaubenssätze:

Ich kann mich an den kleinen Dingen des Lebens erfreuen.

Ich darf meine Grenze zeigen und werde geliebt.

Ich spreche aus, was mein Bedürfnis ist.

Beispiel: Depression

Gerda, 42 Jahre alt, kommt gerade von der Reha zurück. Sie leidet unter Depressionen, weint viel und kann den Sinn im Leben nicht mehr sehen. Ein schmerzhafter Bandscheibenvorfall verschlimmert die Situation. Sie klopft zu folgenden Sätzen:

Erster Klopfdurchgang: „Obwohl mir das Leben entglitten ist und meine Bandscheibe ebenfalls entglitten ist und ich keinen Sinn im Leben sehen kann, achte ich mich so, wie ich bin."

Zweiter Klopfdurchgang: „Obwohl ich das Gefühl habe, dass die Probleme im Leben nie aufhören, auch nicht mit dem Tod, achte ich mich und entscheide mich dafür, den Sinn des Lebens mit Neugier Schritt für Schritt wieder zu entdecken."

Dritter Klopfdurchgang: „Obwohl ich mich kraftlos fühle und ohne Sinn, achte ich mich und entscheide mich dafür, mich an der Kraft der Natur zu nähren und dem Leben mit seinen Schmerzen und Freuden zuzustimmen."

Die Rückbesinnung auf ihre Ressourcen bringt Gerda deutliche Erleichterung der Schmerzen.

Schlafstörungen

Es gibt unterschiedliche Gründe für Schlafstörungen: Schmerzen, Ängste, Überforderung, körperliche Unruhezustände, Sorgen, die den Kopf belasten … Je nach Ursache wird vor dem Schlafengehen zu dem entsprechenden Thema geklopft. Ein Beispiel: „Obwohl ich Angst habe vor einer schlaflosen Nacht und mir immer wieder die gleichen Gedanken durch den Kopf gehen, achte ich mich und nehme mich so an, wie ich bin." Um in einen entspannten Zustand zu kommen, bedienen wir uns der *Drei-Punkt-Aufmerksamkeit:*

1. Sie stellen sich einen angenehmen Platz vor (im Kräutermoos, in einer Badewanne mit Lavendelduft …)

2. Sie riechen bewusst die guten, beruhigenden Düfte an diesem Platz (oder bei *visuellen* Menschen: *Vorstellen* einer beruhigenden Farbe wie Blau).

3. Sie wählen einen für sich passenden Satz, den Sie langsam im Geiste wiederholen. *(Ich bin geborgen, ich bin eins mit mir, ich lege mich der Erde in den Schoß …)*

Sinnkrisen – Spiritualität – Tod

Von guten Mächten wunderbar geborgen,
erwarten wir getrost, was kommen mag.
Gott ist mit uns am Abend und am Morgen
Und ganz bestimmt an jedem neuen Tag.

DIETRICH BONHOEFFER

In Lebensphasen, die entweder ruhig und zielgerichtet oder aber besonders turbulent und ohne Freiräume verlaufen, wird erfahrungsgemäß nicht viel über den Sinn des Daseins nachgedacht. Erst wenn durch unterschiedliche Erschütterungen das bisherige Weltbild infrage gestellt wird, können Sinnkrisen auftreten: Dazu gehören die hormonellen Umstellungsphasen von Pubertät und Wechseljahren, Krankheiten, Todesfälle, Trennungen von geliebten Menschen, Auszug der Kinder, Umbrüche im Arbeitsleben, finanzielle Verluste und Schulden ... In diesen schwierigen Zeiten wird häufig therapeutische Hilfe aufgesucht, weil Menschen den Sinn ihres Lebens nicht verstehen und nicht mehr wissen, wie es weitergehen soll.

Manche Menschen definieren sich über ihre Arbeit, über Geld, über ihre Rolle als Mutter, als Partner, als Helfer, als Weltverbesserer, als Tierschützer, über politische Aktivität, über Genuss, Rausch oder Sex. Wenn diese Funktionen durch irgendwelche Umstände nicht mehr ausgefüllt werden können, kann das eine Krise auslösen. Hinter viel Aktivismus und Genusssucht liegt oft eine tiefe Sehnsucht nach Liebe verborgen. Andere Menschen sehen ganz bewusst ihren Sinn im Ausdruck von Liebe oder in der Suche nach dem Göttlichen.

Die Hinwendung zu einer größeren, göttlichen Kraft ist ein uraltes Bedürfnis des Menschen und eine Quelle für Vertrauen, Kraft und Trost. Sinnkrisen führen oft zu einer spirituellen Öffnung, die dabei hilft, eine neue Orientierung im Leben zu finden. Unabhängig vom eingeschlagenen spirituellen Weg gibt es oft Hindernisse auf der Suche nach Gott:

1. Auf der *Körperebene* ist die Belastung mit Schwermetallen ein häufiger Grund dafür, dass die spirituelle Energie nicht richtig fließen kann. Es scheint, als ob an Quecksilber und anderen Schwermetallen „schwere" Energien hängen, die die Beziehung zum Göttlichen hemmen. Der Energiefluss kann auch durch Narben, tote Zähne, Störfelder jeder Art oder Elektrosmog blockiert und dadurch unempfindlich werden für die feineren geistigen Energien.

2. Im mentalen Bereich sind einschränkende *Glaubenssätze*, Dogmen, übernommene gesellschaftliche Traditionen und Wertvorstellungen ein häufiges Hindernis. Gefühle von Scham, Schande, Sündhaftigkeit, Wertlosigkeit stehen einer spirituellen Entwicklung häufig im Wege.

Das gilt auch für Einflüsse des Familiensystems, wobei Traditionen im Sinne einer Entwicklung weitergeführt oder durch Abgrenzung verworfen werden können. Erfahrungen mit Gurus oder spirituellen Lehrern können hilfreich und wichtig sein, haben aber nicht selten einschränkende Aspekte. Weitere Blockaden können Flüche, Eide, Gelübde oder Versprechungen sein, die in diesem oder früheren Leben ausgesprochen wurden.

Darüber hinaus entstehen durch Kindheitserfahrungen oft verzerrte Gottesvorstellungen. (Die früh verinnerlichte Vaterfigur wird zum Beispiel verwechselt mit dem „allmächtigen" Vater oder Gott.) Der strafende Vater ist in diesem Zusammenhang oft präsenter als der liebende. Gottesvorstellungen, die mit Angst vor Strafe, Hölle, gar Vernichtung verbunden sind, stehen einer wirklichen Hingabe in Gebet oder Meditation, dem Loslassen von Kontrolle und damit tieferen Erfahrungen im Wege. Mit der Kopfhaltetechnik können Sie versuchen, Vorwürfe an Vater, Mutter, Pfarrer, Kirche, Lehrer abzubauen. Dann haben Sie die Wahl, einen eigenen Kontakt zur Göttlichkeit aufzunehmen und durch diese Verbindung zu einer größeren inneren Freiheit zu kommen.

(Anmerkung zu den nachfolgenden Glaubenssätzen: Das Wort „Gott" ist für manche negativ besetzt. Wenn Sie damit Probleme haben und die Sätze daher nicht annehmen könnten, sollten Sie zuerst entsprechende Blockaden lösen oder aber Synonyme benutzen:

höhere Macht, höheres Selbst, Schöpfer, Universum, Kosmos, universelle Kraft, Lebensenergie …)

MFT-Klopfsätze:

„Auch wenn ich immer Angst hatte vor der Strafe Gottes und vor den Schlägen meines Vaters, achte ich mich und entscheide mich, jetzt auf die Liebe Gottes zu vertrauen und mich ihm immer mehr zu öffnen."

„Auch wenn ich lange Drogen genommen habe, um mich Gott nahe zu fühlen, achte ich mich und entscheide mich jetzt, zu fühlen, dass Gott mir immer nahe ist."

Glaubenssätze:

Alles, was geschieht, hat einen Sinn.

Ich lasse die Kraft der Erde und die Kraft des Himmels durch mich fließen.

Ich nehme meinen irdischen Körper an und finde den Sinn in meinem Leben.

Ich lebe mein Leben voll und ganz, solange Gott es für mich vorgesehen hat.

Tod und Trauer

Die Realität des Todes wird häufig verleugnet, keiner redet gerne darüber. Die meisten Gesunden beschäftigen sich innerlich nicht mit dem Tod und meinen, keine Zeit dafür zu haben. Prüfen Sie für sich, welche Ängste, Befürchtungen und andere Gefühle Sie daran hindern, dem Tod eines Angehörigen oder dem eigenen Tod, dem Sie sich mit jedem Tag nähern, ins Auge zu sehen. Während Sie zu den inneren Bildern hinspüren, können Sie die Kopfhaltetechnik oder die Klopfakupressur anwenden. *Es geht darum, Ideen und Ziele loszulassen, Ängste loszulassen, Menschen loszulassen, Besitz, Macht und Einfluss loszulassen und diesem neuen Zustand der Besitzlosigkeit und Leere zuzustimmen.*

Auch die Nebenwirkungen von Medikamenten, die Sterbenden oft gegeben werden, sind mit MFT gut zu lindern. Nach jeder Einnahme sollten die Klopflinien beklopft werden. Bei Schmerzen wird das Schmerzareal vom Betroffenen gehalten oder leicht beklopft, gleichzeitig klopft eine betreuende Person die Linien. Das Aufsetzen der blauen oder der türkisfarbenen Farbbrille mindert den Schmerz zusätzlich.

Sterbende werden häufig von Angehörigen im Leben festgehalten. Deshalb ist es besonders hilfreich – wenn Sie selbst als Betreuer eines Sterbenden betroffen sind –, sich selbst und andere Familienmitglieder mit den Selbsthilfetechniken zu unterstützen. Insbesondere dann, wenn es ihnen schwerfällt, beispielsweise die Eltern oder den Partner gehen zu lassen.

Trauer um eine Person, die man geliebt hat, kann Monate und Jahre dauern. Es ist hilfreich, sich diese Zeit zum Trauern zu nehmen, sich von den Umtrieben der Welt etwas zurückzuziehen und die Gefühle des Abschieds zuzulassen, so schmerzlich sie auch sind. Nicht gelebte Trauer beeinträchtigt das Gefühlsleben. Werden Gefühle wie Trauer und Schmerz vermieden und unterdrückt, können auch Lebensfreude und Glücksgefühle eingeschränkt werden. Genauso wichtig ist es allerdings, wieder ins Leben zurückzukommen, nachdem man den Toten losgelassen hat.

Mögliche MFT-Klopfsätze zum Thema:

„Auch wenn es mir schwerfällt, den Vater loszulassen, achte ich mich und weiß, dass ich im Herzen immer mit ihm verbunden bin."

„Auch wenn ich denke, dass ich ohne meine Frau nicht leben kann, achte ich mich und mein Leben und entscheide mich, jetzt gut für mich und die Kinder zu sorgen."

Glaubenssätze

Ich vergebe mir selbst, dass ich ... meine Liebe und Zuneigung verweigert habe, weil ich verärgert war.

Ich lasse jegliche Schuldgefühle und Beschuldigungen los.

Ich habe Vertrauen in mich, meine Kraft und in die Zukunft.

Abwehr störender fremder Energien

Die Vergeltung für Gut und Böse ist wie der Schatten, der dem Körper folgt.

CHINESISCHE WEISHEIT

Es gibt verschiedene Einflüsse, die von außen auf den Menschen wirken und die individuelle Steuerung beeinflussen. Der Ursprung dieser Einflüsse wird häufig nicht erkannt, aber es werden Erfahrungen beschrieben wie: „Ich fühle mich wie fremdbestimmt, als würde mich etwas festhalten oder binden; ich kann gar nicht spüren, was ich selbst will und brauche; es ist, als wäre ein fremder Schatten hinter mir; etwas sitzt mir im Nacken …"

Nach unserer Erfahrung können folgende Arten von Fremdeinflüssen hier eine Rolle spielen:

- Bewusste oder unbewusste Erwartungen oder Forderungen der Eltern, die nicht von den eigenen Wünschen und Lebenszielen unterschieden werden können
- Anforderungen und übernommene Sichtweisen von Gesellschaft, Kirche oder anderen Institutionen
- Unbewusste Bindungen an frühere Partner
- Einflüsse von Verstorbenen
- Versprechen oder Schwüre
- Flüche und Verwünschungen
- Bedrohung durch dunkle Mächte – Unterstützung durch helfende Kräfte

1. Erwartungen der Eltern

Jeder wird von den Erfahrungen und Erwartungen seiner Familie geprägt und geformt. Das ist in gewisser Weise eine Bedingung für unser Leben mit ihnen. Problematisch wird es erst dann, wenn die eigenen Wünsche und Bedürfnisse nicht mehr wahrgenommen oder von denen der Mutter oder des Vaters unterschieden werden können. Hier wirken oft die in Teil III, Kapitel 13 beschriebenen „Verstrickungen“, also schwierige Verbindungen mit dem Familiensystem. Wenn Sie erkennen können, dass Sie beispielsweise mit Ihrer Mutter identifiziert sind, die von Ängsten geplagt wird oder wurde, und wenn Sie selbst ähnliche Ängste verspüren, können Sie die Technik der heilenden Sätze anwenden: „Liebe Mama, du bist du und ich bin ich. Deine Ängste lasse ich mit Achtung bei dir.“ Auf diese Weise kann das, was als fremd erlebt wird zunächst als Gefühl der Mutter erkannt werden und dann in ihre Verantwortung überlassen werden. Das Loslassen übernommener Gefühle hat oft sehr befreiende Wirkung.

2. Gesellschaftliche Normen

Jede Epoche wird bestimmt durch Grundannahmen, philosophische und ethische Anschauungen, die Teil einer Evolution sind. Sie setzen Grenzen für die Menschen, die in dieser Zeit leben. Niemand ist ganz frei. Die Gesellschaft bietet den äußeren Rahmen, aber auch Sicherheit für unser Leben und fordert dafür eine gewisse Anpassung und Akzeptanz ihrer Werte und Grenzen, die nur in begrenztem Maße erweitert werden können. Die Werte können sich von den eigenen sehr unterscheiden und insbesondere in einengenden Gemeinschaften als Fremdbestimmung empfunden werden. Ebenso können Moralvorstellungen der Kirche und anderer Gruppierungen sehr übermächtig wirken und wie eine „fremde Macht“ erlebt werden. Spüren Sie gegebenenfalls, in welcher Weise Einfluss Sie sich fremden Einflüssen beugen und vielleicht beugen müssen und wo eine Abgrenzung gegen Manipulation und übergestülptes Verhalten möglich ist. Mit geeigneten MFT-Klopfsätzen können Sie das Eigene stärken und Kraft zehrende Widerstände abbauen.

Beispiele: „Obwohl ich mich über die Forderungen der Nachbarn nach Ruhe ärgere und gerne spät Musik höre, achte ich mich und entscheide mich, das Ruhebedürfnis der Nachbarn zu achten.“ – „Auch wenn ich die Kritik der Kirche im Nacken spüre, weil ich eine geschiedene Frau liebe, achte ich mich und meine Entscheidung, diese Frau weiterhin zu lieben.“

3. Bindungen an frühere Partner

Solche Bindungen bleiben teilweise bestehen, wenn die Ablösung nicht vollständig vollzogen wurde. Reste von Bindungen an frühere Partner können Sie mit etwas Übung auffinden, indem Sie intensiv und sensibel in sich hineinspüren. Dann können Sie vielleicht so etwas empfinden oder sehen wie Fäden, Seile oder sogar Ketten, die von Ihnen zu dem ehemaligen Partner führen. Sie können an bestimmten Organen angebunden sein. Sind diese im Sexualbereich, im Solarplexus, am Herzen oder im Hals- oder Kopfbereich? Auf welche Weise versuchen Sie vielleicht selbst, den früheren Partner zu halten? Oder versucht *er* es? Wo hat er noch „Macht" über Sie? Was brauchen Sie, damit Sie ihn loslassen können? Was braucht der Partner noch von Ihnen, damit er Sie loslassen kann (– vielleicht eine Entschuldigung, eine Klärung, Achtung, Anerkennung, Dank, gute Wünsche)?

Wenn Sie die nötigen Schritte dafür getan haben, können Sie geeignete Maßnahmen visualisieren, wie Sie die Fäden, Seile oder Ketten lösen können. Sie können dazu auch Hilfe aus der geistigen Welt erbitten (– falls Sie religiös eingestellt sind: beispielsweise vom Erzengel Michael, der mit seinem Schwert solche Verbindungen durchtrennen kann). Die Reste der Bindungen sollten symbolisch verbrannt oder transformiert werden. Hilfreiche Sätze zum Abschied könnten sein: „Ich achte dich und die Liebe, die uns verband. Jetzt gebe ich dich frei und bin dann selbst frei."

4. Einflüsse von Verstorbenen

Die Präsenz von verstorbenen Familienmitgliedern, Bekannten und Partnern kann sich bei den Lebenden in vielfältiger Form bemerkbar machen. Keiner kann ja genau wissen, wie es nach dem Tod weitergeht, aber es gibt Aufzeichnungen verschiedener Religionen, die sich mit Erfahrungen aus der Praxis decken und vielleicht als Modellvorstellung hilfreich sind.

Zunächst ein Beispiel der *willkommenen* Anwesenheit einer Verstorbenen: Paul McCartney, der im Alter von 13 Jahren seine Mutter verlor, berichtet, dass sie ihm auch in der Gegenwart noch regelmäßig erscheine. In kurzen Sätzen berate sie ihn und beende das Gespräch immer mit den Worten: *Let it be.* Er beschreibt diese Begegnungen in dem entsprechenden Song der Beatles.

Nun ein weniger willkommener Besuch als Beispiel: Nehmen wir einmal an, es gab eine enge Bindung oder aber Streit und Ärger in einer Beziehung. Der Geist des Verstorbenen wird dadurch gebunden. In der buddhistischen Lehre wird ein Zwischenzustand (*Bardo*, normalerweise etwa 42 Tage nach dem Tod) angenommen, in dieser Zeit bleibt der Geist im Energiefeld seiner Verwandten, um sich danach aus dem irdischen Bereich zu entfernen („Himmelfahrt"). Wenn der Geist die Erde nicht verlassen kann, weil ihn eine besondere Bindung hält oder weil er sich verirrt hat oder durch den Schock eines plötzlichen Todes gar nicht gemerkt hat, dass er tot ist, ist es möglicherweise so, dass er sich an das Energiefeld einer lebenden Person anhängen kann. Das kann als Energieverlust, Charakterveränderung oder als Gefühl einer Fremdsteuerung wahrgenommen werden. Wenn Sie vermuten, dass sich der Geist eines Verstorbenen zu Ihnen verirrt hat, versuchen Sie, mit dem Toten zu sprechen: Was er braucht, damit er gehen kann – manchmal muss noch etwas verziehen oder gesagt werden ... Und wenn der Lebende bewusst loslässt, kann der Tote seinen Weg gehen und der Lebende ist frei.

Wenn Kontakt mit den Verstorbenen aufgenommen wird, ist dabei wichtig, dass der Dialog zwischen Lebenden und Toten nicht einseitig ist und dass der Lebende auch lernt, mit den geistigen Ohren zu hören, was der Tote zu sagen hat. Kann sich der Lebende dem Toten zuwenden – genau mit dem gleichen Öffnen des Herzens und des Geistes, als ob er mit einem Lebenden sprechen würde –, so kommen oft tiefe Heilungen zustande. Wenn alle Fragen geklärt sind, verabschieden Sie sich von ihm und wünschen ihm alles Gute auf seinem Weg. Stellen Sie sich vor, dass die Seele des Toten in einer Lichtsäule aufsteigt, die Himmel und Erde verbindet. Bitten Sie einen geistigen Helfer, den Verstorbenen auf seinem Weg zu begleiten.

Beispiel: Nach dem Tod der Mutter gab es Erbschaftsstreitigkeiten bei den Kindern. Eine Tochter, Edith, leidet unter diesem Konflikt und träumt noch nach Monaten von der Mutter, die jedes Mal jammert, wie schlecht es ihr gehe. Nachdem eine friedliche Lösung zwischen den Geschwistern gefunden wurde, hören die Träume spontan auf und Edith fühlt sich insgesamt energiereicher.

Ein weiteres Beispiel bzw. Phänomen, das uns in der therapeutischen Praxis nicht selten begegnet:

Viele Embryos sind als Zwillinge oder Drillinge angelegt (nach wissenschaftlichen Forschungen sind es etwa 10 Prozent), von denen meist nur einer überlebt. Die Zwillingsseelen können nach dem Absterben des Körpers oft nicht gehen und bleiben im Energiefeld des Geschwisters. Wegen der starken Bindung im Mutterleib bleibt beim überlebenden Zwilling oft das Gefühl, dass ihm etwas fehle oder dass er etwas für jemanden tun müsse; manchmal fühlt er sich schuldig, ohne zu wissen, warum. In späteren Beziehungen fallen starke symbiotische Beziehungswünsche auf, das Gefühl, ohne den Partner nicht leben zu können, verbunden mit der Angst, noch einmal einen nahestehenden Menschen zu verlieren, wie damals im Mutterleib. In der Bearbeitung des Zwillingsthemas geht es darum, den frühen Verlust zu akzeptieren.

MFT-Klopfsatz:

„Auch wenn ich meinen Zwilling früh verloren habe und mich an ihn gebunden und mich schuldig fühle, weil ich lebe und er nicht, achte ich mich und entscheide mich, ihn jetzt seinen Weg gehen zu lassen um selbst frei zu sein."

Damit dieser Satz wirken kann, sollte erst die tiefe Verbindung, die Liebe und auch der Schmerz der Trennung bewusst gefühlt werden. Erst dadurch wird wirkliche Befreiung möglich. Der Betroffene schaut seinem Zwilling (in seiner Vorstellung) in die Augen und sagt:
Lieber Zwilling, auch wenn du gegangen bist, ich bleibe. Ich schaffe es jetzt auch ohne dich. Bitte lass mich jetzt los.[22]

5. Versprechen und Schwüre

Sie haben eine Kraft und Verbindlichkeit, die oft unterschätzt wird. Sie kann, wie wir vermuten, sogar über den Tod hinaus wirksam sein. Deshalb sollte man so wenig wie möglich versprechen, sondern eher sagen, man halte sich an eine Abmachung, soweit man könne. Es gibt Versprechen, die man sich selbst gibt, solche, die man anderen gibt, und Schwüre gegenüber Gott.

Ein Beispiel: Die fünfjährige Anja sieht das Leid ihrer Mutter bei einer schweren Krankheit. Sie bittet Gott, dass er die Mama gesund machen solle, und verspricht, dafür die eigene Gesundheit zu opfern …

Vielleicht haben Sie in der Vergangenheit ein großes Versprechen gegeben, vielleicht wirkt sich ein Versprechen aus einem früheren Leben heute noch bei Ihnen aus? Auch wenn Sie das heute nicht wissen können, empfehlen wir den nachfolgenden Text zur Auflösung von Versprechen und Schwüren. Die Worte sollten Sie langsam und laut lesen und dem Inhalt nachspüren. Die letzte Zeile viermal wiederholen und innerlich in die Haltung der Dankbarkeit gehen, dass alle Speicherungen des Versprechens jetzt vollkommen gelöscht werden:

„Hiermit löse ich von meiner Seite das Versprechen der Treue/Armut/des Schweigens … auf, egal wann, wie und mit wem auch immer es geschlossen wurde, soweit es nicht meinem höchsten Wohl dient.

Ich entbinde hiermit alle damit verbundenen Parteien, Wesenheiten und Energiepotentiale von ihren Verpflichtungen. Ich bitte alle anderen Betroffenen um Vergebung. Ich vergebe ihnen und ich vergebe mir. Alle durch Versprechungen, Schwüre und Gelübde entstandenen Verbindungsfäden, wann, wo, wie und mit wem auch immer geknüpft, sind hiermit in wechselseitiger Vergebung und Liebe aufgelöst und mit Dank dem Lichte des Universums zurückgegeben.

So geschehe es jetzt! (…)

Hiermit sind endgültig alle Folgen und Einschränkungen dieses Versprechens/Gelübdes aufgehoben und beseitigt.

ICH BIN FREI ZUM HÖCHSTEN WOHLE ALLER, DANKE!“[23]

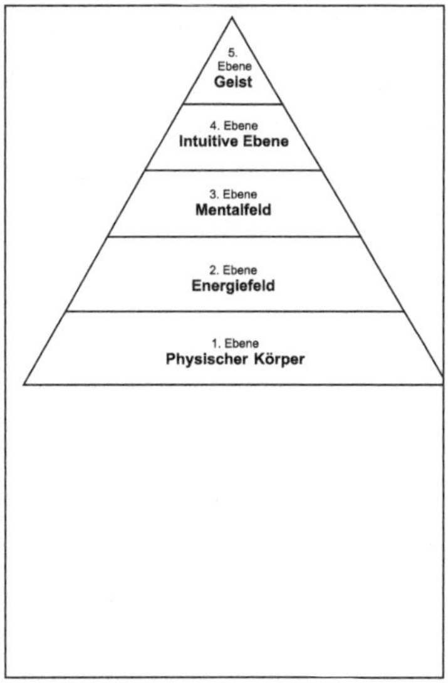

Susan (45) wird sich der Abhängigkeit von ihrem spirituellen Lehrer bewusst und bearbeitet das Thema mit einem gemalten Gefühlsmandala. Sie fühlt sich wie in einem Netz gefangen, es „gab sie gar nicht mehr". Der Wunsch nach Autonomie ist erwacht, sie selbst als kelchartige Blume wächst, „das alte Spinnennetz wurde zum Boden", also: sie nutzt das Nährende an dem, was sie von ihrem Lehrer gelernt hat. „Ich fühle mich", schreibt sie darunter, denn angesichts der umfassenden Verpflichtungen hat sie nur noch gedient, ohne eigene Wünsche anzumelden. Die tropfenförmige Mitte der Blume drückt die Tränen und die Traurigkeit aus, die mit der Ablösung verbunden sind.

6. Flüche und Verwünschungen

Leider gibt es auch unfreiwillige Bande durch schlechte Wünsche, Flüche, Familienflüche, Verdammung durch andere und Selbstverfluchungen. Es ist möglich, dass Ihnen nach einem solchen Fluch manches im Leben ohne ersichtlichen Grund misslingt. Ein häufiges Heilungshindernis ist es, sich in eine Opferrolle zu begeben. Eher bringt der Akt der Vergebung (Kopfhaltetechnik) heilsame Energie in schwierige, „verfluchte" Beziehungen. Das beste Gegenmittel ist das „Segnen": Wenn Sie einen Fluch vermuten, segnen Sie den unbekannten Absender und/oder bitten Sie um den Segen Ihrer höheren, göttlichen Kraft. Eine wirkungsvolle Formulierung könnte lauten: „Ich segne … (Name der Person)", oder: „Ich segne meinen Nachbarn."

7. Bedrohung durch dunkle Mächte – Unterstützung durch helfende Kräfte

Es scheint lichte und dunkle Wesenheiten zu geben, die Existenzen einer unsichtbaren Welt sind und keine Einbildung. Wenige Menschen sind in der Lage, sie zu sehen, andere fühlen sie und können mit ihnen kommunizieren. Wieder andere haben Angst vor ihnen, schwächen sich dadurch selbst und geben den Wesen durch ihre Aufmerksamkeit zusätzliche Energie.

Viel häufiger jedoch werden solche Geschöpfe als Folge von Ängsten selbst kreiert. Möglicherweise gibt es auch bei Ihnen verleugnete und verdrängte dunklere Anteile, die Sie vielleicht selbst nicht sehen wollen und dann nach außen in andere Menschen oder in Ihr eigenes Energiefeld projizieren. Das heißt, die Bedrohung durch scheinbar fremde Wesenheiten ist tatsächlich die Bedrohung durch eigene Ängste (fantasierte Monster, Traumwesen). Manchmal ist es schwierig, das eine vom anderen zu unterscheiden. Keiner schaut sich die eigene dunkle Seite gerne an. Dadurch bekommt sie ein Eigenleben. Das führt zu selbst erschaffenen Energieformen, die aus unverarbeiteten Ängsten, Wut, Rachlust, und Gefühlen wie Todesangst entstanden sein können, die man als Kind nicht ausdrücken durfte. Durch diese starken Gefühle kann man selbst eine Art Realität erzeugen.

Diese Wirklichkeit, die wir uns selbst erschaffen haben, können wir auch wieder verändern – mithilfe der Mentalfeld-Techniken. Nach sorgfältiger Ursachenforschung können Sie vielleicht ein Bild malen, in dem sich das Dunkle und das Helle in Ihnen ausdrücken darf. Wichtig ist dabei, dass Sie dem Dunklen nicht zu viel Raum geben. Denken Sie daran, dass jedes Licht stärker ist als die Dunkelheit. Die Inhalte bearbeiten Sie weiter mit der Klopftechnik oder mit der Technik des inneren Heilers. Wenn Sie unverarbeitete Kindheitserlebnisse als Ursache annehmen, bietet sich die Arbeit mit dem inneren Kind an.

Wenn wirklich fremde Wesenheiten angenommen werden (genau können wir das ja nicht wissen), empfehlen wir als Lösungsmöglichkeit für diejenigen Leser, die religiös eingestellt sind, das Gebet. Eine weitere Möglichkeit zum Entfernen von Fremdanteilen auf mentalem Wege ist der folgende Text:

„Ich entlasse alle Erinnerungen und Speicherungen von diesem Ereignis jetzt aus meinem Körper und meinem persönlichen Feld. Ich schicke sie an den Platz im Universum, wo sie hingehören und heilen dürfen.

Ich hole alle Teile von mir, die durch diese Ereignisse weggedrängt waren, in mein Feld zurück. Ich bin jetzt ganz."

Damit Sie sich wieder ganz und geschützt fühlen, empfehlen wir, danach das eigene Feld mit ureigener Energie oder Licht aufzufüllen, das Sie gedanklich in jede Körperzelle und ins Energiefeld strömen lassen. Stellen Sie sich bildlich vor, wie Sie Ihr Feld nicht nur mit Licht und Farben, sondern auch mit verdrängten Qualitäten wie Leichtigkeit, Vertrauen und Lebensfreude füllen.

Ob Fremdenenergien „wirklich" existieren, können wir letztlich nicht beweisen, aber in der Praxis hat sich gezeigt, dass unter Anwendung der beschriebenen Methoden Symptome wie Ohrgeräusche, Verfolgungsangst, Energieverlust und Albträume nachgelassen haben oder ganz verschwunden sind.

Helfende Kräfte, Schutzengel, geistige Führer

Genauso, wie wir in uns selbst einerseits destruktive, verneinende Kräfte, andererseits nährende, schützende Kräfte spüren, scheinen wir auch von außen sowohl störenden als auch unterstützenden Einflüssen zu unterliegen. In der Vorstellungswelt der meisten Kulturen gibt es Engel als Boten der Liebe Gottes. Der ganz persönliche Engel ist der Schutzengel, der jedem neugeborenen Kind helfend und schützend zur Seite gestellt ist. Diese „Fremdenergie" wird manchmal wie ein sanfter Hauch aus einer anderen Welt wahrgenommen. Wir haben das Gefühl, da ist jemand, es ist angenehm, aber man kann es nicht zuordnen.[24]

Manche Menschen können mit ihren Schutzengeln bewusst sprechen, aber meist sprechen Engel nicht mit hörbaren Worten zu den Menschen. Sie reden in einer „Lichtsprache", um die Seele zu berühren. Die Seele übersetzt die Botschaften in gute Gedanken, Zuversicht und Vertrauen. Engel können die Welt von einer höheren Warte aus betrachten, sie sehen das große Ganze und den Sinn eines jeden Menschenlebens. Mit einem Engel an Ihrer Seite spüren Sie mehr Licht und können dunkle Energien leichter abweisen. Laden Sie deshalb jeden Tag Ihren Engel ein, Sie zu begleiten, Ihnen Licht zu geben und Sie zu beschützen.

Kartensets mit „Engelkarten“, wie sie von verschiedenen Verlagen angeboten werden, können Ihnen helfen, die unterschiedliche *Qualitäten* der Engel zu erfahren und für sich nutzbar zu machen. So gilt beispielsweise der Erzengel Michael als derjenige, der mit seinem Schwert Verbindungen trennen kann. Sie können ihn einladen und um Unterstützung bitten, wenn Sie spüren, dass Sie von einem früheren Partner, Arbeitgeber oder von anderen Menschen nicht loskommen. Raphael gilt als Engel der Heilung. Ihn können Sie bitten, dass er Sie bei Ihrer Heilung unterstützt und dass Sie genau das für sich herausfinden, was Ihnen wirklich guttut.

Nach Ansicht vieler medial begabter Menschen existieren noch andere unsichtbare Helfer, unsere *Geistführer*. Sie unterstützen uns auf unserem beruflichen, persönlichen und spirituellen Weg. Manchmal wissen Sie vermutlich nicht, für welchen Weg, für welche Herausforderung Sie sich entscheiden sollen. Lauschen Sie in diesem Fall auf Ihre innere Stimme, die Ihnen etwas über den nächsten Schritt sagen möchte. Der erste Impuls enthält oft die Wahrheit, spätere Gedanken sind meist das Ergebnis einschränkender Glaubensmuster. Wenn wir solche Impulse und Anregungen unserer Geistführer wahrnehmen und sie sich innerlich stimmig anfühlen, sollten wir ihnen folgen.

Selbstbewusstsein – Erwartungen – innerer Friede

Jede Ideologie macht dich fürs Leben blind.
Ich will auf die Dinge schau'n, so, wie sie wirklich sind.
In eine Schublade ordne ich mich nicht selber ein.
Jedes Etikett, das auf mir klebt, ist mir zu klein.[25]

Kritik, Erniedrigungen und Bestrafungen in Kindheit, Schule, Arbeitsleben oder Partnerschaft führen häufig zu einem verminderten Selbstbewusstsein. Die Folge davon kann Perfektionismus sein, der der Kritik und Beschämung vorbeugen soll. Das führt zu einem vermeintlichen Gefühl von Sicherheit, das nicht authentisch ist und wenig Stabilität bietet.

Eine weitere Folge der verinnerlichten Kritik ist das Gefühl, ein Versager zu sein. Eigene Stärken und Begabungen werden nicht erkannt und nicht entwickelt, man sieht sich selbst als minderwertig und fehlerhaft an.

Der Glaube an sich selbst und die eigenen Fähigkeiten wird normalerweise von den Eltern genährt; als begünstigende Faktoren kommen außerdem hinzu: Veranlagungen, Charakterzüge wie Willensstärke sowie eigene Zielsetzungen.

Verunsicherung im Selbstbewusstsein ist meist ein Prozess über einen längeren Zeitraum mit vielen verletzenden Erfahrungen, daher braucht das Aufbauen eines erneuerten Gefühls von Selbstwert und Sicherheit etwas Geduld. Manche Menschen leben in ganz unterschiedlichen Parallelwelten: Da ist eine „Erlebniswelt", in der sie mehr oder weniger gut funktionieren und sich an die Anforderungen der Umwelt anpassen, und eine „Wunschwelt", die nur in Träumen und Sehnsüchten besteht und ausgelebt wird.

Je mehr Sie sich untreu werden, je mehr Wunsch und Wirklichkeit auseinanderklaffen, desto schwieriger wird es, diese wieder zu verbinden. Wenn es Ihnen gelingt, erst einmal *kleine* Wünsche in ihrem Leben zu verwirklichen, werden Sie zunehmend das Gefühl spüren, Ihr eigenes Leben zu leben.

Es macht einen Unterschied, ob Sie sich in Ihrer Vorstellung in eine Scheinwirklichkeit flüchten oder ob Sie mit Ihrer Gedankenkraft (und mithilfe der Anwendung der Mentalfeld-Techniken) das Erleben der Wirklichkeit und die Auswirkungen auf Ihr Umfeld verändern. Wenn Sie sich trauen, dem eigenen Wesen mehr und mehr Ausdruck zu geben, steigt Ihr Selbstbewusstsein. Das Wort *Selbstbewusstsein* ist ja zusammengesetzt aus dem Wort *Selbst*, dem Wort *bewusst* und dem Wort *Sein*. Das Selbst ist der Teil in uns, der sich als *Einzelwesen* und im Allgemeinen als getrennt von anderen wahrnimmt. Es ist bedürftig nach Anerkennung und Wertschätzung von anderen und strengt sich das ganze Leben lang an, diese zu erreichen. *Bewusst* ist eine Wahrnehmung, die darüber hinaus eine erweiterte Erfahrung des Geistes ermöglicht. Im vollen *Bewusst-Sein* kann die Grenzenlosigkeit des Seins mit den Wahrnehmungen des menschlichen Körpers erlebt werden. Das Sein ist sowohl das Individuelle, also ein Teil des Ganzen, als auch das Ganze: das Kind als Teil der Familie, der Gesellschaft, der Menschheit, der Schöpfung.

Wenn wir mit der universellen Kraft in Verbindung sind, dehnen wir unsere Wahrnehmung aus; Begrenzungen und das Gefühl von Getrenntsein lösen sich auf. Wenn wir uns als Individuum im Großen und Ganzen geborgen fühlen, kann etwas von der Schöpferkraft in unser Handeln fließen. Dann werden wir selbst zum Schöpfer und können unser Leben nach unseren Wünschen gestalten, mit Selbstbewusstsein und innerer Sicherheit. Wenn wir uns als wichtigen Teil des Ganzen sehen, wird es ganz natürlich, dass wir uns beispielsweise liebevoll um unsere Eltern, um kranke Mitmenschen oder um die Natur kümmern.

Wenn wir beginnen, selbstbewusst zu handeln, und genau wissen, was wir wollen oder uns wünschen, werden die Menschen um uns herum die Veränderungen wahrnehmen – und vielleicht kritisieren. Nach vorübergehendem Widerstand von außen – mit dem müssen wir immer rechnen, wenn wir uns verändern – wird sich das Umfeld an unsere neu gewonnene Stärke gewöhnen – sofern wir nicht in das egozentrische Gegenteil verfallen. Manchmal muss das richtige Maß erst gefunden werden, bei dem Sie gut für sich sorgen und gleichzeitig gerne für andere sorgen.

Es ist wichtig, sich die Erlaubnis zu geben, Fehler zu machen, und dabei auch Verwundungen in Kauf zu nehmen. Andererseits ist es wichtig, das innere Kind in sich zu schützen und Grenzen zu setzen.

Das *ideale* selbstbewusste Handeln geschieht in einem Gefühl von Einssein von Herz und Verstand, von Fühlen und Denken. In dieser Einheit ist Handeln ohne Energieverlust möglich. In der östlichen Philosophie wird gelehrt, dass das Einssein mit dem Handeln der Schlüssel zum glücklichen Leben sei. Der Meister erklärt seinen Schülern die einfach erscheinende Weisheit: „Wenn ich gehe, dann gehe ich, wenn ich esse, esse ich, wenn ich bete, bete ich …“ Diese Achtsamkeit in jedem Augenblick schützt vor Fehlern und hält innerlich wach. Wenn Sie aufmerksam und achtsam sind, spüren Sie viel schneller, wenn etwas falsch läuft, und können gegensteuern. Vielleicht ist für das eigene Glück nicht die *Tätigkeit* entscheidend, die wir ausführen, sondern die innere *Haltung*, mit der getan wird, was zu tun ist.

Das Einssein von Wollen und Tun, Denken, Fühlen und Handeln lässt wie von selbst Ruhe und inneren Frieden einkehren.

Wir selbst und die anderen

Das Selbstbewusstsein sollte möglichst unabhängig sein von der Bestätigung durch andere, es sollte vielmehr getragen werden durch das innere Wissen, wichtig und wertvoll zu sein. Wenn wir keine Bestätigung von außen erwarten, sind wir innerlich frei. Wir schränken sowohl uns als auch andere dadurch ein, dass wir viele Erwartungen an andere Menschen haben. Eine Erwartungshaltung wird als Druck erlebt und kann Abwehrreaktionen hervorrufen, durch die wir enttäuscht werden. Viel entspannter und harmonischer sind Beziehungen, in denen wir offen darüber reden, was uns guttut und was wir uns wünschen. Die innere Haltung eines *Wunsches* verbreitet eine völlig andere Energie als eine *Forderung*. Die fordernde Haltung ist oft das Ergebnis unerfüllter Wünsche aus der Kindheit –

die dann an Mitmenschen und Partner herangetragen werden. Diese wehren sich berechtigterweise gegen unangemessene Forderungen. Die Erfahrung, abgewiesen zu werden, kann sich so auf schmerzliche Weise wiederholen. Erst wenn Sie als Erwachsener die Anspruchshaltung des bedürftigen, trotzigen und fordernden Kindes ablegen und Selbstverantwortung für Ihr Wohlbefinden übernehmen, werden Ihre Mitmenschen eher zustimmend auf Sie reagieren.

Das können Sie tun …

- Wenn es Ihnen schwerfällt, eine Erwartungshaltung loszulassen, „beklopfen" Sie die aktuellen Umstände und versuchen Sie, die Ursprünge in der Kindheit ebenfalls zu spüren und zu benennen.
- Um den Weg zur eigenen Wertschätzung und zum Ausdruck der inneren Wünsche wiederzufinden, beantworten Sie sich folgende Fragen:
  Welche Erlebnisse haben meinen Selbstwert erschüttert?
  Welche Beziehungen haben mir gutgetan?
  Wann, wo und wie werte ich mich selbst ab?
  Kann ich mir verzeihen?
  Wo deckt sich mein Handeln mit meinem Fühlen?
  Wann fühle ich mich mit der Urkraft meines Seins verbunden?
  Welche Wünsche kann ich verwirklichen?
  Was brauche ich dazu? (Mut, Vertrauen, Unterstützung, Geld …)
- Die Antworten können Sie als Ausgangspunkte für MFT-Klopfsätze oder für Glaubenssätze nehmen.
- Als Verzeihungsritual anderen und sich selbst gegenüber empfehlen wir die *Kopfhaltetechnik*.

Vorschlag für Glaubenssätze:

Ab heute achte ich mich und liebe mich selbst.

Ich achte mich und andere, so, wie wir sind.

Ich übernehme die Verantwortung für mich und mein Leben.

Ich bin ein wertvoller Teil der Schöpfung.

Nur so, wie ich bin, erreiche ich das, wonach ich suche.

Beispiel: Alles kontrollieren?

Erna leidet darunter, dass sie oft in ungünstigen Momenten auf die Toilette muss: etwa bei einer Autofahrt, im Kino … Sie kann dann Blase und Darm schlecht kontrollieren.

Erster Klopfdurchgang: „Obwohl ich meine Blase und meinen Darm manchmal nicht unter Kontrolle habe, achte ich mich und nehme mich so an, wie ich bin."

Dann fällt ihr ein, dass sie in der Schulzeit von den Klassenkameraden ausgelacht wurde, als sie während einer Klassenarbeit auf die Toilette musste und die Blase nicht mehr halten konnte. Da habe sie sich ausgegrenzt gefühlt und sich sehr geschämt.

Zweiter Klopfdurchgang: „Auch wenn mich damals die Klasse ausgelacht hat, weil ich die Blase nicht länger halten konnte, und ich mich ausgegrenzt und beschämt gefühlt habe, achte ich mich so, wie ich bin."

Da kommen Erna die Tränen, ihr wird bewusst, dass sie eigentlich immer angespannt ist, alles mit dem Kopf kontrolliert und unter ihrem Perfektionismus leidet. Sie würde es auch gerne „mal laufen lassen".

Dritter Klopfdurchgang: „Obwohl ich bisher immer alles mit dem Kopf kontrollieren wollte und mich dabei verspannt habe, weil ich perfekt sein wollte, achte ich mich und entscheide mich, ab sofort auch auf mein Herz zu hören und alles laufen zu lassen, ganz entspannt."

Durch diese Übung haben sich die Beschwerden deutlich verbessert.

Ausblick

Die hier vorgestellten Methoden geben viele Anregungen zur Selbsthilfe, zur Hilfe für kranke Freunde und Familienangehörige sowie (im Rahmen einer therapeutischen Praxis) für die Unterstützung von Klienten. Wenn Sie – im Falle von Selbsthilfe – feststellen, dass Sie *alleine* überfordert sind und den persönlichen Kontakt brauchen, suchen Sie Unterstützung durch ausgebildete Ärzte, Heilpraktiker oder Psychotherapeuten. Auch wenn Sie bereits therapeutisch begleitet werden, helfen die Mentalfeld-Techniken Ihnen, schneller und leichter zu Gesundheit und mehr Wohlbefinden zurückzufinden. Es lohnt sich auch, die Feinheiten der Methoden in Kursen zu vertiefen. (Siehe unter www.ink.ag) Der ganze Reichtum an Möglichkeiten zeigt sich, wenn erfahrene Lehrer ihre Tricks und Kniffe demonstrieren.

Ein wesentlicher Aspekt der Arbeit mit den Mentalfeld-Techniken ist, dass sie, regelmäßig angewendet, ein tiefes Wachstum des Bewusstseins und der Spiritualität anstoßen, Hindernisse aus dem Weg räumen und den Prozess in Richtung Gesundheit optimieren können. Durch das achtsame Annehmen der eigenen Person wächst die Liebesfähigkeit (zu sich selbst und anderen) und damit die Bereitschaft, sich gesünder zu ernähren und die Rhythmen des Lebens einzuhalten. Wenn Sie die Methoden anwenden, werden Sie sehen, dass Beziehungen sich verbessern, dass mehr Harmonie und Friede möglich werden und Sie sich verantwortlicher um die Dinge in ihrem Umfeld kümmern. Die Anwendung dieser Techniken und die daraus resultierenden Veränderungen im Leben sind oft mit tiefer Freude verbunden, mit einem zunehmenden Gefühl von Gelassenheit, Leichtigkeit und innerem Frieden.

Quellen und Anmerkungen

1. Popp, F. A.; Li, K. H. et al.: „Biophoton Emission. New Evidence for Coherence and DNA as a Source“, in: *Cell Biophysics*, Nr. 6, S. 33 - 51, 1984;
   Popp, F. A.: *Biologie des Lichts. Grundlagen der ultraschwachen Zellstrahlung*, Berlin und Hamburg: Paul Parey, 1984
2. Bischof, Marco: *Biophotonen - das Licht in unseren Zellen*, Frankfurt: Zweitausendeins, 1995
3. Taub-Bynum, E. B.: *The Family Unconscious - an Invisible Bond*, Wheaton (Illinois):Quest Books, 1984;
   Schäfer, Thomas: *Was die Seele krank macht und was sie heilt. Die psychotherapeutische Arbeit Bert Hellingers*, München: Knaur, 2000
4. Die Regulationsdiagnostische Testung ist ein von Dr. Dietrich Klinghardt entwickeltes Testverfahren mit Bio-Feedback durch Muskeltest, das einschränkende Faktoren, extra- und intrazelluläre Belastungen und geeignete Heilmittel ermittelt.
5. Der Zusammenhang von mentalen Konflikten und Organbezug ist dargestellt im Gefühlsmandala der Psycho-Kinesiologie.
6. Roger J. Callahan: *Leben ohne Phobie. Wie Sie in wenigen Minuten angstfrei werden,* Kirchzarten: VAK, 11. Auflage 2009
7. Willem Lammers, Cornelia Eberle: *Worte wirken Wunder. Selbstcoaching mit Logosynthese,* Bad Ragaz (Schweiz): ias, 2008
8. Nach: Erika J. Chopin und Margarethe Paul: *Aussöhnung mit dem inneren Kind*, Freiburg: Hermann Bauer, 1997
9. Zum Einstieg empfehlenswert: Gisela Schmeer, *Krisen auf dem Lebensweg. Psychoanalytisch-systemische Kunsttherapie,* München: Pfeiffer,1994
10. Vgl. das Buch von De Shager, Steve: *Der Dreh. Überraschende Wendungen in der Kurzzeittherapie,* Heidelberg: Auer, 2006

11. Literatur zu prozesshafter Arbeit mit Bildern: Schmeer, Gisela: *Das Ich im Bild*, München: Pfeiffer, 1992, und: *Krisen auf dem Lebensweg*, München: Pfeiffer, 2006
12. Vgl. PK-Skriptum (I, II, IV), INK Freiburg
13. Literatur zum Thema Symbole: Neumayer, Petra, und Stark, Roswitha: *Medizin zum Aufmalen II. Symbolwelten und Neue Homöopathie,* Murnau: Mankau, 2009;
    Carl Gustav Jung: *Der Mensch und seine Symbole,* Freiburg: Walter, 1968
14. Aus: Lama Govinda: *Lebendiger Buddhismus im Abendland,* München 1995
15. Quelle für die bisherigen Symbole: Dr. Diethart Stelzl: *Heilen mit kosmischen Symbolen: 100 Symbolkarten zur Resonanzbehandlung,* und: *Kosmische Symbole. Das Arbeitsbuch*, Darmstadt: Schirner, 2008
16. Nach: Petra Neumayer, Roswitha Stark: *Medizin zum Aufmalen. 64 Symbolkarten*, Murnau: Mankau, 2009
17. Weitere Kartensets außer den bereits genannten:
    Bolling, Traude, und Richter, Ingrid: *Hildegard von Bingen. Heil werden mit der Kraft ihrer Symbole,* Braunschweig: Aurum 2004;
    Banzhaf, Hajo: Universal Waite Tarot. Das neue Einsteigerset, Königsfurt: Urania, 2005; und noch ein Buch zum Thema:
    Neuner, Werner: *Antares. Freie Energien und Symbolkräfte,* nlg 2002
18. Nach der Forscherin Margaret Poloma, Professorin der Soziologie an der *University of Akron* in Ohio
19. Gregg Braden: *Verlorene Geheimnisse des Betens. Die verborgene Kraft von Schönheit, Segen, Weisheit und Schmerz,* Echnaton-Verlag, 2010
20. Günter Heede, Wolf Schriewersmann: *Matrix Inform. Heilung im Licht der Quantenphysik – Selbstanwendung leicht gemacht,* Südwest, 2010
21. Quelle: *Zeit-Magazin* Nr. 47/2007

22. Vgl. Austermann, Alfred und Bettina: *Das Drama im Mutterleib. Der verlorene Zwilling,* Königsweg-Verlag, 2006

23. Dr. Diethard Stelzl: *Spirituelles Heilen,* Band 1, Darmstadt: Schirner, 2006, S. 219

24. Literaturtipp dazu: Paulo Coelho: *Schutzengel,* Zürich: Diogenes, 2011

25. Dietrich Klinghardt singt in seinen Seminaren gerne zusammen mit den Teilnehmern Lieder mit selbst gedichteten Texten. Davon sind auch CDs aufgenommen worden, z. B. *Klinghardt unplugged*; von ihr stammt das vorliegende Zitat und auch „Nur so, wie ich bin".

Bezugsquellen

Im Buch sind verschiedene Produkte beschrieben, für die wir – ohne Anspruch auf Vollständigkeit – ein paar Bezugsquellen mit geprüfter Qualität empfehlen können:

Therapie-Farbbrillen, Gefühlsmandalas, Labyrinth von Chartres

INK – Institut für Neurobiologie nach Dr. Klinghardt GmbH,
In den Engematten 5, 79286 Glottertal,
Tel. +49-(0)76 84-90 88 36-0, www.ink.ag

Die Farbbrillen-Sets gibt es auch bei:
VAK Verlags GmbH, Eschbachstr. 5, 79199 Kirchzarten
Tel. +49-(0)76 61-98 71 50, www.vakverlag.de

Nahrungsergänzungsmittel

Biopure, Fax: +49-(0)89-9 04 06 15 53 31, www.biopure.eu

CINAK, Genf (Schweiz), www.cinak.com

Heidelberger Chlorella, www.heidelberger-chlorella.de

Aufstellungsfiguren und Tensoren

Fa. Gräfen, www.feine-olivenholzarbeiten.de oder
Tel. +49-(0)8 31-1 67 20

Lehrvideos, Seminarmitschnitte, CDs mit Liedern von D. Klinghardt, Lehrbücher

INK – Institut für Neurobiologie nach Dr. Klinghardt GmbH,
In den Engematten 5, 79286 Glottertal,
Tel. +49-(0)76 84-90 88 36-0, www.ink.ag

Ausbildung in den Mentalfeld-Techniken

Informationen über Kurse in Deutschland und Österreich unter: www.ink.ag, www.team-drklinghardt.at und www.iak-freiburg.de

Über die Autoren

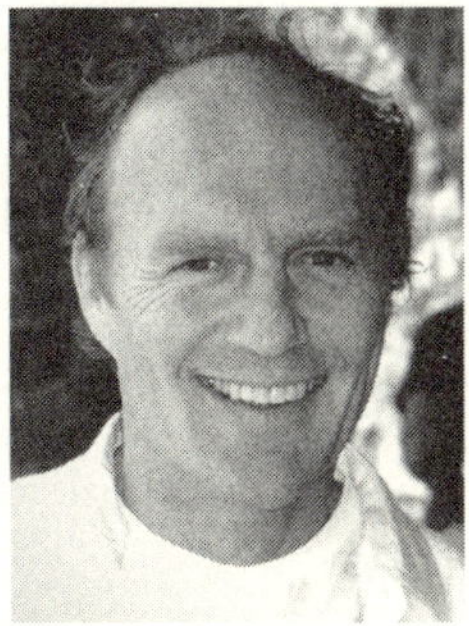

Dr. med. Dietrich Klinghardt (geboren 1950 in Berlin) studierte in Freiburg Medizin und arbeitet seit 1982 als Arzt in den USA. Früh schon spezialisierte er sich auf die Behandlung chronischer Schmerzen. Dabei interessierte er sich nicht nur für das Erscheinungsbild einer Erkrankung, sondern begann nach deren Ursache zu forschen. Schnell stieß er dabei an die Grenzen der konventionellen Medizin und eignete sich vielfältige alternative Methoden an, die den psychischen Anteil einer Erkrankung mit einbeziehen. Er entwickelte im Laufe der Jahre ein System von eigenen Diagnose- und Therapieformen (Regulations-Diagnostik, Psycho-Kinesiologie, Mentalfeld-Therapie), das inzwischen als „Klinghardt-Methode" in die Medizin eingegangen ist.

Heute stehen die gesundheitlichen Folgen toxischer Einflüsse aus der Umwelt im Zentrum von D. Klinghardts Interesse. Insbesondere Schwermetalle und Strahlungen von Handysendefunk stehen in einem ursächlichen Zusammenhang mit neurologischen Auffälligkeiten und Erkrankungen, vor allem bei Kindern. Die Erkrankungsbilder reichen vom ADHS-Syndrom bis hin zu Erkrankungen aus dem autistischen Formenkreis. Ein weiterer Schwerpunkt seiner Arbeit ist seit vielen Jahren das Thema Borrelien und die biologische Behandlung schwerer sogenannter Autoimmunerkrankungen, die ursächlich mit Borrelien in Zusammenhang zu bringen sind.

Im Jahr 1996 gründete D. Klinghardt das *INK – Institut für Neurobiologie nach Dr. Klinghardt*, vormals Stuttgart, Sitz inzwischen in Glottertal. Aufgabe des Instituts ist die Verbreitung seiner Methoden und Erfahrungen im deutschsprachigen Raum. Neben zahlreichen Veröffentlichungen in Fachzeitschriften ist er Herausgeber von *Hier & Jetzt* (Fachzeitschrift für Neurobiologie) und Autor zweier Lehrbücher:

- *Lehrbuch der Psycho-Kinesiologie* (9. Auflage 2010)
- *Handbuch der Mentalfeld-Techniken* (2009, 3. Auflage 2015)

In Anerkennung seiner wegweisenden Arbeit erhielt Dietrich Klinghardt in den Jahren 2007 und 2009 von der weltweit tätigen *Global Foundation of Integrative Medicine* die Auszeichnung *Physician of the Year*. Im Jahr 2010 wurde ihm in Amerika der *Physicians Excellence Award for the Treatment of Lyme-Induced Autism* zugesprochen.

Kontakt: www.ink.ag und www.klinghardtneurobiology.com

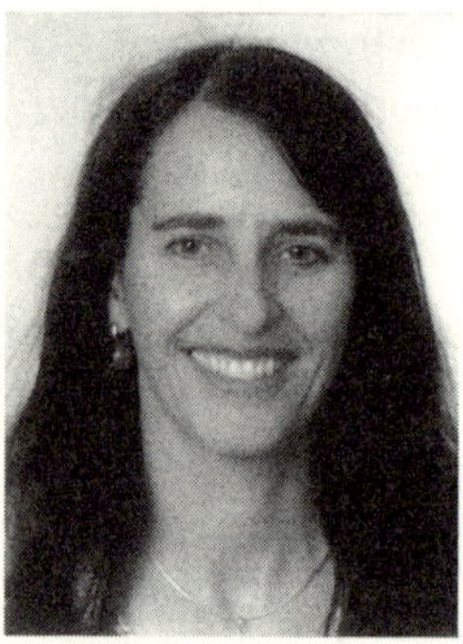

Amelie Schmeer (Jahrgang 1957) ist Heilpraktikerin mit eigener Praxis in Kempten im Allgäu. Nach der Meisterprüfung als Keramikerin arbeitete sie selbstständig als bildende Künstlerin, gründete eine Familie (2 Kinder) und gab Unterricht im plastischen Gestalten mit Ton. Dann entschloss sie sich zur Ausbildung als Heilpraktikerin und absolvierte zahlreiche Fortbildungen:

- in Kunsttherapie bei ihrer Mutter, Prof. Dr. Gisela Schmeer (Psychoanalytikerin, Psychotherapeutin und Kunsttherapeutin)
- in Blut-Dunkelfeld-Diagnostik bei Peter Linhart
- in Regulationsdiagnostik, Psycho-Kinesiologie und MFT bei Dr. Dietrich Klinghardt
- in Wirbeltherapie bei Dieter Dorn
- in der Energetischen Heilmethode bei Attilio Ferrara (Sardinien)
- in der Chinesischen Quantum Methode (CQM) bei Gabriele Eckert

- in Matrix Inform (Heede Institut)
- in Biosynergetik bei Hardy Burbaum
- in den Ausleitungsmethoden mit dem Tensor bei Kerstin Fenzlein

Neben ihrer Praxistätigkeit übt sie inzwischen eine vielfältige Lehrtätigkeit aus (teilweise zusammen mit D. Klinghardt). Ihr Schwerpunkt ist die Psychosomatik, also die Lösung von Konflikten, die hinter einer körperlichen Erkrankung stehen. Dabei bezieht sie die therapeutische Arbeit mit Bildern, Quantenheilmethoden, Regulations-Diagnostik und Mentalfeld-Techniken mit ein. Sie ist Mitautorin des Buches *Handbuch der Mentalfeld-Techniken*. Einen Teil der im vorliegenden Buch beschriebenen Mentalfeld-Techniken hat sie selbst konzipiert.

Kontakt: www.mentalfeldtechniken.de

Frank Kinslow:

Awefeeling

Wenn Ehrfurcht innehalten lässt und das Große spürbar wird

Leseprobe unter: www.vakverlag.de

Frank Kinslow widmet sich dem machtvollen Gefühl der Ehrfurcht – englisch awe. Selbst überwältigt von den positiven Auswirkungen des Ehrfurchtsgefühls hat er eine Technik entwickelt, mit der es sich ganz einfach und jederzeit in den Alltag integrieren lässt. Die Awefeeling-Methode ermöglicht es uns, gezielt diesen wunderbaren Zustand herbeizuführen, der auf körperlicher, geistiger und seelischer Ebene zu gesteigerter Lebensqualität und Lebensfreude führt.

224 Seiten, Paperback (13 x 20,5 cm)
ISBN 978-3-86731-258-5

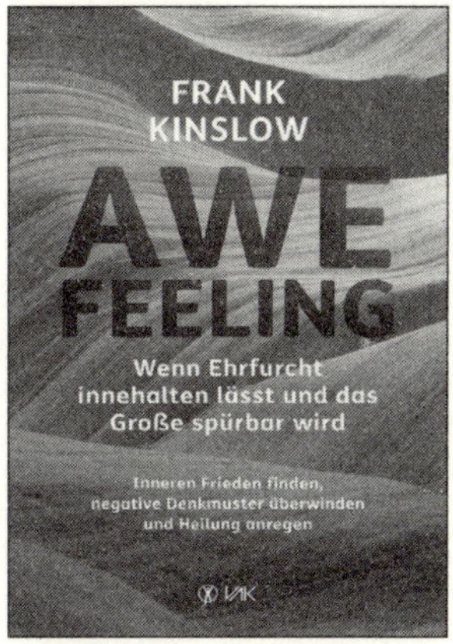

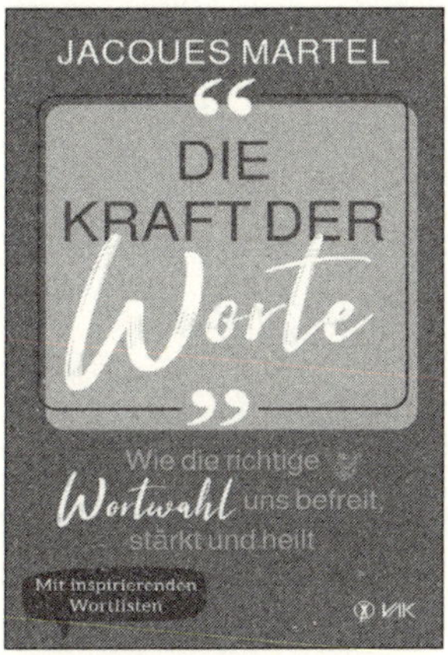

Jacques Martel:

Die Kraft der Worte

Wie die richtige Wortwahl uns befreit, stärkt und heilt

Leseprobe: www.vakverlag.de

Allzu oft gehen wir gedankenlos mit Worten um, dabei ist Sprache so viel mehr als nur ein reiner Austausch von Informationen. Worte haben einen entscheidenden Einfluss auf uns und prägen unser Denken und Fühlen. Wenn wir negativ besetzte Worte aus unserer Sprache verbannen und durch positive Begriffe ersetzen, können wir wieder mehr Wohlbefinden und Freiheit in unser Leben bringen und haben auch eine positivere Wirkung auf andere. Jacques Martel zeigt uns, wie das geht und liefert einfache Techniken und praktische Wortlisten für die Umsetzung.

128 Seiten, Paperback (13 x 20,5 cm)
ISBN 978-3-86731-247-9

Dr. Susanne Marx:

Das große Buch der Affirmationen

Für alle Lebenslagen

Leseprobe: www.vakverlag.de

Basierend auf den neuesten wissenschaftlichen Erkenntnissen erklärt die Autorin, wie und warum Affirmationen wirken und was sie besonders effektiv macht.
Das Buch beinhaltet eine praktische Anleitung, damit Sie Ihre individuelle Affirmation treffend formulieren können. Im umfassenden lexikalischen Teil finden Sie eine Übersicht der wirkungsvollsten Affirmationen – Hunderte von Glaubensätzen, die Ihnen helfen, zu allen Lebensbereichen sofort und ohne großes Suchen die richtige Affirmation parat zu haben.
Das neue Standardwerk für alle, die die Kraft der Affirmationen für sich nutzen wollen!

272 Seiten, Paperback (16 x 22,5 cm)
ISBN 978-3-86731-130-4

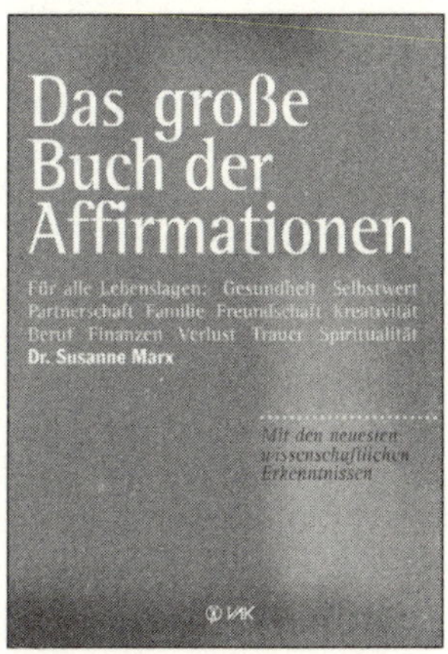

Abonnieren Sie unseren Newsletter (gratis): www.vakverlag.de